Interdisziplinäre Therapie
der Adipositas
– Behandlungsmanual –

Interdisziplinäre Therapie der Adipositas
– Behandlungsmanual –

Möglichkeiten einer Gruppentherapie durch interdisziplinäre Kooperation von Ernährungsberatern, Internisten und Psychologen bei Übergewichtigen ohne und mit weiteren ernährungsabhängigen Risikofaktoren

Prof. Dr. med. Dr. phil. U. Koch
Abt. Rehabilitationspsychologie

Dr. rer. nat. B. Gromus
Abt. Klinische Psychologie
Psychologisches Institut der Universität Freiburg

Prof. Dr. med. W. Kahlke
Didaktik der Medizin
Universitätskrankenhaus Hamburg-Eppendorf

Band 178
Schriftenreihe des Bundesministers
für Jugend, Familie und Gesundheit

Verlag W. Kohlhammer
Stuttgart Berlin Köln Mainz

In der Schriftenreihe des Bundesministers für Jugend, Familie und Gesundheit werden Forschungsergebnisse, Untersuchungen, Umfragen usw. als Diskussionsbeiträge veröffentlicht. Die Verantwortung für den Inhalt obliegt dem jeweiligen Autor.

Herausgeber: Der Bundesminister für Jugend, Familie und Gesundheit
Postfach, 5300 Bonn 2
Gesamtherstellung: Palatia-Druck Heitzer GmbH, 6744 Kandel, 1985
Verlag: W. Kohlhammer GmbH Stuttgart Berlin Köln Mainz
Verlagsort: Stuttgart
Printed in Germany
ISBN 3-17-009207-3

Vorwort

Mit dem vorliegenden Therapie-MANUAL soll die Möglichkeit gegeben werden, ein für Übergewichtige geeignetes Behandlungskonzept in größerem Umfang anzuwenden. Der Therapieansatz gründet sich auf die interdisziplinäre Zusammenarbeit von Psychologen, Ernährungsberatern und Internisten, mit dem seit mehreren Jahren an den Universitäten Freiburg und Hamburg übergewichtige Patienten behandelt werden. Von 1980 - 1983 wurde dieser Behandlungsansatz wissenschaftlich überprüft.

Im Interesse einer breiten Verwertung der positiven Ergebnisse ist deshalb über den ausführlichen Forschungsbericht* hinaus dieses Therapie-Manual erstellt worden, welches den angesprochenen Berufsgruppen und Institutionen der medizinischen Regelversorgung praktische Handlungsanweisungen für die Durchführung der interdisziplinären Behandlung Übergewichtiger vermitteln will. Zugleich verfolgen die Herausgeber damit das gesundheitspolitische Ziel, einer als wirksam erprobten präventivmedizinischen und therapeutischen Maßnahme zu breiter Anwendung und dauerhaftem Nutzen für Betroffene zu verhelfen. In dem hier vorgelegten Behandlungs-Manual wurden Erkenntnisse aus der wissenschaftlichen Evaluation im Sinne einer Optimierung des Behandlungsansatzes genutzt.

Das Forschungsvorhaben zur interdisziplinären Gruppentherapie der Adipositas wurde finanziert durch den Bundesminister für Jugend, Familie und Gesundheit.

Freiburg, im Januar 1985   Uwe Koch
                                   Beatrix Gromus
                                   Winfried Kahlke

---

* Forschungsbericht „Interdisziplinäre Therapie der Adipositas" Bd. 177 Schriftenreihe des BMJFG. Stuttgart: Kohlhammer, 1985

Inhaltsverzeichnis

	Vorwort	V
I.	Einführung in das Manual und das interdisziplinäre Therapiekonzept	1
I.1	Funktion des Manuals	1
I.2	Übersicht über das Konzept und den Ablauf der interdisziplinären Therapie und bisherige Erfahrungen	3
II.	Grundlagen und Vorbedingungen der interdisziplinären Therapiekonzeption	15
II.1	Ziele und Prinzipien der interdisziplinären Adipositastherapie	15
II.2	Voraussetzungen und Vorbereitungsmaßnahmen für Mitglieder des therapeutischen Teams	22
II.3	Supervision	28
II.4	Organisatorische Voraussetzungen für die Durchführung der Therapie	29
III.	Diagnostik und Evaluation	37
III.1	Vorbemerkungen zur Rolle der Diagnostik	37
III.2	Kontakt- und Informationsstelle	38
III.3	Eingangsdiagnostik	39
III.3.1	Medizinische Eingangsuntersuchung	40
III.3.2	Psychologische Eingangsuntersuchung	42
III.4	Aufnahmeentscheidung	44
III.5	Begleitdiagnostik	49
III.6	Abschlußdiagnostik	51

| III.7 | Dokumentation der Ergebnisse und Rückmeldung an das Autorenteam | 52 |

IV.	**Therapeutische Maßnahmen**	55
IV.1	Zur Funktion und zum Aufbau des therapeutischen Teils	55
IV.2	Allgemeine therapeutische Prinzipien und Probleme	59
IV.3	Darstellung der therapeutischen Maßnahmen nach Therapiephasen und Inhaltsbereichen	66
IV.3.1	Einleitende Therapiephase	66
IV.3.1.1	Maßnahmen zur Förderung der Gruppenbildung und zum Aufbau der Therapiemotivation	66

Übung 1: Vorstellen des Therapeutenteams und der Konzeption der interdisziplinären Therapie — 67

Übung 2: Gegenseitiges Kennenlernen der Patienten und Exploration der individuellen Therapiemotivation — 70

Übung 3: Auseinandersetzung mit dem Risikofaktor „Übergewicht" — 72

Übung 4: Information über alternative Behandlungsverfahren des Übergewichts, deren Erfolge und Risiken — 74

Übung 5: Mitteilung der Ergebnisse der medizinischen Eingangsuntersuchung — 76

IV.3.1.2 Schaffung der Voraussetzungen des Selbstkontrollansatzes — 77

Übung 6: Lerntheoretische Grundlagen des Selbstkontrollansatzes — 78

Übung 7: Bestimmung des Körpergewichts und Führen einer Gewichtskurve — 79

Übung 8: Beschaffung und Benutzung von Diätwaagen und Führen von Ernährungsprotokollen — 83

Übung 9: Benutzung von Nährwerttabellen
und Auswertung von Ernährungsprotokollen   85

Übung 10: Registrierung des Eßverhaltens,
Auswertung der Verhaltensprotokolle und
Bestimmung problematischer Eßverhaltens-
weisen   91

Übung 11: Suche nach individuell bedeutsamen Verstärkern   95

IV.3.1.3   Entscheidung über therapeutische Zielsetzungen   98

Übung 12: Berechnung des Energiebedarfs
des eigenen Körpers und Entscheidung
über die Begrenzung der täglichen
Energiezufuhr   99

Übung 13: Entscheidung über angestrebte
Veränderungen des Eßverhaltens   102

Übung 14: Entscheidung über die Umstellung von Ernährungsgewohnheiten   108

Übung 15: Festlegung der Verstärker für
das Einhalten der selbstgesetzten Ziele   112

Übung 16: Gestaltung des Therapievertrags   115

IV.3.2   Hauptphase der Therapie   118

IV.3.2.1   Maßnahmen zur Aufrechterhaltung des
Selbstkontrollansatzes   119

IV.3.2.1.a Fortsetzung der regelmäßigen Beobachtungen
und Auswertungen des Eß- und Ernährungsverhaltens sowie des Gewichtsverlaufs   120

IV.3.2.1.b Regelmäßige Zwischenbilanz über die Einhaltung des Therapievertrags (wöchentlicher Rückblick)   124

IV.3.2.1.c Vertiefung des Verständnisses von Lernprinzipien im Rahmen des Selbstkontrollansatzes   126

IV.3.2.1.d Bearbeitung schwieriger Situationen bei
der Umstellung des Eßverhaltens   127

IV.3.2.2	Erweiterung des psychologischen Behandlungsansatzes	130
IV.3.2.2.a	Individuelle Entwicklung des Übergewichts	132
IV.3.2.2.b	Erleben des eigenen Körpers	134
IV.3.2.2.c	Belastungen und Einschränkungen im bisherigen Leben durch das Übergewicht	136
IV.3.2.2.d	Interessensspektrum, alternative Verhaltens- und Erlebensmöglichkeiten	137
IV.3.2.2.e	Bedeutung von Partner und Familie für die Therapie	138
IV.3.2.2.f	Bedeutung des sozialen Umfelds (Freunde, Verwandte, Kollegen) für die Therapie	143
IV.3.2.2.g	In der Therapie auftretende weitere psychische Probleme	144
IV.3.2.3	Erweiterung des ernährungsmedizinischen und diätetischen Behandlungsansatzes	145
IV.3.2.3.a	Einführung in die Ernährungslehre	149
IV.3.2.3.b	Empfehlungen, Tips, Rezeptbeispiele	156
IV.3.2.3.c	Schwierige Situationen bei der Umstellung des Ernährungsverhaltens	158
IV.3.2.3.d	Durchführung von Kochabenden	162
IV.3.2.4	Ärztliche Kontrolle und Beratungen	165
IV.3.2.4.a	Ärztliche Beratung bei auftretenden Beschwerden	167
IV.3.2.4.b	Ärztliche Sprechstunden in der Gruppe und ernährungsmedizinische Schwerpunktthemen	168
IV.3.2.5	Maßnahmen zur Förderung körperlicher Aktivitäten	170
IV.3.3	Nachsorgephase	173
IV.3.3.1	Maßnahmen zur Vorbereitung der Nachsorge	174
IV.3.3.2	Nachsorgetreffen	178

| V | Institutionelle Einsatzmöglichkeiten der interdisziplinären Adipositastherapie | 180 |

Anhang 1: Sammlung diagnostischer Instrumente (Diag)   184

Anhang 2: Sammlung der Arbeitspapiere (A)   230

Anhang 3: Auswahl ernährungsmedizinischer und diätetischer Materialien (Diät)   251

I Einführung in das Manual und das interdisziplinäre Therapiekonzept

I.1 Funktion des Manuals

Für die Zielsetzung des Manuals zur Therapie Übergewichtiger gehen wir von folgender Situation aus:

- Ein großer Teil unserer Bevölkerung leidet unter Übergewicht und häufig zugleich unter weiteren dadurch ausgelösten oder verstärkten Gesundheitsstörungen;
- Eine Behandlung nach den üblichen Regeln der Schulmedizin führt bislang nur selten zu befriedigenden Erfolgen.
- Der Therapieansatz auf der Basis interdisziplinärer Kooperation von klinischen Psychologen, Diätassistenten und Ärzten hat unter den Bedingungen eines wissenschaftlichen Forschungsprojekts deutlich verbesserte Behandlungserfolge gezeigt.
- Die günstigen Erfahrungen mit einem interdisziplinären Behandlungsansatz legen die Vermutung nahe, daß solche Konzeptionen auch bei anderen verhaltensabhängigen Gesundheitsstörungen von großem Nutzen sein könnten.

Vor diesem Hintergrund steht der Anspruch, über die Entwicklung von praktischen Handlungsanweisungen für die an der Therapie beteiligten Berufsgruppen die Ergebnisse unserer wissenschaftlichen Forschung gesundheitspolitisch umzusetzen. Damit stellt das vorliegende Manual keine bloße Beschreibung eines Therapiekonzeptes dar, es will vielmehr den mit diesen Patienten arbeitenden Berufsgruppen oder eventuell schon vorhandenen Behandlungsteams die notwendigen Kenntnisse und Fähigkeiten vermitteln, um die für die Umsetzung der interdisziplinären Adipositastherapie in der Regelversorgung erforderlichen Voraussetzungen zu schaffen. Am Beispiel der Adipositas soll exemplarisch der Vorteil interdisziplinärer Behandlungsformen für vergleichbare Gesundheitsstörungen gezeigt werden. Für die Vermittlung der Inhalte wurde bewußt die Form einer weitgehenden Standardisierung gewählt. Das heißt aber keineswegs, daß sich therapeutische Teams starr an das Konzept halten müssen, um erfolgreich zu sein. Die Anpassung des Behandlungsansatzes an bestehende Institutionen verlangt vielmehr Modifikationen. Für ein neu beginnendes Behandlungsteam können die Vorschläge zur Gestaltung der Therapiesitzungen, die Hinweise auf Abfolgen, Arbeitsmaterialien und berichteten Erfahrungen mit den Übungen eine wesentliche Hilfe sein. Im Verlauf der Behandlungen weiterer Gruppen ist die therapeutische Kreativität des Teams gefordert, das hier dargelegte Programm könnte dann eher die Rolle einer **hilfreichen Materialsammlung** sowie einer Orientierungsmöglichkeit übernehmen.

An der Durchführung der Therapie sind verschiedene Berufsgruppen beteiligt, in der Regel klinische Psychologen, Diätassistenten und Ärzte. Die Rollendefinition für die Beteiligten des Behandlungsteams folgt zwangsläufig aus der interdisziplinären Struktur und den neu übernommenen Aufgaben; sie zeigen für die jeweiligen Berufsgruppen z.T. erhebliche Abweichungen gegenüber den gewohnten Rollen im Umgang mit Patienten. Gegenseitige Anerkennung der Kompetenz der Therapeuten und deren Akzeptanz auf Seiten der Patienten wie auch das Gruppen-Setting selbst zwingen zum Verlassen gewohnter professioneller Hierarchien.

Die Qualifikation für den interdisziplinären Behandlungsansatz hängt zu einem großen Teil von den beruflichen Vorerfahrungen des einzelnen ab. Das Manual bietet darum, ungeachtet der unterschiedlichen Qualifikation, eine Fortbildung auf der Grundlage der für die Durchführung des Konzeptes erforderlichen Voraussetzungen an. Die für die beteiligten Berufsgruppen entwickelten Lernschritte sollen zugleich den anderen Vertretern im Therapeutenteam Einblick in die verschiedenen spezifischen Aufgaben vermitteln und die Bereitschaft für eine fruchtbare Kooperation erhöhen.

Nachfolgend einige **Hinweise zum Aufbau** des vorliegenden Manuals: Um den Leser weitgehend unabhängig vom ausführlichen Forschungsbericht zu halten, wird im nachfolgenden Kapitel I.2 eine komprimierte Zusammenfassung dieses Forschungsberichts mit einer Darstellung des Ablaufs und der wichtigsten Ergebnisse der interdisziplinären Therapiegruppen während der Forschungsphase gegeben.

In Kapitel II werden die Voraussetzungen zur Durchführung der Therapie dargelegt. Dieser Abschnitt stellt die therapeutischen Leitprinzipien dar, definiert die Anforderungen an die Mitglieder des therapeutischen Teams und gibt Hinweise auf organisatorische und technische Voraussetzungen zur Durchführung der Therapie. Das Kapitel III macht Vorschläge zur psychologischen und medizinischen Eingangs-, Begleit- und Abschlußdiagnostik und liefert damit auch einen Bezugsrahmen für die Evaluierung des eigenen therapeutischen Handelns.

Das Kernstück des Manuals stellt Kapitel IV dar. Hier wird das therapeutische Vorgehen im Detail beschrieben. Für die einzelnen therapeutischen Maßnahmen werden Hinweise auf Zielsetzungen, theoretische und materielle Voraussetzungen, Ablauf, Zeitbedarf, klinische Erfahrungen und Variationsmöglichkeiten gegeben.

Im letzten Kapitel werden unterschiedliche Einsatzmöglichkeiten des interdisziplinären Therapiemodells diskutiert. Im Anhang finden sich die in der Therapie eingesetzten Arbeitsmaterialien.

I.2 Übersicht über das Konzept und den Ablauf der interdisziplinären Therapie und bisherige Erfahrungen

Vor den Empfehlungen für die therapeutische Arbeit und den Handlungsanweisungen für die einzelnen Arbeitsschritte wollen wir zunächst aus dem Blickwinkel unserer Erfahrungen die Entwicklung und Grundlage des interdisziplinären Konzeptes beschreiben, die damit erzielten Behandlungserfolge und die weiteren Forschungsergebnisse wiedergeben. Dabei können wir zurückblicken auf eine 4-jährige Vorphase sowie ein daran anschließendes Projekt, welches für die Laufzeit von 3 Jahren (1.4.80-31.3.83) durch das Bundesministerium für Jugend, Familie und Gesundheit (BMJFG) gefördert wurde.

Das Behandlungskonzept haben die drei Herausgeber dieses Manuals erstmals 1976 am Universitäts-Krankenhaus Hamburg-Eppendorf angewendet. Als zwei der Initiatoren (B. Gromus u. U. Koch) 1979 an die Universität Freiburg wechselten, wurden an den zwei Projektorten neue Arbeitsgruppen für das bereits geplante und beim BMJFG eingereichte Forschungsvorhaben gebildet. In Freiburg setzte sich die Arbeitsgruppe aus Mitarbeitern der Lehrstühle für Rehabilitationspsychologie und Klinische Psychologie zusammen; die medizinischen und diätetischen Aufgabenstellungen nahm die Sektion für Ernährungsmedizin und Diätetik der Universitätsklinik Freiburg (Leiter: Prof. Dr. R. Kluthe) wahr. In Hamburg wurde das Projekt vom Bereich Didaktik der Medizin des Universitätskrankenhauses Eppendorf (W. Kahlke) koordiniert, unterstützt durch die Abteilung für Medizinische Psychologie (Prof. Dr. M. v. Kerekjarto und Prof. Dr. B. Dahme) und die Medizinische Poliklinik.

Während der gesamten Laufzeit des Vorhabens gab es zwischen den beiden Teilprojekten eine sehr enge Koordination, die in der Abstimmung des Therapiekonzeptes, der Dokumentation und der Auswertung ihren Ausdruck fand. Rückblickend läßt sich feststellen, daß durch den Aufbau zweier Forschungsgruppen die Erfahrungsbasis des Vorhabens erheblich erweitert werden konnte. In der Vorphase wurden in Hamburg 5 Gruppen und in Freiburg 1 Gruppe mit insgesamt 84 Patienten behandelt, in der Förderphase 12 Gruppen (pro Projektort 6 Gruppen mit insgesamt 181 Patienten).

Die entwickelte Konzeption der interdisziplinären Therapie basiert auf der Überlegung, daß durch die Integration der Kompetenzen der drei bisher im isolierten Vorgehen nur sehr begrenzt erfolgreichen Berufsgruppen — Diätassistenten, Ärzte und Psychologen — eine höhere Effizienz bei der Behandlung Übergewichtiger erreicht werden kann. Entwickelt wurde ein ambulanter Ansatz zur gruppentherapeutischen Behandlung. Die theoretische Grundlage stellt das im Rahmen der Verhaltenstherapie entwickelte Selbstkontrollkonzept dar. Angestrebt wurde in der therapeutischen Konzeption auch eine Nutzung familiärer Ressourcen. (Nähere Ausführungen zu den therapeutischen Leitprinzipien finden sich im Kapitel II.1.)

Die nachfolgende Übersicht über die Therapiephasen und Maßnahmen des Behandlungsansatzes dient der groben Orientierung des Lesers über das therapeutische Vorgehen **während der untersuchten Projektphase**. Die ausführliche Darstellung der **weiterentwickelten Konzeption** der interdisziplinären Therapie erfolgt in Kapitel IV dieses Manuals.

Das während der Projektphase praktizierte Vorgehen in der interdisziplinären Therapie läßt sich in 5 Phasen unterteilen (siehe Tab. 1): Die Phasen 1-4 beziehen sich auf den Ablauf während der Therapiezeit; daran schließt sich als Phase 5 die Nachversorgung an. **Phase 1** (1-2 Therapiesitzungen) dient der Gewöhnung des Patienten an die

Therapiesituation und dem Aufbau und der Stärkung der Motivation. Hierzu ist anzumerken, daß die meisten Patienten aufgrund ihrer bisherigen Behandlungserfahrungen primär eine ärztliche Zuständigkeit für ihr Übergewicht sehen und nur in Ausnahmefällen Erfahrungen mit psychologischen Behandlungsverfahren haben. Deshalb gilt es, in dieser Anfangsphase dem Patienten die Grundkonzeption der interdisziplinären Therapie verständlich zu machen und ihn in seinem Krankheitsverständnis für psychologische Überlegungen zu gewinnen. Wichtig ist weiterhin, ihm die Angst vor Gruppensituationen zu nehmen und zwischen Patienten und Therapeuten ein emotionales Klima zu schaffen, das den Therapieverlauf erleichtert.

Verschiedene gruppentherapeutische und gruppendynamische Maßnahmen sollen diesen Prozeß unterstützen. Dies geschieht z.B. im Rahmen einer Übung, in der sich die Patienten zunächst gegenseitig in Zweiergruppen explorieren (Themen: die augenblickliche Lebenssituation, die Bedeutung der Übergewichtigkeit im bisherigen Leben und die Erwartungen an die jetzt aufgenommene Therapie) und dann einander in der Therapiegruppe vorstellen. Die Eingangsphase dient auch in besonderem Maße der Klärung und Stärkung der Motivation zur Therapie und der Informierung über das interdisziplinäre Therapiekonzept sowie über alternative Therapieansätze und deren Risiken. Bereits hier wird versucht, die Partner der Patienten über Papiere, die über Grundlagen der Therapie informieren, aktiv einzubeziehen und zur Unterstützung der Maßnahmen zu gewinnen.

Die **Therapiephase 2** (1-3 Sitzungen) dient der Auseinandersetzung mit dem Ausgangsverhalten und der Vermittlung von Einsichten über die Ursachen des individuellen Übergewichts. Über einen Zeitraum von 14 Tagen soll der Patient bei jeder Mahlzeit mit Hilfe eines Protokollbogens eine exakte Registrierung von Quantität und Qualität der zugeführten Nahrung vornehmen. Gleichzeitig sollen mit Hilfe eines weiteren Registrierbogens Details des konkreten Eßverhaltens und Reizsituationen, die zum Essen führen, es begleiten oder dem Essen folgen, erfaßt werden.

Tab. 1: Phasen des Therapieablaufs

Phase	Funktionen	Therapeutische Maßnahmen	Zahl der Sitzungen
1	Adaption an die Therapiesituation Aufbau und Stärkung der Motivation	• Gruppendynamische Kontaktübungen • Exploration der individuellen Motivation • Informationen über verschiedene Therapieansätze und ihre Risiken („paper" für Partner)	1- 2
2	Base-line-Erstellung Vermittlung von Einsichten über die Ursachen des individuellen Übergewichts	• Exakte Registrierung der Umstände der Nahrungsaufnahme • Einführung in die Ernährungslehre	1- 3
3	Therapieplanerstellung	• Therapievertrag	2- 3
4	Aufrechterhaltung der Motivation Erkennen der Bedeutung des Übergewichts im Rahmen der psychosozialen Gesamtsituation des Individuums	• Graphiken über den Gewichtsverlauf • Diskussion der Schwierigkeiten der Therapieverträge • Bearbeitung individueller und gruppenbezogener Probleme • Diätetische Informationen • Internistische Beratung in der Gruppe • Kochabende (mit Partnern) • Planung individueller und gemeinsamer Bewegungsprogramme	15-20
5	Nachsorge zur Stabilisierung des Therapieerfolges	• Briefkontakte • Therapeutische Sitzungen in größeren zeitlichen Abständen • Überführung in Selbsthilfegruppen	

In den Therapiesitzungen werden die Erfahrungen bei der Selbstbeobachtung und die z.T. schon daraus resultierenden Veränderungen diskutiert. Weiterhin wird in dieser Therapiephase eine Einführung in die Ernährungslehre gegeben. Die Patienten werden unterwiesen in der Handhabung von Nährwerttabellen bzw. Symboltabellen und lernen unter Anleitung der Ernährungsberaterin in Kleingruppenarbeit ihre eigenen Ernährungsprotokolle auszuwerten. Mit dem Arzt aus dem Therapeutenteam werden in dieser Phase die gesundheitlichen Risiken, die sich aus der Übergewichtigkeit ergeben, diskutiert und auf Wunsch wird über Untersuchungsbefunde aus der medizinischen Eingangsuntersuchung informiert; dies nicht zuletzt um die Motivation zur Abnahme zu erhöhen.

In der **3. Therapiephase** (2-3 Sitzungen) wird auf der Basis der Selbstbeobachtungsprotokolle ein Therapieplan erstellt. Der Patient verpflichtet sich in einem Therapievertrag, in der Nahrungszufuhr bestimmte Maximalwerte nicht zu überschreiten und eine Reihe von Verhaltensregeln, die sein Eßverhalten verändern sollen, konsequent anzuwenden. Die im Therapievertrag enthaltenen Regeln werden nicht alle in der gleichen Therapiesitzung ausgegeben und besprochen, sondern auf 2-3 Sitzungen verteilt.

Die **Phase 4** ist die therapeutische Phase im engeren Sinne und dauert 15-20 Sitzungen. Die Hauptaufgaben des therapeutischen Teams bestehen jetzt in der Aufrechterhaltung der Motivation der Patienten und in der Unterstützung der Patienten bei der Einhaltung der Therapiepläne. In den Gesprächen muß geklärt werden, wie und wieweit die individuelle Situation des Patienten die Umstellung des Eßverhaltens erlaubt; ggf. ist der Therapieplan an neue Situationen anzupassen. Die Therapiesitzungen beginnen in der Regel mit einem Wochenrückblick der Patienten über erreichte Erfolge und aufgetretene Schwierigkeiten. Das Gruppengespräch dient hier der Suche nach gemeinsamen Lösungen bei Schwierigkeiten, aber auch der Vermittlung von positiven Rückmeldungen und der Kontrolle des einzelnen durch die Gruppe.

In den Sitzungen wird jetzt viel Zeit dafür aufgewandt, mit dem Patienten zu erarbeiten, wie er eigene Verhaltensänderungen durch geeignete Belohnungen verstärken kann. Ein weiterer Schwerpunkt der Auseinandersetzung mit dem verhaltenstherapeutischen Programm zur Eßverhaltensänderung besteht in der Bearbeitung „schwieriger Situationen". Sofern solche Situationen und Themen nicht vom Patienten angesprochen und in der Gruppe thematisiert werden, werden sie aktiv vom Therapeutenteam angeregt (gelegentlich unter Verwendung von Rollenspielen). Ab dem ersten Drittel der Therapie nehmen Gespräche über die subjektive Bedeutung des Übergewichtes, dessen Entstehungsbedingungen und die Zusammenhänge zwischen sozialen Beziehungen und Übergewicht zu. Hier erhält der einzelne Patient Möglichkeiten, individuelle Probleme, die nur in einem mittelbaren Zusammenhang zum Übergewicht zu stehen scheinen, in das Gruppengespräch einzubringen. Sofern nicht ohnehin von den Teilnehmern zur Sprache gebracht, werden einzelne Themen auch aktiv vom Gruppenleiter selbst in Form von Übungen angeregt (z.B. erlebte Unterstützung der Therapie oder Widerstände durch Partner oder Berufskollegen). Im gemeinsamen Gespräch sollen Lösungsmöglichkeiten gesucht und im Rollenspiel erprobt werden.

Durch die gesamte Phase 4 zieht sich ein **diätetisches Programm**, das, aufbauend auf der bereits in Phase 2 beginnenden ,,Ernährungslehre", von theoretischer Unterweisung in ernährungsmedizinischen Fragen über die Besprechung von Tageskostbeispielen bis hin zur gemeinsamen Gestaltung von Kochabenden reicht. Die Kochabende werden in Modellküchen von lokalen Einrichtungen durchgeführt; zu ihnen werden auch die Partner der Patienten eingeladen. Anhand von vorgegebenen Rezepten werden gemeinschaftlich von verschiedenen Patientenkleingruppen die Menüs zubereitet. Auf diese Art soll einerseits mit den Kochabenden, die immer einen hohen subjektiven Stellenwert für die Patienten haben, das Erlebnis der gemeinsamen Nahrungszubereitung vermittelt werden, andererseits soll gezeigt werden, daß ein ausgiebiges Menü auch bei einem begrenzten Kalorienbetrag gestaltet werden kann. Weiterhin bieten die Abende für das Therapeutenteam Kommunikationsmöglichkeiten mit den Partnern. In regelmäßigen Abständen findet in den Gruppensitzungen eine **internistische Sprechstunde** statt. Hauptinhalte sind hier Fragen der Patienten über Folgen und Nebenwirkungen der Gewichtsabnahme und Ernährungsumstellungen. Weiterhin versuchen die Ärzte in verschiedenen Kurzbeiträgen, dem Patienten ein Verständnis über die ablaufenden physiologischen Prozesse der Gewichtsabnahme zu vermitteln.

Im Rahmen der Therapie wird den Patienten kein organisiertes **Bewegungsprogramm** angeboten. Dagegen werden mit den einzelnen Patienten ein für sie realisierbares Programm zur Steigerung körperlicher Leistungsfähigkeit besprochen und auch gemeinschaftliche Aktivitäten verschiedener Gruppenmitglieder angeregt, z.B.

Bildung einer Gruppe, die 1-2 mal wöchentlich schwimmen geht oder an einem lokalen TRIMM-DICH-Training teilnimmt.

Die Patienten sind aufgefordert, sich täglich zu einem konstanten Zeitpunkt zu **wiegen**, das Gewicht aufzuschreiben und in einer Gewichtskurve einzutragen. Die wöchentliche Gewichtsabnahme wird zu Sitzungsbeginn in eine Liste eingetragen. Kontrollwiegungen sind in der Gruppentherapie bewußt nicht vorgesehen, sondern erfolgen im Rahmen der medizinischen Zwischen- und Nachuntersuchungen.

Während der ganzen Therapiezeit sollen die Patienten **Ernährungsprotokolle** führen, in denen sie die Nahrungszufuhr bei jeder Mahlzeit exakt notieren und auch die Einhaltung der Regeln des Therapievertrages schriftlich festhalten.

In einigen Gruppen kann sich eine Unterbrechung des therapeutischen Prozesses durch die **Sommerpause** ergeben. Dann ist in den Sitzungen unmittelbar vor Beginn des Urlaubs ein therapeutischer Urlaubsplan zu erarbeiten.

Vor allem im letzten Drittel der Therapie wird immer wieder das Thema der Nachsorge — zur Stabilisierung des Therapieerfolges — von den Gruppenleitern aktiv ins Gespräch gebracht. Die **Phase 5** dient deshalb im Anschluß an die regelmäßigen Therapiesitzungen der Durchführung eines **Nachsorgekonzeptes**, mit welchem vor allem angestrebt wird, die Bildung von Selbsthilfegruppen zu fördern. So können in zeitlichen Abständen von 1-3 Monaten Sitzungen zur Auffrischung des Therapieprogramms durchgeführt werden. Aus zeitökonomischen Gründen empfiehlt sich gelegentlich das Zusammenlegen verschiedener Gruppen in der Nachversorgung.

Organisatorische Aspekte und Aufnahmebedingungen

Die Therapie erstreckt sich über 20-24 jeweils 2stündige Sitzungen, die in wöchentlichen Abständen stattfinden. Wegen der Berufstätigkeit bzw. der Verpflichtungen in der Familie finden die Sitzungen in der Regel erst nach 18 Uhr statt. Sie wurden bisher in den Räumen der Universitätsklinik Hamburg (Abteilung für Medizinische Psychologie) und des Psychologischen Instituts der Universität Freiburg durchgeführt. Die Gruppenräume boten die Möglichkeit, die Therapiesitzungen per Video aufzuzeichnen.

Vor den therapeutischen Sitzungen findet in der Regel ein 1 bis 1 1/2-stündiges Vorbereitungstreffen statt, das der Planung der therapeutischen Maßnahmen und der Abstimmung des Therapeutenteams dient. Unmittelbar nach den Sitzungen wird meist eine kürzer gehaltene Nachbesprechung durchgeführt. Die Zahl der pro Gruppe aufgenommenen Patienten variiert — sieht man von den speziellen Bedingungen der Co-Therapeutengruppen ab — zwischen 10 und 16 Teilnehmern.

Die Kontaktaufnahme der Patienten geschieht auf unterschiedliche Art und Weise. Sie werden einerseits von den Kliniken über die Sektion für Ernährungsmedizin und Diätetik (Universitätsklinik Freiburg) und die Fettstoffwechselambulanz (Universitätsklinik Hamburg-Eppendorf) sowie über die niedergelassenen Ärzte an die Projektgruppe überwiesen, andererseits erfolgen auch Direktanmeldungen. Nach der ersten Kontaktaufnahme wird der Patient zunächst auf eine Warteliste gesetzt und dann vor Beginn der nächsten Gruppe zu einem Erstgespräch mit dem Psychologen gebeten. Das psychologische Erstinterview wird durch eine Reihe von Fragebögen ergänzt. Im Team wird die Eignung des Patienten für die Therapie diskutiert. In Anbetracht fehlender Indikationskriterien wird dabei allerdings eher geprüft, ob aus psychologischer Sicht eine Kontraindikation vorliegt.

In Absprache mit dem Arzt, der die medizinische Erstuntersuchung durchführt, wird ein Patient nur dann nicht in die Gruppe aufgenommen, wenn:

— schwere körperliche Erkrankungen (z.B. Krebs, chronische Niereninsuffizienz etc.) vorliegen und eine Gewichtsreduktion zur Zeit unter medizinischem Gesichtspunkt nicht empfohlen werden kann
— schwere psychiatrische Störungen den Patienten oder die Gruppe überfordern.

Mit wenigen Ausnahmen werden auch nur Patienten im Altersbereich zwischen 18 und 55 Jahren aufgenommen. Das prozentuale Übergewicht muß mindestens 20 % über dem Normalgewicht nach Broca liegen; hier wurde in einigen wenigen Fällen aus therapeutischen Gründen anders entschieden. Weiterhin werden eine ausreichende Eigenmotivation des Patienten zur Beteiligung an den Maßnahmen der Therapie sowie eine Gruppenfähigkeit des Patienten vorausgesetzt (Beurteilung nach Erstinterview). Insgesamt wurden allerdings nur wenige Patienten von der Therapie ausgeschlossen (Ablehnungsquote unter 5 %).

Mögliche Modifikationen des hier dargestellten Therapiekonzeptes („Standardkonzeption") sind in dem Bericht des Forschungsvorhabens ausführlicher beschrieben, z.b. das Co-Therapeutenmodell unter Einbeziehung von Psychologie- und Medizinstudenten wie auch „Praxisgruppen", bei denen das Therapeutenteam in der Praxis des beteiligten Arztes die Gruppensitzungen durchführt.

Therapeutische und wissenschaftliche Ergebnisse mit dem interdisziplinären Therapiemodell

In der Gesamtzeit (Vor- und Förderphase) des Projekts wurden 18 Gruppen durchgeführt. Während 11 Gruppen nach dem oben beschriebenen Standardmodell durchgeführt wurden, erfolgte in 5 Gruppen eine Behandlung mit größeren Teilnehmerzahlen und unter Einsatz von studentischen Co-Therapeuten („Co-Therapeutenmodell"). In 2 Gruppen wurden erste Erfahrungen in der Übertragbarkeit des Behandlungsmodells auf die Praxis des niedergelassenen Arztes gesammelt („Praxisgruppe").

Von 265 Patienten, die nach der Eingangsdiagnostik die Behandlung aufnahmen, beendeten 205 die Therapie; 60 Teilnehmer (22,6 %) brachen die Behandlung vorzeitig ab. Dabei handelt es sich vor allem um sogenannte „Frühabbrecher", d.h. solche Personen, die die Behandlung innerhalb des ersten Drittels der Therapie abbrachen.

Als wesentliche Ergebnisse der Begleitforschung lassen sich formulieren:

— Die Stichprobe der behandelten Patienten setzt sich überwiegend aus Frauen (86 %) zusammen. Das Durchschnittsalter liegt bei 38 Jahren und variiert (bis auf wenige Ausnahmen) im Bereich zwischen 20 und 55 Jahren. Die Patienten rekrutieren sich vor allem aus der unteren Mittelschicht und den unteren Schichten (zusammen 80 %). Das mittlere prozentuale Übergewicht bei Therapiebeginn liegt bei 43 % über dem Normalgewicht nach Broca; im Durchschnitt weisen die Patienten bisher 4 erfolglose Behandlungsversuche ihres Übergewichts auf.

— Unter Einbeziehung aller behandelten Gruppen wird in der 6-monatigen Behandlung eine durchschnittliche Gewichtsabnahme von 11,4 kg erreicht. Ein Jahr nach Ende der Therapie liegt die durchschnittliche Gewichtsabnahme seit Therapiebeginn bei 8,0 kg. Bezieht man die Auswertung nur auf die nach der Standardkonzeption durchgeführten Gruppen (d.h. läßt man die erwartungsgemäß ungünstigeren Ergebnisse der Co-Therapeuten- und Praxisgruppen außer acht), so ergeben sich 12,7 kg Gewichtsabnahme am Ende der Therapie und 11,4 kg in der 1-Jahreskatamnese. Diese Gewichtsergebnisse sind, wie die Literaturanalyse zeigt, im internationalen Vergleich als ausgesprochen günstig einzuschätzen, vor allem in Anbetracht der schwierigen Patientenpopulation (hoher Anteil von Patienten der unteren Schichten, lange Dauer des Übergewichts, hohe Zahl bisheriger erfolgloser Abnahmeversuche, geringe Rückweisungsquote bei Anmeldungen oder Überweisungen).

— Entsprechend der verhaltenstherapeutischen Konzeption zielen die therapeutischen Bemühungen auch stark auf Veränderungen „falschen Eßverhaltens" ab. Dazu dienen die im Therapievertrag festgehaltenen Verhaltensempfehlungen. Die Analysen von Selbstbeobachtungsdaten, Fragebögen sowie Videoaufzeichnungen belegen, daß der Versuch, das Eßverhalten umzustellen, für die Patienten von großer Relevanz ist und daß diese Umstellung zumindest teilweise gelingt und daß es ferner positive Zusammenhänge zwischen Eßverhaltensänderungen und Gewichtsabnahmen gibt.

— Die Behandlung nimmt auch positiv Einfluß auf andere Lebensbereiche der Patienten. So reduzieren sich unter dem Einfluß der Therapie soziale Ängste und erhöht sich das Selbstwertgefühl der Teilnehmer. Die Patienten haben nach der Therapie das Gefühl, ihre Familie und Partner weniger zu belasten, und es gelingt, die sozialen Bezugspersonen der Patienten zur Unterstützung der Therapie zu gewinnen. In etwa einem Drittel der Fälle partizipieren übergewichtige Angehörige, Freunde und Arbeitskollegen am Gewichtsprogramm; ihre durchschnittliche Gewichtsabnahme liegt am Ende der Behandlung bei 7 kg.

— Ernährungswissen und Ernährungsgewohnheiten verändern sich im Verlauf der Therapie positiv. Dies gilt auch für eine Reihe medizinischer Parameter. So gibt es vor allem bei Patienten mit eingangs pathologisch erhöhten Werten klinisch relevante Verbesserungen des Blutdrucks, des Blutzuckers und der Triglyceride. Die Verbesserungen stellen sich auch dann ein, wenn lediglich ein Teil des Übergewichts in der Therapie reduziert werden konnte. Die Blutdrucksenkungen beruhen im übrigen nicht in erster Linie auf einer Reduktion der Kochsalzzufuhr.

— Die Suche nach Indikationskriterien, die die Vorhersage einer erfolgreichen Teilnahme am Therapieprogramm erlauben, erweist sich als wenig ergiebig. Interessant ist hier allerdings, daß Merkmale der Gruppenkonstellation bezüglich der Zusammensetzung der Teilnehmer bei bestimmten Variablen (z.B. Homogenität/Heterogenität) bedeutsamer zu sein scheinen als individuelle Merkmale (z.B. Persönlichkeitsvariablen) der Patienten. Damit bestätigen sich zumindest einige zuvor formulierte klinische Hypothesen.

— Im Rahmen des Therapieversuchs wurde eine praktikable Nachversorgungskonzeption entwickelt. Die Patienten werden bereits während der Therapiephase intensiv auf eine Nachsorge in Form von Selbsthilfegruppen vorbereitet. Das Nachsorgekonzept wird von einem großen Teil der Patienten angenommen; dieses Angebot scheint geeignet, die Therapieerfolge zu stabilisieren.

— Im Rahmen einer Kosten-Nutzen-Analyse lassen sich erhebliche Kostenvorteile des interdisziplinären Therapiemodells gegenüber herkömmlichen Behandlungsverfahren — vor allem im Vergleich zu stationär durchgeführten Reduktionskuren — belegen. Dies ist umso bedeutsamer, als die nach unserem Modell behandelten Patienten wesentlich günstigere Langzeiterfolge aufweisen. Die detaillierte Ergebnisdarstellung und Bewertung findet sich im Forschungsbericht.

II Grundlagen und Vorbedingungen der interdisziplinären Therapiekonzeption

II.1 Ziele und Prinzipien der interdisziplinären Adipositastherapie

Das allgemeine Ziel unseres Behandlungsansatzes läßt sich wie folgt beschreiben:
Entwicklung eines effizienten und kostengünstigen ambulanten Modells zur Therapie von bisher erfolglos behandelten erheblich übergewichtigen Patienten.

Als primäre Zielgruppen wurden also bewußt nicht "leichte Fälle" gewählt — dazu ist der Behandlungsansatz zu aufwendig —, sondern solche Patienten, für die weniger aufwendige Behandlungsversuche (wie z.b. Diätberatung oder Selbsthilfegruppe) nicht wirksam waren. Das Behandlungsprogramm soll "**bedarfsgerecht**" sein, d.h. es soll dem Behandlungswunsch der Betroffenen entsprechen und die Gruppen erreichen, die besonders stark von dem Problem betroffen sind. Da es sich um ein stark psychologisch ausgerichtetes Konzept handelt, muß in diesem Zusammenhang der Gefahr entgegengewirkt werden, daß nicht wie bei anderen psychotherapeutischen Angeboten obere Sozialschichten die fast ausschließlichen Nutzer der Behandlung werden. Gerade Angehörige der unteren Schichten sind im besonderen Maße von hoher Übergewichtigkeit betroffen.

Bezüglich der Zielgruppe (Patienten mit stark ausgeprägtem und bisher erfolglos behandeltem Übergewicht) tritt der Behandlungsansatz bewußt in Konkurrenz zu den in der Vergangenheit häufig praktizierten stationären Reduktionskuren. Diese sind unserer Ansicht nach nur in Ausnahmefällen indiziert. Dies gilt nicht nur wegen der hohen Kosten (ein Kostenvergleich zwischen der interdisziplinären Therapie und stationären Reduktionsdiäten erbringt einen Kostenvorteil für die interdisziplinäre Therapie im Verhältnis von ca. 1:8), sondern auch wegen der bei Reduktionsdiäten immer wieder festgestellten Instabilität der Gewichtsabnahmen. Da sich diese relative Erfolglosigkeit stationärer Behandlungsansätze unserer Ansicht nach zum Teil dadurch erklärt, daß die Therapie unter Bedingungen stattfindet, die mit der realen Lebenssituation des Patienten wenig zu tun haben (z.b. isoliert von den normalen sozialen Kontakten), entschieden wir uns für einen **ambulanten Behandlungsansatz**, bei dem der Patient die Gewichtsabnahme unter seinen gegenwärtigen familiären und beruflichen Belastungen erreichen kann.

Hauptanliegen unseres Behandlungsangebots ist eine **stabile** Gewichtsabnahme, d.h. der Patient soll in die Lage versetzt werden, das Gewicht nach Ende der Therapie zu halten und gegebenenfalls durch Selbstbehandlung weiter abzunehmen. Dies kann man u.E. nur durch eine grundlegende Umstellung der Ernährungsgewohnheiten und der konkreten Eßverhaltensweisen erreichen, denn gerade dies scheint dem gegenwärtigen Wissensstand zufolge einen gewissen Schutz gegen Rückfälle zu bieten.

Die durch die Therapie erreichten Gewichtsabnahmen sollen bedeutsam sein, und zwar sowohl im Erleben der Patienten als auch aus Sicht des Gesundheitsexperten. Mit letzterem ist gemeint, daß die Gewichtsreduktion ein gewisses Ausmaß erreichen muß, um körperliche Beeinträchtigungen zu verrringern oder ihnen wirksam vorzubeugen. Dazu gehören die Senkung erhöhter Blutdruckwerte (bzw. die Verminderung der Wahrscheinlichkeit, eine Hypertonie zu entwickeln), ebenso wie die Verringerung der Belastung der Wirbelsäule. Natürlich lassen sich keine exakten Festlegungen für klinisch relevante Gewichtsabnahmen treffen, aber eine Gewichtsabnahme unter 5 kg bei einem Patienten mit einem 50%igem Übergewicht dürfte kaum die gewünschten Effekte zeigen.

Übergewichtigkeit ist mit zahlreichen psychischen Beeinträchtigungen vergesellschaftet — sei es als Ursache oder Folge des Übergewichts —, die das subjektive Wohlbefinden des Patienten beeinträchtigen. Ein zentraler Anspruch der Therapie besteht darin, das subjektive Erleben des Patienten zu verbessern. Die bisherigen Ergebnisse zeigen eindrücklich, daß die Therapie unter diesem Gesichtspunkt ihrem Anspruch gerecht wird. Dieses Therapieziel wird auf unterschiedliche Art und Weise erreicht. Für den einen Patienten ist die Tatsache, endlich das Problem Übergewicht nach einer langen Karriere erfolgloser Versuche in den Griff bekommen zu haben, die Ursache für die hohe Zufriedenheit, für den anderen ergeben sich durch eine erfolgreiche Gewichtsabnahme Ermutigungen zur Inangriffnahme von Problemen in anderen Lebensbereichen, und für wieder einen anderen ist es möglich, seine mit dem Übergewicht zusammenhängenden Probleme (z B. im Partnerbereich) in der Therapie zu bearbeiten.

Auf welcher theoretischen Grundlage und mit welchen konkreten Maßnahmen sollen nun diese Ziele therapeutisch erreicht werden? Eine Übersicht über die bisherigen Übergewichtsbehandlungsverfahren (siehe hierzu auch Forschungsbericht Kapitel I.2 und I.3) zeigt, daß ein breites Spektrum von Behandlungsversuchen besteht. Dies reicht von chirurgischen Maßnahmen über stationär durchgeführte Reduktionskuren und eine Vielzahl spezieller Diäten bis hin zu kognitiven verhaltenstherapeutischen Vorgehensweisen. Die Erfolgsbilanz ist insgesamt betrachtet wenig befriedigend. Neuere Studien deuten darauf hin, daß am ehesten noch von einer Methodenkombination ein weiterer Fortschritt zu erwarten ist (z.B. durch die Kombination von diätetischer Beratung und verhaltenstherapeutischen Maßnahmen). In dieser Situation erschien es uns erfolgversprechend, einen Behandlungsansatz zu entwickeln, der die Kompetenzen dreier Berufsgruppen, nämlich die des Diätassistenten, des klinischen Psychologen und des Arztes vereinigt in der Hoffnung, daß die Teilerfolge einzelner Methoden zu einem größeren Gesamterfolg führen. Dabei muß man sich allerdings vergegenwärtigen, daß diese Berufsgruppen bisher in der Praxis nur in Ausnahmefällen eine Kooperation zur Behandlung Übergewichtiger eingegangen sind. Zwischen Arzt und Psychologe besteht ein schon fast traditionell zu nennender Konflikt um die Frage der Zuständigkeit für den Patienten. Dabei kann der Psychologe auf die für die Bearbeitung von verhaltensabhängigen Problemen bessere Ausbildung verweisen, der Arzt ist dagegen für Übergewichtige meist der primäre Ansprechpartner und ist juristisch wie abrechnungstechnisch in einer günstigeren Situation. Während mit dem Arzt und dem Psychologen zwei akademische Berufsgruppen konkurrieren, besteht zwischen Arzt und Diätassistent ein hierarchisches Gefälle. Der Arzt begreift in der Regel den Diätassistenten als medizinischen Hilfsberuf. Während so das Rollenverhältnis zwischen Arzt und Diätassistent definiert und „geregelt" erscheint, ist es zwischen Psychologe und Diätassistent aufgrund mangelnder Erfahrungen in der Zusamenarbeit weniger klar festgelegt. Erfahrungen im Rahmen der Behandlungen nach unserem Modell zeigen allerdings, daß in der Selbst- und Fremdsicht beider Berufsgruppen ebenfalls ein hierarchisches Gefälle aufgrund der unterschiedlichen Berufsqualifikationen (akademische vs. nicht-akademische Ausbildung) unterstellt werden kann.

Für einen kooperativen und interdisziplinären Behandlungsansatz stellen die so beschriebenen Beziehungen zwischen den drei Berufsgruppen keine günstige Ausgangsbasis dar. Ein kooperatives Arbeiten verlangt die zumindest teilweise Lösung von bestehenden starren Rollen. Die Zuständigkeit für einzelne Aufgabenstellungen innerhalb der Therapie muß sich u.e. im wesentlichen an der vorhandenen Kompetenz zur Lösung des Detailproblems orientieren. Unter diesem Gesichtspunkt bezieht sich ein Ziel der Therapie auf das Therapeutenteam selbst, nämlich neue Erfahrungen zu sammeln, wie eine Zusammenarbeit mit anderen Berufsgruppen gestaltet werden kann. Wenn interdisziplinäre Zusammenarbeit erfolgreich sein soll, so müssen bestimmte Anforderungen an das Kommunikationsverhalten im Therapeutenteam erfüllt werden. Es setzt die Entwicklung einer gemeinsamen Konzeption und einer gemeinsamen Sprache voraus und basiert auf der Bereitschaft zur Anerkennung der spezifischen Kompetenzen der jeweils anderen Berufsgruppen.

Die gemeinsame Behandlungskonzeption ist lerntheoretisch begründet. Zielpopulation, therapeutisches Selbstverständnis sowie die bisherige Erfolgsbilanz führten zur Wahl eines Selbstkontrollansatzes.

Der in der interdisziplinären Therapie zur Grundlage gewählte Selbstkontrollansatz hat eine Doppelfunktion Zum einen beschreibt er den spezifisch psychotherapeutischen Zugang — und fällt damit vor allem in die Kompetenz des Psychologen im Behandlungsteam — zum anderen erfüllt er die für einen interdisziplinären Behandlungsansatz notwendige Funktion eines gemeinsamen Rahmenkonzepts, d.h. die Maßnahmen aller drei Berufsgruppen orientieren sich an den durch die Selbstkontrolle formulierten Handlungsprinzipien. Der Diätassistent organisiert die Ernährungsberatung ebenso wie der Arzt die Gesundheitsberatung entsprechend den Regeln der Lerntheorie und versucht, die Maxime einer möglichst weitgehenden Selbstverantwortlichkeit des Patienten zu verwirklichen. Ein **Selbstkontrollansatz** beruht auf den Prinzipien der Selbstbeobachtung, Selbstbewertung und Selbstverstärkung. In der Betonung des „Selbst" drückt sich als Zielsetzung der Therapie das therapeutische Bestreben aus, die Verantwortung für Detailmaßnahmen sukzessiv auf den Patienten zu übertragen; d.h. innerhalb einer an Prinzipien der Selbstkontrolle orientierten Behandlung wird versucht, die Beteiligung des Patienten an allen therapierelevanten Entscheidungen zu erreichen. Dadurch wird das Risiko einer

Fremdbestimmung durch den Therapeuten gemindert und die Eigenverantwortlichkeit des Patienten gefördert. Dabei ist zu berücksichtigen, daß Selbstkontrolle das Ziel der Therapie und nicht die Voraussetzung für die Teilnahme an der Therapie ist. Die Fähigkeit zur Selbstbeobachtung und Selbstverstärkung muß vom Patienten in der Regel erst im Therapieverlauf erworben werden. Sie ist aber die Vorbedingung für eine erfolgreiche Nachsorge, denn in dieser Phase entfällt die Fremdhilfe ganz, und der Patient wird jetzt in dem Maße sein Eßverhalten (und damit auch sein Gewicht) stabilisieren können, in dem es ihm gelungen ist, die Fähigkeit zur Selbstkontrolle zu erwerben.

Ein Therapeut, der auf der Grundlage von Prinzipien der Selbstkontrolle arbeitet, klärt mit dem Patienten die Frage der gemeinsamen Zielsetzungen zu Beginn der Therapie. Dabei sollte der Therapeut zur Orientierung des Patienten neben einer Erläuterung der Funktionsprinzipien des Selbstkontrollansatzes Erfahrungen aus der Behandlung ähnlich gelagerter Fälle zur Verfügung stellen. Der Patient kann auf dieser Grundlage seinen Anspruch an die Behandlung (z.B. an das Ausmaß der angestrebten Gewichtsabnahme) festlegen.

Der verfolgte Behandlungsansatz versteht sich als „kausal". Übergewicht wird als Folge (Symptom) eines komplexen Systems von Bedingungen gesehen. In einer funktionalen Verhaltensanalyse sind sowohl die Entstehungsbedingungen als auch die aufrechterhaltenden Faktoren des Eßverhaltens (das als Bindeglied zwischen ursächlichen Faktoren und Übergewicht gesehen werden kann) zu erklären. Die Analyse der dem Verhalten vorausgehenden und der stabilisierenden Bedingungen muß biographische Aspekte ebenso einschließen wie mit dem Eßverhalten und Übergewicht einhergehende Kognitionen, Phantasien und Affekte. Eine differenzierte Analyse hat auch die Aufgabe, die Beziehungen des „Problemverhaltens" zu anderen Lebens- und Problembereichen des Patienten zu klären und dem Patienten diese Einsichten zu vermitteln. Auf dieser Grundlage kann in der Therapie eine einseitige Fixierung auf das Eßverhalten und Übergewicht vermieden werden. Erst nach umfassender Verhaltensanalyse sollten Patient und Therapeut eine gemeinsame Entscheidung darüber fällen, ob eine Übergewichtsbehandlung zum jetzigen Zeitpunkt überhaupt vordringlich ist.

Mit dieser Sicht von Verhaltenstherapie möchten wir auch unsere Position in dem bei den Übergewichtsbehandlungen immer wieder geführten Streit um das „richtige" Verständnis von Therapie („ursächliches" bzw. „symptomorientiertes" Vorgehen) deutlich machen.

Wenn Verhaltenstherapeuten — gerade auch bei der Behandlung des Übergewichts — vor allem von psychoanalytischer Seite häufig dem Vorwurf ausgesetzt sind, zu stark symptomorientiert zu arbeiten, so trifft dieser Vorwurf auf die Praxis vieler Verhaltenstherapeuten wohl zu. Häufig werden in ihrer Behandlungskonzeption die antezedenten und kontingenten Beziehungen des Eßverhaltens kaum berücksichtigt, zum Teil nicht einmal in der Verhaltensanalyse erfaßt, oder es wird mit einem zu eng gefaßten lerntheoretischen Konzept gearbeitet. Nicht zuzustimmen ist allerdings Psychoanalytikern — die sich nur in Ausnahmefällen differenziert mit komplexen verhaltensanalytischen Konzeptionen auseinandergesetzt haben —, wenn sie den Standpunkt vertreten, zunächst müßten Persönlichkeitsstruktur und die dem Symptom zugrundeliegenden Konflikte gelöst werden, dann werde sich — sozusagen von selbst — das Problem des Übergewichts schon regeln.

Gegen diese Position sprechen nicht nur die belegten Mißerfolge der psychoanalytischen Behandlungsversuche (vgl. hierzu Kap. I.3 des Forschungsberichts), sondern auch die Tatsache, daß ein einmal bestehendes Übergewicht (wie dies auch immer entstanden sein mag) beim Patienten viele Sekundärprobleme (z.B. im Selbsterleben, im Partner-, Arbeits- und Gesundheitsbereich) schafft. Unter diesem Gesichtspunkt kann Übergewicht nicht nur als Folge von Problemen und Konflikten anderer Lebensbereiche verstanden werden, sondern kann auch selbst deren Ursache sein.

Letzlich sei noch auf einen weiteren Vorteil eines Selbstkontrollansatzes hingewiesen, nämlich den der guten Nachvollziehbarkeit und Kommunizierbarkeit. Das gilt sowohl innerhalb des Therapeutenteams — hier ist die gemeinsame Sprache Voraussetzung eines gemeinsamen therapeutischen Handelns — als auch besonders gegenüber dem Patienten.

Als Setting der Behandlung wählten wir das der **Gruppentherapie**. Dafür waren einerseits Gesichtspunkte der Ökonomie (eine größere Zahl von Behandlungsplätzen), andererseits die durch empirische Forschung belegten günstigeren Behandlungsergebnisse der Gruppen- gegenüber Einzelbehandlung von Übergewichtigen ausschlaggebend. In der Gruppe werden offensichtlich sozialpsychologische Mechanismen wie soziale Verstärkung und sozialer Vergleich (bzw.

Anpassungsprozesse, Konkurrenz) wirksam und ergänzen so die Maßnahmen des Therapeutenteams.

Gleichzeitig schränkt der Gruppenansatz auch bestimmte therapeutische Handlungsmöglichkeiten ein. So kann auf die individuellen Bedürfnisse der Patienten im Rahmen der gemeinsamen Sitzungen nicht in dem Ausmaß wie während der Einzeltherapie eingegangen werden. Dies führt gelegentlich zu einer stärkeren Fokussierung auf das gemeinsame Anliegen — nämlich auf Eßverhalten, Gewichtsabnahmen und die mit dem Übergewicht verbundenen Probleme. Einem therapeutisch sinnvoll erscheinenden Eingehen auf andere Problembereiche des Patienten sind dadurch bestimmte Grenzen gesetzt.

Als Konsequenz aus den Ergebnissen der Begleitforschung (vgl. auch Forschungsbericht Kap. II.3 und II.4) ist in dem hier dargelegten Behandlungsmanual versucht worden, dem normierenden Einfluß der Gruppenbehandlung stärker als bisher entgegenzuwirken. Während bisher die Therapiepläne der Patienten der jeweiligen Behandlungsgruppe relativ uniform waren (gleicher Therapievertrag für alle Patienten), wird nun versucht, sie stärker zu individualisieren. Denn nur so können Verhaltensanalysen und Selbstbeobachtungsphasen sinnvoll Einfluß auf die speziellen Bedürfnisse und Umstände des einzelnen Patienten nehmen.

Da vielfältige Zusammenhänge zwischen familiären Bedingungen und Übergewichtigkeit (und damit auch der Erfolgschance einer Gewichtsreduktion) unterstellt werden können, ist das Therapiekonzept darauf angelegt, **Partner und Familie** des Patienten zur Unterstützung der Therapie zu gewinnen. Dabei wird allerdings auf eine direkte Präsenz des Partners während der Therapie (mit Ausnahme des Kochabends) verzichtet; dies nicht nur, um die ohnehin schon großen Gruppen nicht noch zu vergrößern, sondern auch aus konzeptuellen Gründen (siehe hierzu auch Kap. II.7 im Forschungsbericht). So wichtig die Nutzung familiärer Ressourcen für eine erfolgreiche Behandlung sein kann, so wichtig kann es für den Patienten sein, sein Problem selbständig zu lösen. Die partnerschaftlichen und familiären Gesichtspunkte werden in der Therapie zwar von therapeutischer Seite immer wieder angeregt; es bleibt den Patienten letztlich aber überlassen, wie und in welchem Ausmaß sie diese familiären Hilfsmöglichkeiten zur Unterstützung ihrer Therapie einsetzen wollen.

Anschließend sei der Anspruch an das Therapiemodell nochmals kurz wie folgt zusammengefaßt: Ausgehend von einem weit gefaßten Verständnis von Lerntheorie und Verhaltenstherapie (unter Einschluß von kognitiven und emotionalen Aspekten des Verhaltens) soll ein aufgrund der Verhaltensanalyse als problematisch definiertes Verhalten (Eßverhalten) des Patienten stabil geändert werden. Die Problemanalyse und Therapie sollen die verursachenden und aufrechterhaltenden Bedingungen des Problemverhaltens ebenso berücksichtigen und bearbeiten wie dessen Folgewirkungen. Der Patient soll im Therapieverlauf möglichst weitgehend unabhängig vom therapeutischen Einfluß werden. Dies setzt beim Patienten ein Verständnis der Prinzipien der Therapie und des Bedingungsgefüges der Störung sowie dessen Beziehung zu anderen Problembereichen voraus.

II.2 Voraussetzungen und Vorbereitungsmaßnahmen für Mitglieder des therapeutischen Teams

Im vorangegangenen Kapitel wurde schon festgestellt, daß bei keiner der drei beteiligten Berufsgruppen (Arzt, Psychologe und Diätassistent) spezielle Erfahrungen zur gemeinsamen Therapie von Adipösen zu erwarten sind. Die Ausbildung und bisherige Berufspraxis sprechen vielmehr für unterschiedliche Wissensvoraussetzungen und Handlungskompetenzen, verschiedene Störungskonzepte und Schwerpunktsetzungen bezüglich der therapeutischen Notwendigkeiten sowie für eine fehlende gemeinsame Sprache und Konzeption. Besondere Handicaps ergeben sich aber nach unserer Erfahrung aus der Tatsache, daß in den entsprechenden Curricula der drei Berufsgruppen soziale Lernziele, zu denen auch das Erlernen der Fähigkeit zu interdisziplinärem Handeln gehört, kaum ernsthaft verfolgt werden. Dementsprechend muß man zwischen den Berufsgruppen Konflikte erwarten, die in Status- und Konkurrenzdenken ihre Ursache haben. Die Erfahrung mit Mißerfolgen (bzw. mit nur sehr begrenzten Erfolgen) und die Chance auf bessere gemeinsame Ergebnisse bei der Behandlung Übergewichtiger, aber auch das Gefühl, etwas Besonderes zu versuchen, stellen die Ausgangsmotivation der Mitglieder unserer Behandlungsteams dar. Grundlage der positiven Erfahrungen war neben dem gemeinsamen Engagement der Beteiligten eine intensive gemeinsame Vorbereitung auf die Therapiegruppe und ein permanenter Auseinandersetzungsprozeß mit den im Rahmen der einzelnen therapeutischen Sitzungen gesammelten Erfahrungen. Während in diesem Abschnitt auf die Vorbereitungsmaßnahmen eingegangen wird, befaßt sich der Abschnitt II.3 mit den Möglichkeiten der Gestaltung von Supervision.

In Hinblick auf das Training des Therapeutenteams lassen sich allgemeine vor Beginn der Therapie stattfindende Maßnahmen von spezifischen auf die einzelnen Therapiesitzungen vorbereitenden Maßnahmen unterscheiden. Generell dienen die Vorbereitungsmaßnahmen folgenden Zielsetzungen:

— Ergänzung der fachspezifischen Kenntnisse und Kompetenzen der drei beteiligten Berufsgruppen

— Vermittlung einführender Kenntnisse und Kompetenzen aus dem Bereich der jeweils anderen Berufsrichtungen

— Intensive Auseinandersetzung mit dem interdisziplinären Behandlungskonzept und der dort definierten Maßnahmen und Berufsrollen etc.

— Bildung eines therapeutischen Teams (Kennenlernen der anderen Therapeuten, Erlernen von Kooperation etc.).

Zwar ist es keineswegs das Ziel der Vorbereitung, die Unterschiede in den fachspezifischen Kenntnissen und Kompetenzen der drei Berufsgruppen zu nivellieren — denn dann brauchte man zur Behandlung kein Team —, aber jeder sollte von den Aufgaben des anderen soviel wissen, daß er sie versteht und einzuordnen weiß. So muß der Psychologe z.B. Grundlagenkenntnisse der Ernährungslehre erwerben, der Arzt die Prinzipien der Selbstkontrolle und der Diätassistent den Sinn von Rollenspielen verstehen, ohne unbedingt selbst in diesen Bereichen innerhalb der Therapie tätig werden zu müssen. Wie Medizin- und Psychologiestudenten, die im Rahmen verschiedener Gruppen als Cotherapeuten von uns eingesetzt wurden, auf ihre Aufgaben vorbereitet werden können, ist dem Forschungsbericht (Kap. III.1) zu entnehmen. Hier finden sich auch ausführliche Beschreibungen von Ausbildungsdefiziten der beteiligten Berufsgruppen und Auflistungen sinnvoller Lernziele für die Vorbereitung. Diese Lernziele müssen nach unserem Verständnis den kognitiven (theoretisches Wissen), den affektiv-sozialen und den Handlungsbereich umfassen. Für die theoretische Auseinandersetzung (Selbststudium) im eigenen Fachgebiet und im Fachgebiet der beiden anderen Berufsgruppen empfehlen wir:

a) für den Arzt:

fachspezifisch:

— Gries, F.H., Berchtold, P., Berger, M.: Adipositas — Pathophysiologie, Klinik und Therapie. Berlin: Springer, 1976

— Strohmeyer, G.: Ernährung. In: W. Siegenthaler (Hrsg.): Klinische Pathophysiologie. Stuttgart: Thieme, 1982, (5. Auflage), S. 245-267

— Bengel, J., Kahlke, W.: Sozialmedizinische Aspekte der Adipositas. Forschungsbericht (Kap. I.1)

ergänzend zur Einarbeitung in die Psychologie der Adipositas:

— Gromus, B., Koch U.: Psychologische Behandlung der Adipositas. Forschungsbericht (Kap. I.3)

— de Jong, R.: Der verhaltenstherapeutische Ansatz der Selbstkontrolle zur Modifikation des Übergewichts. In: Ferstl, R., de Jong, R., Brengelmann, J.C. (Hrsg.), Verhaltenstherapie des Übergewichts. Stuttgart: Kohlhammer, 1978, S. 40-83

b) für den Psychologen:

fachspezifisch:

— Pudel, V.: Zur Psychogenese und Therapie der Adipositas. Heidelberg: Springer, 1982

— Diehl, J.M.: Ernährungspsychologie. Frankfurt: Fachbuchhandlung für Psychologie, 1978

— Ferstl, R.: Die Abhängigkeit des Eßverhaltens von Umweltbedingungen. In: Ferstl, R., de Jong, R., Brengelmann, J.C. (Hrsg.), Verhaltenstherapie des Übergewichts. Stuttgart: Kohlhammer, 1978, S. 11-23

— de Jong, R.: Der verhaltenstherapeutische Ansatz der Selbstkontrolle zur Modifikation des Übergewichts. In: Ferstl, R., de Jong, R., Brengelmann, J.C. (Hrsg.), Verhaltenstherapie des Übergewichts. Stuttgart: Kohlhammer, 1978, S. 40-83

— Foreyt, J.B. (ed.): Behavioral treatments of obesity. Oxford: Pergamon Press, 1977

ergänzend zur Einarbeitung in die Ernährungslehre und Ernährungsmedizin

— Bengel, J., Kahlke, W.: Sozialmedizinische Aspekte der Adipositas. Forschungsbericht (Kap. I.1)

— Kluthe, R.: Ernährungsmedizinische und ätiopathogenetische Aspekte der Adipositas. Forschungsbericht (Kap. I.2)

— Strohmeyer, G.: Ernährung. In: W. Siegenthaler (Hrsg.): Klinische Pathophysiologie. Stuttgart: Thieme, 1982, (5. Aufl.), S. 245-267

— Kasper, H.: Ernährungsmedizin und Diätetik. München: Urban & Schwarzenberg, 1985, (4. Aufl.), Ausgewählte Abschnitte: S. 31-74, 154-181, 185-203, 262-295, 313-321

c) für den Diätassistenten

fachspezifisch

— Kasper, H.: Ernährungsmedizin und Diätetik. München: Urban & Schwarzenberg, 1985, (4. Aufl.)

— Strohmeyer, G.: Ernährung. In: W. Siegenthaler (Hrsg.): Klinische Pathophysiologie. Stuttgart: Thieme, 1982, (5. Aufl.), S. 245-267

ergänzend:

— Bengel, J., Kahlke, W.: Sozialmedizinische Aspekte der Adipositas. Forschungsbericht (Kap. I.1)

— Kluthe, R.: Ernährungsmedizinische und ätiopathogenetische Aspekte der Adipositas. Forschungsbericht (Kap. I.2)

— Gromus, B., Koch, U.: Psychologische Behandlung der Adipositas. Forschungsbericht (Kap. I.3)

— de Jong, R.: Der verhaltenstherapeutische Ansatz der Selbstkontrolle zur Modifikation des Übergewichts. In: Ferstl, R., de Jong, R., Brengelmann J.C. (Hrsg.): Verhaltenstherapie des Übergewichts. Stuttgart: Kohlhammer, 1978, S. 40-83

Im Rahmen der Vorbereitungssitzungen muß einige Zeit (ca. 6-8 Stunden) eingeplant werden, um Fragen, die sich bei dem Selbststudium der oben genannten Literatur ergeben haben, zu diskutieren.

Grundlage der Einarbeitung in das interdisziplinäre Therapiemodell stellt das hier vorliegende Manual (vor allem die Kapitel III und IV) dar. Eine vollständige Kenntnis des Forschungsberichts ist für das Erlernen der Therapietechnik nicht erforderlich. Zur orientierenden Übersicht über den Behandlungsablauf wird zunächst die Lektüre des Kapitels I.2 des Manuals empfohlen. Auf der Basis dieser Informationen und der in Kapitel II.1 erläuterten Ziele und Prinzipien des Therapiemodells müßten sich die Interessenten der verschiedenen Berufsgruppen in der Regel entscheiden können, ob sie sich auf das gemeinsame Unternehmen einer Therapie einlassen möchten.

Schon in der Vorbereitungsphase auf die Therapie sollte die ausführliche Konzeptbeschreibung (siehe Kap. III und IV) zunächst im Selbststudium durchgearbeitet und dann gemeinsam besprochen werden. Allerdings ist es zu diesem Zeitpunkt noch nicht notwendig, jede Maßnahme bis ins Detail zu diskutieren, weil dies Gegenstand der einzelnen Vorbereitungssitzungen ist, die immer einige Tage vor der Durchführung der konkreten Therapiesitzungen stattfinden.

Wichtig sind u.E. bereits vor Aufnahme der Behandlung gemeinsame Gespräche über affektiv-soziale Aspekte der Therapie. Dazu gehört das Thema „eigenes Verhältnis zu Übergewicht und Übergewichtigen" ebenso wie die Zufriedenheit mit der zugedachten Rolle im Team oder Erwartungen, Hoffnungen, Befürchtungen bezüglich des gemeinsamen Unternehmens. Für die erstmalige Auseinandersetzung in dem Therapeutenteam mit dem Behandlungskonzept (einschließlich der Selbsterfahrungsanteile) ist ein Zeitbedarf von 25 bis 30 Stunden zu veranschlagen (dies schließt allerdings nicht die für das Selbststudium von Literatur und Manual anzusetzende Zeit ein). Wir empfehlen insbesondere zur Auseinandersetzung mit affektiv-sozialen Themen, einen Teil dieser Vorbereitungszeit im Rahmen einer Blockveranstaltung zu absolvieren. Im Prinzip ist es natürlich wünschenswert, wenn an der Vorbereitung des Teams eine Person mitwirkt, die bereits Behandlungserfahrungen mit dem interdisziplinären Konzept aufweist. Hierfür eignet sich aus fachlichen Gründen am ehesten ein klinischer Psychologe. Dieser sollte seine Aufgabenstellung im Rahmen der Vorbereitungen genau kennen. Dies setzt bei ihm gute Kenntnisse des interdisziplinären Behandlungsansatzes und eine Akzeptanz dieses Vorgehens voraus. Didaktisch kann es sich als hilfreich erweisen, einzelne therapeutische Übungen und Maßnahmen in Rollenspielen durchzuspielen, ggfs. unter Videokontrolle. Ob künftig bei dem Autorenteam Videomodellbänder entliehen werden können, die wichtige Ausschnitte der Therapie demonstrieren, ist zur Zeit noch ungeklärt. Wichtig ist es, während der Vorbereitungszeit im therapeutischen Team zu besprechen, wer welche organisatorischen Aufgaben übernimmt (siehe hierzu Kap. II.4). Trotz einer gewissen Aufgabenteilung in bisherigen Therapiegruppen lag der Schwerpunkt der organisatorischen Last erfahrungsgemäß beim Psychologen. Dies muß aber keineswegs zwangsläufig so sein.

Die konkrete Vorbereitung auf die einzelnen Therapiesitzungen findet am günstigsten einige Tage vor der jeweiligen Sitzung statt. Bei wiederholter Durchführung der Therapie erweist sich auch die Zeit unmittelbar vor der Therapiesitzung als geeignet. Bei diesem Termin ist allerdings zu berücksichtigen, daß einige therapeutische Maßnahmen Planungen (z.b. Beschaffung von Materialien, Einkäufe für Kochabende etc.) voraussetzen. Auf den Vorbereitungssitzungen für die einzelnen Therapieeinheiten werden die konkreten therapeutischen Maßnahmen festgelegt, die Übungen durchgesprochen und die Rollenverteilungen unter den Therapeuten für die Struktur der Sitzungen festgelegt. Die detaillierte Beschreibung der einzelnen therapeutischen Maßnahmen (s. Kap. IV) versteht sich hier als Arbeitshilfe. Die regelmäßige Teilnahme der Mitglieder des Behandlungsteams an den Vorbereitungssitzungen — soweit sie in diesen Sitzungen zum Einsatz kommen — sollte verpflichtend sein.

Wichtig erscheint uns hier darauf hinzuweisen, daß Therapien dieser Art nicht bis in jede Einzelheit hinein planbar sind. So ist neben der gründlichen Vorbereitung des Teams auch dessen Fähigkeit, flexibel den Therapieplan entsprechend den Gegebenheiten und Bedürfnissen zu ändern, gefragt. Unmittelbar im Anschluß an die Therapiesitzung sollte sich das Team nochmals kurz (ca. 15-30 Min.) zusammensetzen, um zu einer kurzen Einschätzung über die gerade abgelaufene Therapiesitzung zu gelangen. Weiterhin sollte man sich über die Aufgabenverteilung für notwendige Vorbereitungsmaßnahmen zur Durchführung der nächsten Sitzung einigen und festlegen, welche Inhalte Gegenstand der Supervisionssitzungen sein sollten (s. Kap. II.3).

Regelmäßig sollte ein Mitglied des Teams ein kurzes Protokoll der abgelaufenen Sitzung anfertigen. Zur Vereinfachung und Vereinheitlichung wurde ein Protokollschema (siehe Anhang 1, Diag. 9) entwickelt.

II.3 Supervision

Das von uns vertretene Konzept der therapiebegleitenden Supervision dient u.a. folgenden Zielen:

— Besprechung ausgewählter therapeutischer Vorgehensweisen, z.b. wenn diese den anderen Teammitgliedern nicht vertraut sind und verständlich gemacht werden müssen, oder wenn unterschiedliche Einschätzungen über den Sinn der eingeschlagenen Strategie bestehen.

— Gegenseitige Information über ablaufende Gruppenprozesse (besonders wichtig, wenn einzelne Teammitglieder nicht an allen Sitzungen teilnehmen).

— Gegenseitige Rückmeldung unter den Therapeuten des Teams über ihr konkretes Handeln in der Gruppe.

— Klärung der emotionalen Beziehungen zu den einzelnen Patienten und Aufzeigen, wie diese Beziehungen in die therapeutischen Interaktionen einfließen, darüber hinaus Klärung, inwieweit Interaktionen zwischen Patienten und Therapeuten weiteren Aufschluß über z.B. Problempatienten geben können.

— Klärung von Konflikten innerhalb des Therapeutenteams.

Solche Supervisionssitzungen sollten bei Teams, die erstmals gemeinsam das interdisziplinäre Behandlungskonzept erproben, mindestens nach jeder zweiten Therapiesitzung stattfinden, bei eingearbeiteten Teams mindestens nach jeder vierten Therapiesitzung. Die Teilnahme an den Supervisionssitzungen sollte für alle Mitglieder des therapeutischen Teams verpflichtend sein. Dringend wünschenswert erscheint es uns, daß die Supervisionssitzungen von einer nicht an der Therapie beteiligten Person geleitet werden. Diese sollte ein ähnliches Anforderungsprofil erfüllen, wie der Psychologe im Rahmen der Vorbereitung des Teams auf die Therapie (s. Kap. II.2). Da sich die Supervision nicht wie z.B. in einer Balint-Gruppe vornehmlich auf die Bearbeitung von Beziehungsaspekten zwischen Therapeut und Patient beschränkt, sondern auch die Auseinandersetzung über Therapiestrategien zum Gegenstand hat, müssen gute Kenntnisse der Konzeption, vor allem auch in Selbstkontrolltechniken vorausgesetzt werden. Ohne Akzeptanz der verfolgten therapeutischen Konzeption erscheint eine Übernahme der Supervisionsrolle nicht sinnvoll. Eine große Hilfe für die Durchführung von Supervisionssitzungen können Videoaufzeichnungen einzelner Therapieabschnitte sein. Auf die hier zu berücksichtigenden Bedingungen wird im nächsten Abschnitt eingegangen werden.

II.4 Organisatorische Voraussetzungen für die Durchführung der Therapie

Mit den folgenden Ausführungen sollen einige wichtige technische und organisatorische Details der Durchführung der interdisziplinären Therapie besprochen werden. Bei dieser Gelegenheit sei nochmals darauf hingewiesen, daß sich das Therapeutenteam bereits während der Vorbereitungsphase auf die Therapie über die Verteilung von organisatorischen Aufgaben einigen muß.

Bildung des Therapeutenteams
Da die Initiative zur Durchführung einer interdisziplinären Therapie an einem Ort in der Regel von Einzelpersonen ausgehen dürfte, stellt sich zunächst die Frage, wie man die zur Bildung eines Teams notwendigen Mitglieder gewinnt. Nur in Ausnahmefällen (wie z.B. in Universitätskliniken) findet man alle drei benötigten Berufsgruppen (klinische Psychologen, Ärzte, Diätassistenten) in der gleichen Institution.

Krankenhäuser, in denen regelmäßig Ärzte und Diätassistenten anzutreffen sind (in Ausnahmefällen auch Psychologen), kommen als Initiator für interdisziplinäre Adipositasbehandlungsteams nur bedingt in Frage, weil sie nur über Polikliniken begrenzt Aufgaben in der ambulanten Versorgung wahrnehmen können. Gesundheitsämter sowie Krankenkassen (vgl. auch Kap. V) bieten hier bessere Voraussetzungen. Dies gilt auch für Praxen von niedergelassenen Ärzten, Psychologen und Diätberatern. Die bisherigen Erfahrungen zeigen, daß der organisatorische Rahmen, in dem die Behandlungsgruppen zustande kommen, auf die Rollenverteilung der Berufsgruppen im Team in erheblichem Maße Einfluß nimmt. Darüber hinaus gibt es für die unterschiedlichen Rahmenbedingungen finanztechnische Besonderheiten (s. hierzu auch Kap. V).

Sofern die für das Team notwendigen Mitarbeiter nicht alle in einer Institution, die die Behandlungsgruppe initiiert, verfügbar sind, müssen die fehlenden Teammitglieder extern angeworben werden, dies entweder auf der Basis einer Nebentätigkeit — sofern es sich um in anderen Institutionen angestellte Personen handelt — oder als freiberuflich Tätige.

Ärzte waren in der Vergangenheit in den Institutionen in der Regel verfügbar. Es war auch kein Problem, interessierte niedergelassene Ärzte für Allgemeinmedizin oder innere Medizin zu gewinnen (einige Gruppen fanden sogar in deren Praxen statt).

Klinische Psychologen sind inzwischen in jeder mittelgroßen Stadt in hinreichender Zahl vorhanden und finden sich auch in entsprechenden Branchenverzeichnissen. Wichtig ist es allerdings, vor ihrer Einbeziehung zu klären, ob sie über verhaltenstherapeutische Vorkenntnisse und Behandlungserfahrungen verfügen. Ggf. ist eine Anfrage über am Ort befindliche Verhaltenstherapeuten bei der Deutschen Gesellschaft für Verhaltenstherapie sinnvoll.

Diätassistenten gibt es inzwischen auch in jeder mittelgroßen Stadt, vor allem in Kliniken, gelegentlich auch in freier Niederlassung. Alternativ zu Diätassistenten (ggf. mit einer Weiterbildung zum Diätküchenleiter) kommen Ökotrophologen, die ein akademisches Studium absolvieren, in Frage. Bei ihnen muß allerdings vorausgesetzt werden, daß sie über die entsprechenden praktischen Fertigkeiten verfügen. Bei Schwierigkeiten, die Position der Ernährungsberatung zu besetzen, empfiehlt sich eine Kontaktaufnahme mit der Deutschen Gesellschaft für Ernährung, dem Verband der Diätassistenten oder dem Verband der Ökotrophologen.

Organisation der Patientengruppe
Der Zugang der Patienten zur Gruppe kann auf unterschiedliche Art erfolgen. Sofern Institutionen wie Krankenhäuser, Gesundheitsämter, Krankenkassen oder Ärzte in niedergelassenen Praxen nicht für einen kontinuierlichen Patientenzugang sorgen, muß dieser durch Kooperation des Anbieters (der interdisziplinären Therapie) mit Kliniken, Gesundheitsämtern, Krankenkassen, niedergelassenen Ärzten, Psychologen und Diätberatern organisiert werden. Dies setzt eine in regelmäßigen Abständen zu erneuernde gute Information der Kooperationspartner über Zielsetzungen, Durchführung und Ablauf sowie Erfolge der Therapie voraus. Hilfreich kann es dabei sein, den Kooperationspartnern ein kurzes Informationspapier zur Verfügung zu stellen, das auch an potentielle übergewichtige Patienten weitergegeben werden kann. Der Inhalt eines solchen Informationsblattes hängt zwar vom Ziel des speziellen Angebots ab, es sollte aber immer Bezug nehmen auf die verfolgte verhaltensorientierte Konzeption der interdisziplinären Therapie, auf die beteiligten Berufsgruppen, auf die Tatsache, daß es sich um eine Gruppenbe-

handlung handelt, auf den möglichen Teilnehmerkreis, auf die Dauer der Therapie, auf die vorausgesetzte eigene Mitarbeit des Patienten und — falls es die Umstände verlangen — auf das eigene Ausmaß der Kostenbeteiligung. Weiterhin sollte es den Weg aufzeigen, wie die Kooperationspartner oder die Patienten die Kontaktperson des therapeutischen Teams erreichen können (genaue Sprechzeiten und Telefonnummer).

Zwar ist ein kontinuierlicher Patientenzugang, der der jeweiligen Behandlungskapazität des vorhandenen therapeutischen Angebots entspricht, wünschenswert, die Praxis zeigt aber, daß man nicht umhin kommt, Wartelisten anzulegen. Dabei empfiehlt es sich, den Patienten der Wartelisten — sofern sie in den nächsten Monaten ein Therapieangebot erwarten können — schon bald nach der Anmeldung einen Termin für ein Erstgespräch zu geben, um zu klären, ob der Patient abwarten will, bis ein Therapieplatz zur Verfügung steht, oder ob er zwischenzeitlich lieber ein alternatives Angebot wahrnimmt.

Über Indikationen und Kontraindikationen zur Therapie werden einige Ausführungen in Kapitel III.4 des Manuals gemacht. Überlegungen, Gruppen unter bestimmten Bedingungen zusammenzustellen (z.B. eine Ausgewogenheit in der Geschlechtszusammensetzung oder nur eine begrenzte Variation in der Heterogenität von Sozialstatus und Alter), sind nur angemessen, wenn längere Wartelisten hierzu den Spielraum bieten. Bei solchen Maßnahmen ist allerdings darauf zu achten, daß im wesentlichen das Prinzip, daß in der Reihenfolge der Anmeldung ein Behandlungsplatz gewährt wird, nicht verletzt wird.

Bei den eingehenden Anmeldungen sollten in einer Liste mindestens folgende Daten der Patienten registriert werden: Name, Vorname, Anschrift, Telefon, Alter, Beruf, Familienstatus, Körpergröße, Körpergewicht, Krankenkasse, Modalität der Kontaktaufnahme (z.B. auf Anregung der Krankenkasse, Überweisung des Arztes oder Eigenentschluß des Patienten), Möglichkeit, den Behandlungstermin wahrzunehmen und geplante Urlaubszeiten. Die Zahl der pro Gruppe aufzunehmenden Patienten richtet sich nach den lokal gegebenen Möglichkeiten. Nach unseren Erfahrungen sollten die Gruppen mit nicht weniger als 8 und mit nicht mehr als 15 Patienten begonnen werden.

Bei der Festlegung der Gruppengröße ist ein Anteil potentieller Therapieabbrecher zu berücksichtigen (in den bisherigen Gruppen im Durchschnitt ca. 23 % — vor allem im ersten Drittel der Therapie —) und die Tatsache, daß die durchschnittliche Teilnahmefrequenz bei 75 % liegt. Bei zu kleinen Gruppen kommen Gruppenprozesse schwieriger in Gang, insbesondere wenn man bedenkt, daß ein kompaktes Therapeutenteam (in der Regel 3 Personen) auf eine kleine Patientengruppe „erschlagend" wirken kann. Die obere Grenze der Patientenzahl ergibt sich in vielen Fällen schon aus den räumlichen Verhältnissen, aber auch aus der Tatsache, daß bei einer Zahl von über 15 Patienten nicht mehr hinreichend Zeit für die individuelle Bearbeitung der Maßnahmen beim einzelnen Patienten bleibt. Eine Ausnahme stellten hier in der Vergangenheit die sog. Co-Therapeuten-Gruppen dar, bei denen mit bis zu 24 Patienten gearbeitet wurde. Allerdings fand bei ihnen die Hauptarbeit in 3-4 Kleingruppen, die von den Cotherapeuten intensiv betreut wurden, statt (s. hierzu Forschungsbericht Kap. I.4).

Zeiten, Räume, Hilfsmittel
Die Therapie umfaßt bisher regelmäßig 20-24 Sitzungen, die in wöchentlichen Abständen stattfinden. Diese zeitliche Distanz zwischen zwei Sitzungen erweist sich als günstig, da die Patienten zwischenzeitlich Erfahrungen mit den Therapiemaßnahmen sammeln können. Bei Patientengruppen mit besonders stark ausgeprägtem Übergewicht (mehr als 50 % über Normalgewicht nach Broca) kann überlegt werden, die Therapiedauer auf ein Jahr zu verlängern. Eine andere Variationsmöglichkeit der Therapiedauer besteht darin, die Zahl der Sitzungen konstant zu halten (20-24), aber in der zweiten Hälfte der Therapie die Frequenz auf eine Sitzung pro zwei Wochen zu verändern. Die durchschnittliche Dauer einer Therapiesitzung ist mit zwei Stunden zu veranschlagen. Diese Zeit ist zu Beginn der Therapie, besonders bei Gruppen mit größerer Teilnehmerzahl, recht knapp bemessen.

Auch in der Anfangszeit, in der man wegen der Vielzahl der einzuleitenden Maßnahmen therapeutischerseits leicht in Zeitnot gerät, sollte das Zeitlimit von zwei Stunden nicht wesentlich überschritten werden, da sonst die Patienten (in ihrer Belastbarkeit) überfordert werden könnten.

Bei der Planung der Therapie sind Urlaubszeiten der Patienten zu berücksichtigen, deshalb sollten diese bereits bei der Anmeldung der Patienten miterfragt werden. Bei den bisher behandelten Gruppen machten wir die Erfahrung, daß es ratsam ist, bei Abwesenheit vieler Patienten, die Therapie zeitbegrenzt zu unterbrechen (z.B. zu Weihnachten, Ostern, Pfingsten oder während der Sommerferien). Ungünstig ist es allerdings, wenn während der Initialphase der Therapie (ungefähr bis zur 6. Sitzung) längere Unterbrechungen (über zwei Wochen) stattfinden. Längere Pausen, vor allem im Sommer, sollten zeitlich so gelegt werden, daß sie nach Möglichkeit erst in die zweite Hälfte der Therapie fallen. Dann können sie so in den Therapieplan eingebaut werden, daß sie als ein Versuch, ohne das Therapeutenteam mit der Gewichtsabnahme oder dem Einhalten des Gewichts zurechtzukommen, verstanden werden können. Diese letzten Ausführungen machen deutlich, daß mögliche Unterbrechungen der Therapie Einfluß auf den Zeitpunkt des Beginns der Therapie nehmen.

Der Gruppenraum sollte 15-20 Personen (einschließlich Therapeutenteam) Platz bieten, gegen Außengeräusche geschützt sein und gute Beleuchtungsverhältnisse (besonders bei geplanten Videoaufzeichnungen) sowie gute Belüftungsverhältnisse bieten. Eine kreisförmige Anordnung der Stühle ist Voraussetzung. Die Sitzmöbel sollten so beschaffen sein, daß die z.T. schwer übergewichtigen Patienten auf ihnen während der zweistündigen Therapiesitzung nicht großen Unbequemlichkeiten ausgesetzt sind.

Bei Planung einer Gruppentherapie muß über die bereits genannten räumlichen Voraussetzungen hinaus dafür Sorge getragen werden, daß die Voraussetzungen zur Durchführung der körperlichen Untersuchung einschließlich Labor (s. Kap. III) zur Verfügung stehen.

Weiterhin wird für die Gestaltung von Kochabenden eine Lehr- bzw. Trainingsküche benötigt. Diese sollte je nach Gruppengröße über 3-6 Kochzellen (mit 3-4 Herdplatten), Spülen, Ablagen, Geräte und Geschirr verfügen. Bei der Abschätzung der notwendigen Größe der Küche ist zu berücksichtigen, daß die Partner der Patienten zu den Kochabenden eingeladen sind und an den Vorbereitungsarbeiten teilnehmen. Wenn keine hinreichend große Küche zur Verfügung steht, besteht die Möglichkeit, die Gruppe zu teilen und an zwei Terminen den Kochabend der Gruppe durchzuführen. In der Vergangenheit gelang es, entweder kostenlos oder gegen ein geringes Entgelt entsprechende Lehr- und Trainingsküchen zu finden. Ansprechpartner waren städtische Elektrizitätswerke, Haushaltsschulen oder Diätfachschulen. Die gefundenen Räumlichkeiten sollten es auch ermöglichen, daß die Gruppe nach Fertigstellung der

Mahlzeit gemeinsam speist, d.h., es sollten hinreichend Tische und Sitzmöbel vorhanden sein.

Video
Für Forschungs-, Ausbildungs- und Supervisionszwecke, gelegentlich auch als therapeutische Übung (z.B. Video-Feedback an Patienten nach Rollenspielen) können Videoaufzeichnungen eine große Hilfe sein. Neben den technischen Details (z.B. Lichtverhältnisse, Montage der Kameras etc., auf die hier nicht weiter eingegangen werden kann) ist zu berücksichtigen, daß Videoaufzeichnungen (ebenso wie Tonbandaufzeichnungen) nicht ohne Zustimmung der beteiligten Patienten und Therapeuten gemacht werden dürfen. Dabei ist grundsätzlich das Einverständnis vor der Aufzeichnung einzuholen und schriftlich zu dokumentieren. Nach der Aufzeichnung, also am Ende der jeweiligen Stunde, sollte der Patient erneut befragt werden, ob er mit der Konservierung der Therapiesitzung zum ausschließlich internen Gebrauch nach wie vor einverstanden ist. Eine Berechtigung zur Weitergabe einer Therapieaufzeichnung (z.B. an andere therapeutische Teams) kann aus diesen Zustimmungen noch nicht abgeleitet werden. Hierfür ist eine zusätzliche schriftliche Zustimmung der Beteiligten notwendig.

Die praktischen Erfahrungen zeigen, daß, wenn man den Patienten den Sinn der Aufzeichnungen verdeutlicht (z.B. als Rückmeldung für therapeutisches Verhalten oder als Basismaterial für bestimmte Forschungsfragestellungen) und glaubhaft machen kann, daß Datenschutz und Schweigepflicht sehr ernst genommen werden, es fast immer möglich ist, die Gruppe geschlossen zur Zustimmung der Aufnahme zu gewinnen. Nur selten fühlten sich die Patienten durch die laufenden Kameras gestört, eher sind einige Mitglieder des therapeutischen Teams durch die Art der Kontrolle eigenen Handelns anfänglich irritiert.

Abrechnungsmodalitäten
Im Rahmen der vom Bundesministerium für Jugend, Familie und Gesundheit finanzierten Projektphase (1980-1983) war die Frage der Kosten der Therapie insofern unproblematisch, als die Therapie für die teilnehmenden Patienten kostenfrei war. Alle anfallenden personellen und sächlichen Mittel, die hier während der Behandlung anfielen, konnten aus dem Projekt finanziert werden. Kosten für spezielle diagnostische Verfahren wurden über die behandelnden Institutionen (Universitätskliniken) mit den Kassen abgerechnet. Bei der Übertragung des Therapieversuchs auf die Praxis wird die Kosten-

frage allerdings relevant (s. hierzu auch Kap. V). Ein besonderes Problem stellt der unterschiedliche Status der drei Berufsgruppen in Hinblick auf Abrechnungsmöglichkeiten mit den Kassen dar.

Für den Arzt bestehen hier generelle Regelungen auf der Basis der Gebührenordnung für Ärzte (GOÄ) und der Vereinbarungen mit der Kassenärztlichen Vereinigung. Die GOÄ enthält zwar keine speziell die interdisziplinäre Gruppentherapie betreffenden Leistungsbeschreibungen, im Abschnitt für Psychotherapie sind aber in der GOÄ, in der neuesten Fassung vom 12.11.1982, Leistungsziffern aufgeführt, die je nach Umfang und Dauer der Gruppentherapie zur Anwendung kommen könnten:

Ziffer	Nr.	Beschreibung	Betrag
Ziffer	804	eingehendes therapeutisches Gespräch	(DM 15.00)
Ziffer	806	eingehendes therapeutisches Gespräch mind. 20 Min.	(DM 25.00)
Ziffer	846	übende Verfahren, mind. 20 Min.	(DM 15.00)
Ziffer	847	übende Verfahren in Gruppen, mind. 20 Min.	(DM 4.50)
Ziffer	849	psychotherapeutische Behandlung, mind. 20 Min.	(DM 23.00)
Ziffer	862	fundierte Gruppenpsychotherapie, mind. 100 Min.	(DM 34.50)
Ziffer	865	Besprechung mit Psychotherapeuten	(DM 34.50)

Für den Psychologen ergeben sich begrenzt für die Vergütung von verhaltenstherapeutischen Leistungen Abrechnungsmöglichkeiten im Rahmen des sog. Ersatzkassenvertrages (dieser bezieht sich allerdings nur auf Ersatzkassenpatienten). Für die Diätassistenten ist keine selbständige Abrechnung mit den Kassen vorgesehen, sie können ihre Leistungen nur im Auftrag des Arztes erbringen.

Insgesamt ist also festzustellen, daß das gegenwärtige Kassenrecht in Verbindung mit der neuen Gebührenordnung Abrechnungsmöglichkeiten nur für Ärzte vorsieht, den Angehörigen der beiden anderen Berufsgruppen dagegen keine eigenständige Berechnung für ihre Leistungen im Rahmen der interdisziplinären Therapie zugesteht. Die Ungleichstellung der drei Berufsgruppen im Team aufgrund unterschiedlicher Ausbildung und unterschiedlichem Berufsstatus wird über die unterschiedlichen Abrechnungsmöglichkeiten verstärkt.

Die so vorgegebene Hierarchie kann erhebliche Rückwirkungen auf die Kooperationsbereitschaft im Team haben. Das aufgezeigte Problem verliert allerdings an Bedeutung, wenn die Teammitglieder von einer Institution (Krankenhaus, Gesundheitsamt) oder einer Kasse angestellt bzw. bezahlt werden.

Eine Lösung des Problems der Finanzierung der Therapiekosten, in dem die Patienten selbst für die Kosten aufkommen, erscheint uns nicht ernsthaft diskutierenswert, zumal alternative Behandlungsverfahren (wie z.B. stationäre Reduktionsdiäten) mit erheblich höheren Kosten von den Kassen getragen werden. Ob eine geringe Beteiligung der Patienten an den Behandlungskosten den motivationserhöhenden Effekt, den sich einige davon versprechen, tatsächlich erbringt, muß zumindest als sehr fraglich angesehen werden. Diese Beitragszahlungen von der Regelmäßigkeit der Teilnahme der Patienten an den einzelnen Therapiesitzungen oder vom Therapieerfolg abhängig zu machen, erwies sich zumindest in unseren bisherigen Gruppen als nicht notwendig. Wir vertreten die Ansicht, daß eine entsprechende Behandlungsmotivation des Patienten durch die therapeutischen Maßnahmen erreicht wird; wenn dies nicht gelingt, dürfte ein geringer Finanzbetrag kaum geeignet sein, diese Motivation zu erzeugen.

III Diagnostik und Evaluation

III.1 Vorbemerkungen zur Rolle der Diagnostik

In diesem Kapitel werden Fragen der Eingangs-, Begleit- und Abschlußdiagnostik, der Indikation und Kontraindikation sowie der Dokumentation und Evaluation behandelt. Im Gegensatz zu anderen Krankheitsbildern zeichnet sich die Adipositas durch eine relativ leichte Erkennbarkeit, ihre geringen differentialdiagnostischen Schwierigkeiten sowie seltenen Kontraindikationen bezüglich eines Therapieansatzes, wie er von uns verfolgt wird, aus.

Die Bedeutung der Diagnostik relativiert sich darüber hinaus wegen der nur begrenzten Möglichkeit, den Therapieerfolg aufgrund der Eingangsuntersuchung vorauszusagen und damit erfolgversprechende und nicht-erfolgversprechende Patienten zu unterscheiden. Dennoch erfüllen die diagnostischen Verfahren unterschiedlich wichtige klinische Aufgaben im Behandlungsprozeß:

Die medizinische **Eingangsdiagnostik** hat die Funktion, Patienten mit schweren körperlichen Erkrankungen, für die zum gegenwärtigen Zeitpunkt eine Gewichtsabnahme nicht vertretbar ist, zu erkennen. Mit Hilfe der psychologischen Eingangsdiagnostik sollen Patienten von der Teilnahme an der Behandlung ausgeschlossen werden, bei denen andere (als die Übergewichtsproblematik) psychische Probleme zur Zeit so im Vordergrund stehen, daß eine Gewichtstherapie momentan nicht sinnvoll erscheint, oder bei denen die psychischen Belastungen gegenwärtig den Patienten oder die anderen Gruppenmitglieder zu stark beeinträchtigen, um erfolgversprechend an einer Gruppentherapie zur Behandlung des Übergewichts teilnehmen zu können.

Im Rahmen einer verhaltenstherapeutischen Konzeption lassen sich diagnostische und therapeutische Funktionen nicht völlig voneinander trennen, weil sich im **Verlauf der Therapie** ständig neue diagnostisch wichtige Hinweise ergeben, die für den weiteren Therapieverlauf von Bedeutung sind. Damit übernehmen die verschiedenen während der Behandlung gesammelten psychologischen, diätetischen und medizinischen Informationen eine therapieprozeßsteuernde Funktion. Eine ganz andere Rolle kommt der Diagnostik im Rahmen der **Dokumentation und Evaluation** der Therapie zu. Hier dient sie vor allem der Erfolgs- bzw. Selbstkontrolle des Therapeutenteams. Das Autorenteam verbindet mit der Darstellung der diagnostischen Maßnahmen auch die Hoffnung, daß es auf diesem Wege gelingen könnte, die Ergebnisse verschiedener Behandlungsteams als Rückmeldung zu erhalten, um daraus letzten Endes Schlußfolgerungen für die weitere Optimierung des Behandlungsansatzes zu gewinnen (vgl. hierzu Kap. III.7). Die Sammlung der diagnostischen Verfahren ist in Anhang 1 (Diag) abgedruckt.

Wichtig erscheint uns an dieser Stelle der Hinweis darauf, daß wir im Gegensatz zur umfänglichen Diagnostik während des Modellversuchs den bei allen Patienten empfohlenen diagnostischen Aufwand auf einen in der Regelversorgung uns notwendig erscheinenden Umfang reduziert haben. Darüber hinausgehende diagnostische Maßnahmen bei einzelnen Patienten sollten nach klinischen Erfordernissen entschieden werden.

III.2 Kontakt- und Informationsstelle

Bereits in Kapitel II.4 wurde bei der Besprechung der Zusammenstellung der Therapiegruppe auf die Notwendigkeit der Schaffung einer Kontaktstelle für Kooperationspartner des Behandlungsteams sowie für potentielle Patienten hingewiesen. An der Therapie interessierte Patienten sollten wissen, zu welchen Zeitpunkten sie persönlich oder telefonisch mit dem Behandlungsteam Kontakt aufnehmen können. Wir machten in der Vergangenheit die Erfahrung, daß diese Funktion von eingewiesenen und häufig leichter erreichbaren Sekretärinnen wahrgenommen werden kann.

Dieser Erstkontakt des Patienten mit der Behandlungsgruppe erfüllt mehrere Funktionen:

— Information des Patienten über Voraussetzungen der Teilnahme an der Therapie, die an der Therapie beteiligten Berufsgruppen, den allgemeinen Ablauf der Behandlung sowie über Wartedauer, Kosten etc. Ergänzend sollte den Patienten ein Informationsblatt, das die wesentlichen Fakten hierzu zusammenstellt, überreicht oder zugesandt werden (vgl. Kap. II.4).

— Um im Sinne eines ersten Screenings entscheiden zu können, ob der Patient für die Behandlung überhaupt in Frage kommt, und für welche der in nächster Zeit geplanten Gruppen er geeignet ist, sollten eine Reihe von Daten beim Patienten sofort erhoben werden (vgl. hierzu Kap. II.4). Patienten, für die das Behandlungsangebot der interdisziplinären Therapie nicht gedacht ist, z.B. weil sie normalgewichtig sind oder nur ein geringes Übergewicht haben, sollten bereits zu diesem Zeitpunkt darauf hingewiesen werden, daß sie kaum Aufnahme in der Gruppe finden dürften, bzw. auf andere Behandlungsmöglichkeiten verwiesen werden.

— Das Aufnahmegespräch dient auch der konkreten Verabredung von Terminen für die notwendigen diagnostischen Eingangsuntersuchungen (psychologisches Erstgespräch und medizinische Eingangsuntersuchung). Der Patient sollte bei dieser Gelegenheit auch darauf hingewiesen werden, daß ihm vorab ein Fragebogen zugesandt wird (s.u.) den er spätestens einige Tage vor dem Erstgespräch zurücksenden soll.

— Neben der informierenden und organisatorischen Funktion erfüllt dieser Erstkontakt des Patienten auch gelegentlich eine den Patienten psychisch entlastende Aufgabe. So ist es für viele Patienten schon eine erhebliche Beruhigung zu wissen, daß sie in absehbarer Zeit eine Chance zur Therapie ihres Übergewichts erhalten werden. Unter dieser Perspektive haben die meisten Patienten auch keine Probleme, sich auf Wartezeiten einzustellen.

Nicht selten versuchen einige an der Therapie interessierte Patienten den Erstkontakt gleich zu einem ersten therapeutischen Gespräch zu nutzen. Diesem Wunsch sollte mit Hinweis auf das bevorstehende Erstgespräch nicht nachgegeben werden, denn diese Aufgabe gehört nicht zu den Funktionen der Kontaktstelle (zeitliche und personelle Überforderung).

III.3 Eingangsdiagnostik

Die Entscheidung über die Aufnahme eines Patienten in die Therapiegruppe geschieht aufgrund der medizinischen und psychologischen Eingangsuntersuchungen. Eine entsprechende diätetische Untersuchung ist zu diesem Zeitpunkt nicht vorgesehen. Empfehlungen über die Abfolge von medizinischer und psychologischer Erstuntersuchung können wir aufgrund unserer bisherigen Erfahrungen nicht geben.

III.3.1 Medizinische Eingangsuntersuchung

Für die meisten übergewichtigen Patienten stellt der Arzt den primären Ansprechpartner für eine Behandlung dar. Deshalb kommt dem Arzt in diesem Gespräch nicht nur die Aufgabe zu, unter medizinischen Gesichtspunkten die Eignung des Patienten für die Therapie zu entscheiden, sondern er hat darüber hinaus für die Motivation des Patienten, sich auf eine Behandlung einzulassen, entscheidende Bedeutung. Dies wird verständlich, wenn man bedenkt, daß viele dieser Patienten die Entstehung und Aufrechterhaltung ihres Übergewichts somatisch begründen, vor allem an medizinische Behandlungsmaßnahmen denken und in der Regel nur wenig ausgeprägte Vorstellungen von den Möglichkeiten psychologischer Therapie haben. Indem der Arzt in diesem Gespräch die Grenzen der bisher praktizierten internistischen und diätetischen Verfahren sowie deren Risiken aufzeigt, trägt er erheblich zur Bereitschaft des Patienten bei, sich auf alternative Verfahren und so auch auf die interdisziplinäre Therapie einzulassen.

Ist der Arzt des therapeutischen Teams nicht identisch mit dem behandelnden Arzt (Hausarzt) des Patienten, so sind zur Vermeidung von möglichen Konflikten zwischen diesen Ärzten einige Aspekte zu berücksichtigen. Der Arzt des Teams sollte dem Patienten und auch dem Hausarzt verdeutlichen, daß er im Rahmen der interdisziplinären Therapie nur eine Spezialfunkton wahrnimmt und daß der Patient im übrigen in der bisherigen Behandlung verbleibt. Dies verlangt eine enge Kooperation zwischen dem Arzt des Teams und dem behandelnden Arzt. So ist zu klären, welche im Rahmen der Eingangsdiagnostik zu erhebenden Befunde beim Hausarzt bereits vorliegen (Vermeidung von Doppeldiagnostik) oder ohne Informationsverlust durch diesen erhoben werden könnten. Die Behandlung von Gesundheitsstörungen, die mit dem Übergewicht des Patienten zusammenhängen können, wie z.B. Diabetes und Bluthochdruck, verbleibt grundsätzlich in den Händen des behandelnden Arztes. In solchen Fällen ist allerdings im Gefolge der Gewichtsabnahme häufig eine Überprüfung bzw. Reduzierung der Medikation notwendig. Aus diesem Grunde muß der behandelnde Arzt regelmäßig über den Stand der Behandlung informiert werden und nach Abschluß der Therapie einen kurzen Behandlungsbericht erhalten mit Hinweisen für die Nachsorge des Patienten.

Im Rahmen der medizinischen Eingangsuntersuchung erhebt der Arzt jeweils die Anamnese, führt eine körperliche Untersuchung durch und kontrolliert ausgewählte Laborparameter. Vor Erhebung der Anamnese sollten dem Arzt die mit dem Therapieeignungsfragebogen erhobenen Informationen (Anhang 1, Diag. 1) zur Vefügung stehen. Insbesondere die Patientenangaben zum Block I. sowie IV. im Fragebogen könnten dem Arzt von Nutzen sein.

In der Anamnese sollte der Arzt neben den bisherigen Erkrankungen und deren Behandlung auch die Entwicklung des Übergewichts und die bisherigen Behandlungsversuche sowie deren Erfolge erfassen. Bei Frauen gehört zur Anamnese das Erfragen der Menstruation und ihren möglichen Störungen. Im Rahmen der Familienanamnese sind familiäre Belastungen durch Adipositas und das Vorkommen insbesondere von Diabetes, Erkrankungen des Fettstoffwechsels und Bluthochdruck zu erfragen.

Bei der Analyse von Beschwerden des Patienten ist im Hinblick auf das Übergewicht vor allem auf solche des Herz-Kreislauf-Systems, des Stützapparates (Wirbelsäule, Gelenke) und des Verdauungssystems sowie auf Klagen über Schlafstörungen und nächtliche Schweißausbrüche, gelegentliche Schwächegefühle und Kopfschmerz zu achten.

Bei der körperlichen Untersuchung sind neben Körpergröße und Gewicht besonders die Herz-Kreislauf-Funktionen, der Zustand des Stützapparates und ggf. ein auffälliges Verteilungsmuster des Körperfettes zu registrieren. Wichtig ist eine exakte Blutdruckdiagnostik mit Mehrfachmessungen in verschiedenen Situationen, ggf. unter Verwendung von speziellen Blutdruckmanschetten.

Zu den zu erhebenden Laborwerten gehören Blutzucker, Blutfette (Cholesterin und Triglyzeride), Leberwerte (GOT, GPT, y-GT), Serumeisen und Harnsäure. Bei klinischem Verdacht sollten sich eine spezielle Diabetes-Diagnostik und ggf. eine endokrinologische Diagnostik anschließen (z.B. T_3, T_4, Cortisol i.S.). Im übrigen würden Anamnese und Untersuchungsbefund über eine evtl. weiterführende Diagnostik (Röntgen, EKG u.a.) entscheiden müssen.

III.3.2 Psychologische Eingangsuntersuchung

Auch der Psychologe nimmt in der Eingangsuntersuchung Funktionen wahr, die über die Ausschlußdiagnostik hinausgehen. Ein Teil der Patienten hat entweder keine oder falsche Vorstellungen von der Arbeit des Psychologen, und so ist es wichtig, daß der Psychologe im Rahmen des Erstgesprächs dem Patienten einen Eindruck von seiner (psychologischen) Arbeit vermittelt und ihm ggf. bestehende Ängste nimmt. Besonders häufig ist eine assoziative Verknüpfung von psychotherapeutischer Behandlung und Geisteskrankheit. Weiterhin stellt sich die Aufgabe, dem Patienten zu vermitteln, warum bei der Therapie eines so „harmlosen" Störungsbildes wie Übergewicht drei Therapeuten notwendig sind. Hier hat der Psychologe auch die Gelegenheit klarzustellen, daß die bisherige Alleinzuständigkeit des Arztes für die Behandlung des Übergewichts nun nicht abgelöst wird durch eine Alleinzuständigkeit des Psychologen. Er sollte die Aufgabenstellung der anderen beiden Berufsgruppen begründen.

Wie bereits in Abschnitt III.1 ausgeführt, liegt der Akzent der psychologischen Diagnostik weniger auf der Statusdiagnostik, sondern mehr auf der Prozeßdiagnostik, d.h. wesentliche diagnostische Arbeit läßt sich nicht im Rahmen des psychologischen Erstgesprächs leisten. Selbst die Verhaltensanalyse kann hier nur begonnen werden und muß vor allem in den ersten Therapiesitzungen konsequent fortgeführt werden.

Die Grundlage der psychologischen Eingangsdiagnostik stellt ein halbstandardisierter Fragebogen und ein halbstrukturiertes klinisches Interview dar. Beide Instrumente bilden zusammen eine Funktionseinheit und sind direkt aufeinander bezogen (Fragebogen und Interviewleitfaden sind im Anhang 1 abgedruckt). Der halbstrukturierte Fragebogen (Diag. 1) wurde auf der Basis verschiedener Vorformen des Instruments während der Begleitforschung des Projekts entwickelt. Inhaltlich bezieht er sich auf folgende Themen:

— Angaben zum Gewicht und Gewichtsverlauf

— Gründe für die Entstehung des Übergewichts

— Motivation zur Teilnahme an der Therapie

— Eßverhalten und Ernährungsgewohnheiten

— Fragen zur Gesundheit

— Partner und Familie.

Damit liefert dieser Fragebogen auch Daten für die medizinische und diätetische Diagnostik. Der Funktion des Fragebogens entsprechend werden hier — im Gegensatz zum Interview — die schriftlich gut erhebbaren Informationen erfragt. Der Fragebogen wird dem Patienten nach seiner Anmeldung zugesandt mit der Bitte, ihn rechtzeitig vor dem vereinbarten Erstgespräch an das Behandlungsteam zurückzusenden, da die Durchführung des Interviews (Erstgespräch) auf den Angaben des Patienten im Fragebogen basiert.

Das Interview hat neben der informationssammelnden Funktion (als Voraussetzung für die Bildung eines klinischen Urteils) die Aufgabe, einen persönlichen Kontakt zwischen Patienten und Psychologen herzustellen und soll darüber hinaus den Patienten über wesentliche Faktoren der Therapie informieren. Es müssen ggf. einzelne im Fragebogen unvollständig beantwortete Themenblöcke nachexploriert werden. Weiterhin werden neue Inhaltskomplexe im Interview angesprochen, die im Fragebogen gar nicht oder nur begrenzt erfaßt werden konnten. Inhaltlich bezieht sich der Explorationsleitfaden (s. Anhang 1, Diag. 2) auf folgende Themenbereiche:

— Therapiemotivation

— bisherige Bemühungen zur Veränderung des Übergewichts

— Voraussetzungen des Patienten (z.B. Fähigkeit zur Selbstbeobachtung und Selbstverstärkung)

— Erwartungen an die Therapiegruppe und das Therapeutenteam

— soziale Unterstützung

— andere Probleme des Patienten

— Prognose und Erfolgsvorhersage.

Eine strenge Abfolge der Fragen, so wie im Leitfaden aufgeführt, ist dabei keineswegs zwingend. Der Interviewer ist frei, einzelne Inhaltsblöcke vorzuziehen oder erst später zu erfragen, wenn dies der Gesprächsverlauf nahelegt. Aufgrund der meist offen gestellten Fragen im Erstgespräch und auf der Basis der Informationen aus dem Fragebogen soll versucht werden, den klinischen Eindruck auf Ratingskalen festzuhalten.

In der Regel ist die durch Therapieeingangsbogen und Erstinterview erfaßte Information hinreichend, um aus psychologischer Sicht die Eignung des Patienten für die Gruppe zu beurteilen. In Ausnahmefällen muß ein zweites Gespräch vereinbart werden. Die bei einigen Gruppen praktizierte Einbestellung des Partners des Patienten erbrachte für die Therapie wertvolle Hinweise, erhöht aber den diagnostischen Aufwand erheblich und setzt die Zustimmung des Patienten voraus. Eher in Ausnahmefällen sind spezielle psychologische Verfahren (z.B. Persönlichkeitsfragebogen) oder psychiatrische Interviews (bei fraglicher Suizidgefahr bzw. unklarem psychopathologischem Befund) eine notwendige und sinnvolle Ergänzung der Eingangsdiagnostik. Erwähnt werden sollte noch, daß es sich empfiehlt, daß der Psychologe des vorgesehenen Behandlungsteams auch das Erstinterview führt, um den Patienten nicht durch eine zu große Zahl von Experten zu irritieren.

III.4 Aufnahmeentscheidung

Im Rahmen einer Aufnahmekonferenz sollten zwei Fragen geklärt werden:

a) Ist der Patient generell für eine gruppentherapeutische Behandlung nach dem Modell der interdisziplinären Therapie geeignet, und

b) ist er für die gerade geplante Gruppe geeignet.

An der Aufnahmekonferenz sollten alle Mitglieder des therapeutischen Teams teilnehmen und, falls möglich, weitere mit der Therapie vertraute Therapeuten, vor allem Psychologen. Die Entscheidung fällt auf der Grundlage der Informationen und Eindrücke der oben dargestellten psychologischen und medizinischen Eingangsdiagnostik. Wenn es wahrscheinlich ist, daß der Patient zum gegenwärtigen Zeitpunkt nicht von der Behandlung profitiert, sollte er nicht aufgenommen werden, da abgebrochene oder erfolglose Behandlungen negative Auswirkungen auf künftige Therapieversuche nehmen können und die Gefahr depressiver Reaktionen in sich bergen. Weiterhin stellt ein mit großer Sicherheit erfolgloser Patient eine Belastung für die anderen Gruppenmitglieder dar. Bei solchen Entscheidungen muß man sich aber darüber im klaren sein, daß sie mit hoher Unsicherheit belastet sind, denn die empirische Forschung hat bisher keine allgemeingültigen Indikationskriterien sichern können (s. hierzu auch Kap. II.12 im Forschungsbericht). Auch eine Vorhersage eines Therapieabbruchs (s. Kap. II.11 im Forschungsbericht) war bisher kaum möglich.

Die Schwierigkeit der Prognose wird deutlich bei dem für die Erfolgsvorhersage so relevant erscheinenden Merkmal "Therapiemotivation". Abgesehen von der ohnehin schon bestehenden Schwierigkeit der Operationalisierbarkeit von Therapiemotivation ist zu bedenken, daß hier nicht ein statisches, sondern ein dynamisches Konzept zugrundegelegt werden muß, d.h., Therapiemotivation ist nicht nur als Voraussetzung für die Therapie, sondern auch als Aufgabe der Therapeuten zu verstehen, nämlich diese aufzubauen und zu erhalten. Letztlich führt die Unsicherheit in der diagnostischen Entscheidung dazu, daß in unseren Gruppen maximal nur 5 % der eingangs gesehenen Patienten für die Behandlung abgelehnt wurden.

Trotz der Einschränkungen der diagnostischen Sicherheit sollen einige für die Aufnahmeentscheidung wichtige Kriterien diskutiert werden:

a) **Therapiemotivation**
Wenn im Therapieeingangsfragebogen sowie im psychologischen und ärztlichen Gespräch deutlich erkennbar ist, daß der Patient nicht ernsthaft abnehmen will, er eher fremd- als eigenmotiviert ist (Anmeldungen von Patienten durch andere, z.B. Familienangehörige, sollten erst gar nicht akzeptiert werden) oder der Patient völlig andere Erwartungen an die Therapie hat, sollte eine Aufnahme in die Gruppe zumindest in Frage gestellt werden. Hier gilt es abzuschätzen, welche Chancen in der Therapie für eine Beeinflussung dieser als ungünstig erachteten Ausgangslage bestehen.

Unter Umständen muß mit dem Patienten ein ergänzendes Gespräch geführt werden, indem er mit den therapeutischen Bedenken konfrontiert wird. Denkbar ist in solchen Fällen auch, dem Patienten mitzuteilen, daß man ihn zunächst nur auf die Warteliste setzt, um dann später abzuklären, ob sich die Motivationslage geändert hat.

b) **Gruppenfähigkeit**
Auch dies ist ein schwer zu beurteilendes Kriterium. Doch es kann unterstellt werden, daß ein Patient kaum von der Gruppentherapie profitiert, wenn es ihm nicht gelingt, im Verlauf der Behandlung seine Probleme (z.B. mit dem Gewicht oder Eßverhalten) in der Gruppe darzustellen. Während es evtl. noch möglich ist, Patienten mit zu starken Hemmungen, für die evtl. eine Einzeltherapie günstiger ist als eine Gruppentherapie, in der Eingangsdia-

gnostik herauszufinden, ist die Vorhersage, ob sich ein Patient unter anderen Gesichtspunkten als nicht „gruppenfähig" erweist, noch schwieriger (so z.B. Patienten, die nicht in der Lage sind, anderen zuzuhören, oder die sich durch ein extremes Dominanzstreben auszeichnen).

c) **Alter**
Das Alter der bisher behandelten Patienten schwankte in der Regel zwischen 20 und 55 Jahren. Während man für noch jüngere Patienten die Frage der Integrationsmöglichkeit in die Gruppe überlegen muß, kann die Altersgrenze nach oben als flexibel betrachtet werden. Ggf. sind spezielle Angebote für Jugendliche und ältere Patienten zu erwägen.

d) **Geschlecht**
Erfahrungsgemäß melden sich sehr viel mehr Frauen als Männer zur Therapie an. Natürlich stellt die Geschlechtszugehörigkeit kein Ausschlußkriterium dar. Bei der Zusammenstellung der Gruppen ist allerdings zu bedenken, daß extrem verzerrte Geschlechtsrelationen sich in der Vergangenheit als nicht günstig erwiesen haben. Wenn z.B. die Anmeldeliste bereits 12 Frauen aufweist, erscheint es uns ungünstig, in eine solche Gruppe einen einzelnen Mann hereinzunehmen. Hier sollte man u.E. eher mit einer nur aus Frauen bestehenden Gruppe arbeiten oder warten, bis wenigstens 3-4 Anmeldungen von Männern vorliegen.

e) **Sozialschicht**
Auch die Sozialschichtzugehörigkeit stellt kein Ausschlußkriterium dar. Die Erfahrung zeigt hier, daß, wenn eine zu große Heterogenität bezüglich Bildungsniveau und Einkommen besteht, das Arbeiten in der Gruppe schwieriger ist. So zeigten gelegentlich Personen der oberen Schichten Integrationsprobleme oder Personen der unteren Unterschichten Verständnis- und Verbalisationsschwierigkeiten. Unter diesem Gesichtspunkt empfiehlt es sich, Gruppen mittlerer Heterogenität bezüglich der Sozialschicht zusammenzustellen.

f) **Intellektuelle Voraussetzungen**
Weiterhin sollte erwähnt werden, daß für eine erfolgreiche Teilnahme ein Verständnis der therapeutischen Maßnahmen seitens des Patienten vorausgesetzt werden muß. D.h., es muß z.B. möglich sein, daß der Patient intellektuell den Erläuterungen bezüglich der lerntheoretischen Genese von falschem Eßverhalten bzw. Übergewicht folgen kann, und er muß in der Lage sein, nach ausführlichen Erläuterungen den Energiegehalt der Nahrung, die

pro Tag zugeführt wurde, zu errechnen. Unter Umständen muß man überlegen, ob für Patienten, bei denen hier Probleme zu vermuten sind, gesonderte Angebote gemacht werden sollten, bei denen die einzelnen Therapieschritte sehr viel langsamer aufeinander aufbauen.

g) **Körperliche Erkrankungen**
Absolute Ausschlußkriterien dürften hier selten gegeben sein. Die diagnostische Frage stellt sich vielmehr unter dem Gesichtspunkt, welcher Nutzen für den entsprechenden Patienten entsteht und welche Belastungen und Einschränkungen für den Patienten und gelegentlich für die Gesamtgruppe damit verbunden sind. So stellen Zustände nach Herzinfarkt, Diabetes oder Hypertonieerkrankungen keinesfalls Kontraindikationen dar; hier ist vielmehr häufig eine Gewichtsabnahme gerade indiziert. Bei ihnen ist aber eine regelmäßige medizinische Kontrolle von besonderer Wichtigkeit. Bei der Aufnahme von Diabetikern und von chronisch Nierenkranken sind meist spezifische Diätformen zu beachten. Bei Tumorerkrankungen wurde die Teilnahme der Patienten vom Einzelfall abhängig gamacht. So wurden in der Vergangenheit einige Patienten aufgenommen, die sich in länger andauernden Remissionsphasen befanden und einen besonders ausgeprägten Wunsch zur Teilnahme an der Gruppe geäußert hatten.

h) **Psychische Erkrankungen**
Patienten mit schweren psychiatrischen Erkrankungen haben wir in der Regel nicht in die Therapiegruppen aufgenommen, besonders wenn sie auf eine starke psychopharmakologische Behandlung angewiesen waren (z.B. Neuroleptika). Der Einfluß dieser Medikamente auf die Behandlung und die Gewichtsabnahme ist schwer kontrollierbar.

Im Fall vorliegender Suizidalität haben wir die Entscheidung vom Ausmaß dieser Tendenz abhängig gemacht. Die bisherigen Erfahrungen zeigten, daß bestimmte Patienten, bei denen therapeutischerseits zunächst Bedenken gegen die Aufnahme bestanden, sich in der Behandlung als vergleichsweise unproblematisch erwiesen und unter der Therapie eine Abnahme von Suizidgedanken zeigten. Wenn die Suizidneigung aber einen sehr stark ausgeprägten und appellativen Charakter hat, empfehlen wir die Ablehnung des Patienten zum gegenwärtigen Zeitpunkt; zum einen, weil dann offensichtlich andere Probleme als Übergewicht bei dem Patienten vorrangig behandelt werden sollten, zum anderen, weil diese Patienten eine zu starke Fokussierung der Aufmerksamkeit von Therapeuten und Gruppe auf sich bewirken und u.U. die anderen Gruppenmitglieder verängstigen.

Bei einer gleichzeitig stattfindenden psychotherapeutischen Behandlung von Patienten sollte zumindest überlegt werden, wieweit die Konzepte dieser Behandlung und der interdisziplinären Therapie kompatibel sind und welche möglichen Nachteile sich im konkreten Falle durch zwei gleichzeitig stattfindende psychotherapeutische Behandlungen ergeben können. Ggf. muß nach Einwilligung des Patienten Rücksprache mit dem behandelnden Psychotherapeuten genommen werden.

i) **Schwangerschaft**
Eine bestehende Schwangerschaft ist ebenfalls keine Kontraindikation. Hier ist allerdings zu bedenken, daß die Patientinnen während der Therapie durch die Schwangerschaft aus physiologischen Gründen eine Gewichtszunahme zu verzeichnen haben, die in etwa identisch mit der durchschnittlichen therapiebedingten Gewichtsabnahme ist. Schwangere erleben also während der Therapie nicht wie die anderen den Abnahmeerfolg, sondern sie müssen eine Konstanz des Gewichts bereits als guten Erfolg interpretieren. Darüber hinaus ist bei Schwangeren besonders darauf zu achten, daß die Zusammensetzung ihrer Ernährung nicht einseitig ist. Man sollte mit der Patientin besprechen, wieweit für sie unter den besonderen Umständen der Schwangerschaft eine Gewichtsabnahme wirklich sinnvoll ist und u.U. eine Verschiebung des Therapieversuchs vorschlagen. Es wäre allerdings zu überlegen, spezielle Schwangerengruppen zusammenzustellen.

In der Praxis steht nicht immer unmittelbar nach dem Aufnahmegespräch ein Therapieplatz zur Verfügung. Wir machten die Erfahrung, daß halbjährige Wartezeiten dem Patienten durchaus zugemutet werden können und akzeptiert werden. Nur in Ausnahmefällen wurden Patienten unabhängig vom Anmeldezeitpunkt in Gruppen vorgezogen. Nach einer Wartezeit von mehr als sechs Monaten sollte mit dem Patienten vor Behandlungsbeginn ein neues kurzes Gespräch geführt werden, in dem zwischenzeitliche Veränderungen erhoben werden. Auch muß überlegt werden, ob eine medizinische Zwischenkontrolle notwendig ist.

III.5 Begleitdiagnostik

Eine standardmäßige Begleitdiagnostik ist nicht vorgesehen, diese richtet sich vielmehr nach den medizinischen Erfordernissen. So werden die medizinischen Parameter, die sich in der Eingangsuntersuchung als pathologisch erwiesen haben, je nach Bedarf in zeitlichen Abständen kontrolliert. Dies gilt besonders für Blutdruck, Blutzucker, Blutfette (Cholesterin und Triglyceride) sowie Harnsäure. Je nach Aufgabenverteilung übernimmt der Arzt des Therapieteams oder der behandelnde Arzt die Kontrolle dieser Laborwerte bzw. führt die notwendigen körperlichen Untersuchungen und zusätzlichen Befunderhebungen durch.

Es wurde bereits im Abschnitt III.1 darauf hingewiesen, daß die psychologische Diagnostik schwerpunktmäßig als Prozeßdiagnostik angelegt ist. So haben Therapieeingangsbogen und psychologisches Erstgespräch nicht nur Funktionen im Rahmen der Aufnahmeentscheidungen, sondern dienen auch der Erstellung der Verhaltensanalyse, die für eine möglichst individuelle Gestaltung der Therapie vorausgesetzt werden muß. In die Verhaltensanalyse fließen auch Ergebnisse aus den Selbstbeobachtungsphasen der Patienten sowie Informationen, die der Therapeut aus bestimmten therapeutischen Übungen erhält, ein.

Ab der 2. oder 3. Therapiestunde (s. einleitende Therapiephase, Übung 8) registrieren die Patienten auf Bögen, die an sie ausgegeben werden, die tägliche Nahrungszufuhr (s. Anhang 1, Diag. 3). Der Bogen dient der möglichst genauen Erfassung der bei den einzelnen Mahlzeiten zugeführten Nahrungsmittel. Er ist sowohl ein diätetisches als auch ein psychodiagnostisches Instrument, da er dem Diätassistenten Hinweise auf Nahrungszusammensetzung und dem Psychologen Informationen über das konkrete Eßverhalten liefert. Die Anweisungen an die Patienten und die Auswertungen des Registrierbogens zur Nahrungsaufnahme werden bei der Darstellung des therapeutischen Programms (s. Kap. IV) beschrieben.

In ausgewählten Phasen der Therapie — regelmäßig während der Baseline-Phase und eine Woche während des letzten Quartals der Therapie sowie nach therapeutischer Notwendigkeit während weiterer Wochen im Verlauf der Therapie — beschreiben die Patienten auf einem Formblatt (s. Anhang 1, Diag. 4) ihr Eßverhalten. Dabei werden pro Mahlzeit die dem Essen vorausgehenden, es begleitenden oder ihm folgenden Verhaltensweisen, Situationen und Gefühlszustände registriert. Die aus der Selbstbeobachtung während der Baseline-Periode gewonnenen Informationen erfüllen wichtige Funktionen für die Gestaltung des Therapievertrags (s. Kap. IV).

Für einige Patienten hat es sich als hilfreich erwiesen, neben der täglichen Nahrungszufuhr während der Gesamtzeit der Therapie (ab Formulierung des Therapievertrags) die Einhaltung ihres Therapievertrages auf einem Tagesbogen festzuhalten. Damit können sich Patient und Therapeut einen guten Überblick über die Compliance des Patienten und über den Therapiefortschritt oder dessen Schwierigkeiten verschaffen (siehe Kap. IV.3.2.1 a).

Eine Reihe weiterer psychologischer und diätetischer Kurzfragebogen haben weniger diagnostische Aufgaben, sie dienen vielmehr einem strukturierten Einstieg in bestimmte psychologische und diätetische Übungen. Die durch die meist offen formulierten Fragen gewonnene Information dient als Grundlage des anschließenden Gruppengesprächs. Sofern diese Bogen ausformuliert sind, finden sie sich in den therapeutischen Arbeitsmaterialien (Anhang 2 und Anhang 3).

Im Falle des Therapieabbruchs eines Patienten empfehlen wir in jedem Fall, mit dem Patienten ein abschließendes Interview (Abbrecherinterview) über die Gründe der Beendigung der Therapie zu führen. Um dieses Gespräch vorzustrukturieren, wurde ein entsprechender Leitfaden entwickelt (s. Anhang 1, Diag. 5). Sollte ein persönliches Gespräch mit dem Patienten nicht möglich sein, kann versucht werden, die Informationen per Fragebogen zu erhalten oder dieses Gespräch telefonisch zu führen. Generell vertreten wir die Position, daß man den Wunsch des Patienten nach Abbruch der Therapie akzeptieren muß. In einigen Abbrechergesprächen zeigte sich, daß die Ermunterung des Patienten zum Weitermachen gelegentlich durchaus sinnvoll sein kann und daß es gelingen kann, dem Patienten z.B. nach einem schweren Rückfall wieder Mut zu machen, die Therapie fortzusetzen. Gelegentlich ergriffen die Therapeuten bei Patienten, die besondere Schwierigkeiten mit der Motivation und den Therapiemaßnahmen hatten oder für die die Therapie offensichtlich eine Belastung darstellte, ihrerseits die Initiative und rieten zum Abbruch. Meistens wurde dies von den Patienten als sehr entlastend erlebt. Das Abbrecherinterview wurde in der Vergangenheit meist vom Psychologen geführt. Wichtiger als die Berufsgruppenzugehörigkeit erscheint uns, daß der Therapeut das Gespräch führt, der bis dahin den besten persönlichen Kontakt zum Patienten entwickelt hat. Die Ergebnisse des Gesprächs sollten auch den anderen Therapeuten zugänglich gemacht werden, um daraus gemeinsame Konsequenzen für die Gestaltung der Therapie ziehen zu können.

III.6 Abschlußdiagnostik

Die **medizinische Abschlußdiagnostik** ist im wesentlichen eine Wiederholung der entsprechenden Eingangsdiagnostik. Der Arzt führt eine erneute körperliche Untersuchung (jeweils mit Blutdruckmessung) durch, stellt das Gewicht — und damit die objektive Gewichtsabnahme — des Patienten fest und kontrolliert jene Laborparameter, die sich in der Eingangsuntersuchung als pathologisch erwiesen haben.

Weiterhin sollte der Arzt die während der Therapie aufgetretenen körperlichen Beschwerden, die wesentlichen Umstellungen in der Ernährung sowie die in der Therapie erreichten Verbesserungen der körperlichen Leistungsfähigkeit registrieren. In einem Kurzbehandlungsbericht werden die Ausgangssituation des Patienten, die somatischen Risiken, die in der Therapie erreichten Veränderungen sowie die notwendige Nachbehandlung des Patienten festgehalten. Dieser Bericht dient einerseits der internen Dokumentation, aber auch als Rückmeldung für den behandelnden Arzt (wenn dieser nicht ohnehin die medizinischen Begleituntersuchungen durchgeführt hat). Spätestens nach der Abschlußuntersuchung wird der Patient an den behandelnden Arzt zurücküberwiesen. Im Verlauf der Überprüfung des Therapiemodells erhielten auch die Patienten diesen Behandlungsbericht, die Erfahrungen waren ausgesprochen positiv.

Die **psychologische Abschlußdiagnostik** besteht im wesentlichen aus einem Abschlußinterview. Die Grundlage stellt der abgedruckte Leitfaden zum Therapieverlauf dar (s. Anhang 1, Diag. 6). Sollte ein persönliches Abschlußgespräch (das wir vorziehen) nicht möglich sein, so läßt sich der Leitfaden auch als halbstrukturierter Fragebogen verwenden.

Die psychologische Abschlußdiagnostik dient einerseits der Sammlung der Informationen im Rahmen der wissenschaftlichen Evaluation, aber auch der persönlichen Bilanz und Rückmeldung von Patienten und Therapeuten. Der Leitfaden nimmt Bezug auf das in der Therapie Erreichte (Gewichtsabnahme, Modifikationen des Eßverhaltens und von Ernährungsgewohnheiten, Veränderungen in anderen Lebens- und Problembereichen), auf die Behandlungszufriedenheit, das Erleben des Therapieangebots, auf die Funktionen der Berufsgruppen, den Sinn der therapeutischen Maßnahmen (vor allem bez. der Verhaltenseinstellungen), die Funktion der Gruppe sowie auf die Schwierigkeiten im Verlauf der Therapie.

Unabhängig davon, ob es gelingt, den Patienten zur Teilnahme am Nachsorgeprogramm (vor allem an den Selbsthilfegruppen) zu motivieren, sollten Nachuntersuchungen bzw. Nachbefragungstermine 6, 12 und 24 Monate nach Therapieende mit dem Patienten vereinbart werden. Diese stellen nach unserer Erfahrung wichtige Orientierungsmarken für den Patienten dar. Sollte es aus organisatorischen Gründen nicht möglich sein, den Patienten zu einem Einzel- oder Gruppengespräch einzubestellen, sollte ihm der für die drei Follow-up-Zeitpunkte gemeinsam geltende Fragebogen jeweils zugesandt werden (s. Anhang 1, Diag. 7). Dies kann kombiniert werden mit einer Einladung zu einem nochmaligen Treffen der Gruppe. Wir machten die Erfahrung, daß im Rahmen von Follow-up-Untersuchungen häufig eine mehrfache Kontaktaufnahme mit dem Patienten nötig ist, besonders, wenn er eine zwischenzeitlich eingetretene Gewichtszunahme als Mißerfolg interpretiert und die Begegnung mit der Gruppe und dem Therapeutenteam fürchtet. Notfalls läßt sich allerdings auch ein Follow-up-Interview per Telefon durchführen. Die Gespräche im Rahmen der Follow-ups sind nicht nur unter dem Gesichtspunkt der Informationsgewinnung wichtig, sondern können auch Ansatzpunkte für eine Wiederaufnahme der unterbrochenen Gewichtskontrolle nach Rückfällen bieten.

III.7 Dokumentation der Ergebnisse und Rückmeldung an das Autorenteam

Die Vielzahl der im Rahmen der Eingangs-, Zwischen- und Abschlußdiagnostik anfallenden Patientendaten und die vorgesehene Berichterstattung an die zuweisenden Stellen bzw. den behandelnden Arzt lassen die Anlage einer Patientendokumentation sinnvoll erscheinen. Die Patientenakte sollte — mit dem Ziel einer die Arbeitsgruppe übergreifenden Evaluation — alle in den Kapiteln III.4, III.5 und III.6 genannten Patientendaten erfassen, auch alle erhältlichen Ernährungsprotokolle, Selbstbeobachtungen zum Eßverhalten und zur Einhaltung der Therapieregeln sowie die Gewichtskurven der Patienten.

Neben dieser individuellen auf den einzelnen bezogenen Dokumentation empfehlen wir die Anlage einer Mappe, in der die die Gesamtgruppe betreffenden Informationen gesammelt werden. Hier sollten auch die für jede Stunde empfohlenen Kurzprotokolle zum Ablauf der Sitzung enthalten sein.

Zur Arbeitserleichterung haben wir in der Sammlung der diagnostischen Instrumente (s. Anhang 1) ein grobes Schema für die Abfassung von Sitzungsprotokollen beigefügt (s. Diag. 8). Der Bericht sollte anwesende Therapeuten und Patienten sowie deren wöchentliche Gewichtsabnahmen, die durchgeführten therapeutischen Maßnahmen und die in der Therapiesitzung bekanntwerdenden besonderen Informationen zum Therapieverlauf festhalten.

Diese Protokolle haben sich in der Vergangenheit insbesondere zur Information der nicht anwesenden Therapeuten, aber auch zur retrospektiven Analyse des Therapiegeschehens sowie als Informationsbasis für den Supervisor als große Hilfe erwiesen. Wenn diese Protokolle unmittelbar nach der Therapiesitzung angefertigt werden, nimmt ihre Erstellung nicht mehr als 10-15 Minuten in Anspruch.

Da es sich beim interdisziplinären Behandlungsansatz um eine relativ neue Konzeption handelt und insbesondere noch geklärt werden muß, in welchem Ausmaß sich die im universitären Rahmen erreichten Behandlungsergebnisse auf andere organisatorische und institutionelle Bedingungen übertragen lassen, ist das Autorenteam an Rückmeldungen über die Behandlungserfahrungen anderer Teams stark interessiert. Zur Ökonomisierung und Standardisierung dieser Rückmeldung wurde ein entsprechender Therapierückmeldebogen entwickelt (s. Anhang 1, Diag. 9). Dieser Rückmeldebogen erfragt einige Daten zum behandelnden Team, zur Gruppenzusammensetzung, zum Therapieerfolg sowie Besonderheiten zum Therapieablauf.

IV Therapeutische Maßnahmen

IV.1 Zur Funktion und zum Aufbau des therapeutischen Teils

In dem nun folgenden Abschnitt wird die therapeutische Konzeption im Detail beschrieben. Die Grundlage der therapeutischen Arbeit, die Voraussetzungen an das therapeutische Team sowie die Maßnahmen zur Vorbereitung einer Therapie wurden bereits im Kapitel II ausführlich dargelegt. Hier werden zunächst einige allgemeine therapeutische Prinzipien und Probleme und anschließend das therapeutische Programm in seinen einzelnen Teilkomponenten detailliert dargestellt, Vorschläge zur Gestaltung des Therapieablaufs bzw. der einzelnen Therapiesitzungen unterbreitet und die Arbeitsmaterialien besprochen.

Die beschriebene therapeutische Konzeption versteht sich als **Arbeitshilfe** für Therapeuten, die im interdisziplinären Team die Therapie Adipöser durchführen wollen. Die dargestellten Maßnahmen und Übungen des Behandlungsprogramms beruhen zwar auf Erfahrungen, die bei einer größeren Zahl von Gruppen gesammelt wurden, doch verlangt die Durchführung jeder neuen Patientengruppe und der Wechsel eines Behandlungsteams die Entwicklung eines eigenen Konzepts und eine eigene Gestaltung des Ablaufs der Therapie. In diesem Manual sind wesentlich mehr Maßnahmen, Übungen und therapeutische Möglichkeiten aufgezeigt, als im Rahmen einer einzelnen Gruppe zur Anwendung kommen können, dies verlangt vom Therapeutenteam eine Auswahl und bietet gleichzeitig die Chance zu einer eigenen Akzentsetzung. Die Therapeuten sind also im Verständnis der Autoren keineswegs auf ein standardmäßiges Vorgehen festgelegt, sondern in ihrer Kreativität gefordert (nur so ist eine Identifikation mit einem Behandlungsansatz zu erhoffen).

Die abgedruckte Übersicht gliedert die Therapie in drei Stadien, nämlich in einleitende Therapiephase, Hauptphase der Therapie und Nachsorge.

Übersicht über Inhaltsbereiche und therapeutische Übungen

A. Einleitende Therapiephase

1. Maßnahmen zur Förderung der Gruppenbildung und zum Aufbau der Therapiemotivation

Übung 1: Vorstellen des Therapeutenteams und der Konzeption der interdisziplinären Behandlung

Übung 2: Gegenseitiges Kennenlernen der Patienten und Exploration der Therapiemotivation

Übung 3: Auseinandersetzung mit dem Risikofaktor „Übergewicht"

Übung 4: Informationen über alternative Behandlungsverfahren des Übergewichts, deren Erfolge und Risiken

Übung 5: Mitteilung der Ergebnisse der medizinischen Eingangsuntersuchung

2. Schaffung der Voraussetzungen des Selbstkontrollansatzes

Übung 6: Lerntheoretische Grundlagen des Selbstkontrollansatzes

Übung 7: Bestimmung des Körpergewichts und Führen von Ernährungsprotokollen

Übung 8: Beschaffung und Benutzung von Diätwaagen und Führen von Ernährungsprotokollen

Übung 9: Benutzung von Nährwerttabellen und Auswertung von Ernährungsprotokollen

Übung 10: Registrieren des Eßverhaltens, Auswertung der Verhaltensprotokolle und Bestimmung problematischer Eßverhaltensweisen

Übung 11: Suche nach individuell bedeutsamen Verstärkern

3. Entscheidung für therapeutische Zielsetzungen

Übung 12: Berechnung des Energiebedarfs des eigenen Körpers und Entscheidung über die Begrenzung der täglichen Energiezufuhr

Übung 13: Entscheidung über angestrebte Veränderungen des Eßverhaltens

Übung 14: Entscheidung über Umstellungen der Ernährung

Übung 15: Festlegung der Verstärker für das Einhalten der selbstgesetzten Ziele

Übung 16: Gestaltung des „Therapievertrags"

B. Hauptphase der Therapie

1. Maßnahmen zur Aufrechterhaltung des Selbstkontrollansatzes

a) Fortsetzung der regelmäßigen Beobachtungen und Auswertungen des Eß- und Ernährungsverhaltens sowie des Gewichtsverlaufs
b) Regelmäßige Zwischenbilanz über die Einhaltung des Therapievertrags (wöchentlicher Rückblick)
c) Vertiefung des Verständnisses von Lernprinzipien im Rahmen des Selbstkontrollansatzes
d) Bearbeitung schwieriger Situationen bei der Umstellung des Eßverhaltens

2. Erweiterung des psychologischen Behandlungsansatzes

a) Individuelle Entwicklung des Übergewichts
b) Erleben des eigenen Körpers
c) Belastungen und Einschränkungen im bisherigen Leben durch das Übergewicht
d) Interessenspektrum, alternative Verhaltens- und Erlebensmöglichkeiten
e) Bedeutung von Partner und Familie für die Therapie
f) Bedeutung des sozialen Umfelds (Freunde, Verwandte, Kollegen) für die Therapie
g) In der Therapie auftretende weitere psychische Problembereiche

3. Erweiterung des ernährungsmedizinischen und diätetischen Behandlungsansatzes

a) Einführung in die Ernährungslehre
   1) Allgemeine Prinzipien der Ernährungslehre
   2) Eiweiß, Fett und Kohlenhydrate
   3) Wasserhaushalt, Getränke, Alkohol
   4) Vitamine, Mineralstoffe, Spurenelemente, Ballast- und Geschmacksstoffe
b) Empfehlungen, Tips, Rezeptbeispiele
c) Schwierige Situationen bei der Umstellung des Ernährungsverhaltens
d) Durchführung von Kochabenden

4. Ärztliche Kontrollen und Beratungen

a) Ärztlichen Beratungen bei auftretenden Beschwerden
b) Ärztliche Sprechstunden in der Gruppe und ernährungsmedizinische Schwerpunktthemen

5. Maßnahmen zur Förderung körperlicher Aktivität

C. Nachsorgephase

1. Maßnahmen zur Vorbereitung der Nachsorge
2. Nachsorgetreffen

Zur **einleitenden Therapiephase** gehören Maßnahmen zur Förderung der Gruppenbildung und zum Aufbau der Therapiemotivation, die Schaffung der Voraussetzungen des Selbstkontrollansatzes und der Abschluß des Therapievertrages.

Die **Hauptphase** weist die Inhaltsbereiche „Maßnahmen zur Aufrechterhaltung der Selbstkontrolle", „Erweiterung des psychologischen Behandlungsansatzes", „Erweiterung des ernährungsmedizinischen und diätetischen Behandlungsansatzes", „ärztliche Kontrollen und Beratungen" sowie „Maßnahmen zur Förderung der körperlichen Aktivität" auf.

In der **Nachsorgephase** geht es um die persönliche Bilanz der Therapie durch den Teilnehmer sowie um die Planung und Durchführung der Nachsorge.

Die in dem Übersichtsschema vorgenommene Zusammenfassung von therapeutischen Übungen oder Maßnahmen erfolgte unter Inhalts- bzw. Funktionszusammenhängen. Zu jedem Inhaltsbereich gehören eine Reihe von Detailmaßnahmen und Übungen, die sowohl aus dem psychologischen wie aus dem diätetischen oder medizinischen Bereich stammen können, dementsprechend gibt es auch keine strenge Zuordnung von therapeutischen Berufsgruppen zu Inhaltsbereichen. So sind z.B. am Inhaltsbereich „Schaffung der Voraussetzungen des Selbstkontrollansatzes" in der einleitenden Therapiephase alle 3 Berufsgruppen beteiligt. Die sich in der Übersicht ergebende Abfolge der Inhaltsbereiche und Übungen korrespondiert keineswegs immer mit dem zeitlichen Ablauf in der Therapie. Die verschiedenen Inhaltsbereiche sind ineinander verschränkt.

In der einleitenden Therapiephase ist der von uns vorgeschlagene Behandlungsablauf relativ stark strukturiert, und die Abfolge der einzelnen Übungen weist hier auch auf sinnvolle Aufbauverhältnisse hin; später orientiert sich das therapeutische Vorgehen stärker an den aktuellen Gegebenheiten in der Therapie. So finden sich auch bei Maßnahmen im einleitenden Teil Angaben über den Zeitpunkt und den Zeitbedarf der Übungen, während solche Angaben bei den späteren Maßnahmen nur sehr bedingt möglich sind.

Für die einleitende Therapiephase werden durchgehend therapeutische Übungen nach einem einheitlichen Darstellungsraster formuliert. Für die Hauptphase und Nachsorge werden dagegen lediglich therapeutische Strategien und Möglichkeiten aufgezeigt, diskutiert und Arbeitsmaterialien vorgestellt.

IV.2 Allgemeine therapeutische Prinzipien und Probleme

Bevor die Beschreibung der einzelnen Übungen und Maßnahmen erfolgt, wird auf einige wichtige allgemeine therapeutische Prinzipien, Erfahrungen und Probleme, die sich nicht den spezifischen therapeutischen Maßnahmen zuordnen lassen und die auch keineswegs spezifisch für Übergewichtsgruppen sein müssen, eingegangen.

Organisatorische Voraussetzungen zur Durchführung der Therapie wie die Zusammenstellung des Therapeutenteams, die Bildung der Patientengruppe, die räumlichen und zeitlichen Voraussetzungen, Zeit- und Urlaubsplanung und die notwendigen technischen Hilfsmittel wurden bereits in Kapitel II.4 beschrieben. In diesem Abschnitt stehen gruppenpsychologische Gesichtspunkte im Vordergrund der Betrachtung.

Die **Rollen der Therapeuten** der drei Berufsgruppen bei der Durchführung bestimmter Maßnahmen sind durch die mit dem Beruf verbundenen Kompetenzen eindeutig festgelegt. Bei anderen Maßnahmen ist eine Entscheidung darüber, wer aufgrund seiner Ausbildung und bisherigen Berufspraxis tätig wird, schwerer zu treffen. So ist es klar, daß der Psychologe für die Durchführung gruppendynamischer Übungen zur Förderung von Prozessen der Gruppenbildung zuständig ist, der Diätassistent die Einführung in die Ernährungslehre vornimmt oder der Arzt die Risiken der Appetitzüglerbehandlung darstellt. Unklarer dagegen ist z.B. die Frage der Zuständigkeit für Maßnahmen zur Förderung der körperlichen Aktivität.

Wenn man die zahlreichen Einzelmaßnahmen der hier dargestellten Therapiekonzeption betrachtet, kommen mehr Aufgaben auf den Psychologen und den Diätassistenten zu als auf den Arzt; dementsprechend nehmen die Psychologen bei uns auch regelmäßig an allen Sitzungen, die Diätassistenten an ca. zwei Drittel und die Ärzte an der Hälfte der Sitzungen teil. Im Prinzip wären allerdings auch anders akzentuierte interdisziplinäre Therapiekonzepte denkbar, die z.B. sehr viel stärker auf ernährungsmedizinische und diätetische als auf psychologische Komponenten ausgerichtet sind.

Wenn ein Therapeutenteam mehrere Gruppen durchführt, ist eine wechselseitige Übernahme von Aufgaben durch die stattgefundenen Lernprozesse zwar möglich und bietet auch gewisse therapeutische

Vorteile, aber man sollte eine zu starke Rollendiffusion vermeiden, weil sie ein erhebliches Konfliktpotential für das Therapeutenteam in sich birgt. Eine Rollenverschiebung zwischen den Berufsgruppen kann auch durch die Tatsache bewirkt werden, daß ein Mitglied im Therapeutenteam über wesentlich mehr Behandlungserfahrungen (generell oder speziell im interdisziplinären Behandlungsansatz) verfügt als die anderen.

Der Psychologe nahm bei uns auch meist die Rolle eines **Gruppenkoordinators** wahr, dies ist aber keineswegs zwangsläufig so. Unter anderen institutionellen Bedingungen (z.B. im Rahmen der Praxis eines niedergelassenen Arztes) ist es u.U. günstiger, wenn eine andere Berufsgruppe die Koordinatorenrolle übernimmt. Die gegenüber den anderen beiden Berufsgruppen geringere **Beteiligung des Arztes** an den Maßnahmen und Sitzungen sollte keineswegs mißinterpretiert werden in dem Sinne, daß er nicht gebraucht werde. Er hatte vielmehr bei den bisherigen Therapiegruppen einen wesentlichen Anteil am Erfolg. Als primärer Ansprechpartner der meisten übergewichtigen Patienten ist er häufig entscheidend für die Motivierung des Patienten, an einer solchen Behandlung teilzunehmen beteiligt, und trägt erheblich zur Neuorientierung des Störungskonzepts des Patienten (Entstehung des Übergewichts und Möglichkeiten der Änderung) bei. Die „Autorität" des Arztes ist dabei sicher am besten geeignet, somatische Fehlattributionen des Übergewichts und die Fragwürdigkeit bestimmter medizinischer Behandlungsverfahren des Übergewichts gegenüber Patienten glaubhaft zu vertreten. Auch im weiteren Verlauf der Therapie trägt der Arzt erheblich zur Aufrechterhaltung der Behandlungsmotivation bei. Im Falle des Auftretens gelegentlicher somatischer Nebenwirkungen der Gewichtsabnahme bewirkt der Arzt durch Hinweise auf den vorübergehenden Charakter der Beschwerden und deren Einordnung meist einen schnellen Abbau von Ängsten und eine Beruhigung der Patienten. Die ärztliche Rolle ist, obwohl der Arzt die geringste Zahl von Einzelaktivitäten aufzuweisen hat, von der Berufsposition her gesehen evtl. die schwierigste im interdisziplinären Team. Denn er muß — will er im Sinne des Konzepts effizient tätig sein — den Patienten die Unwirksamkeit der traditionellen medizinischen Ansätze darlegen, und gleichzeitig muß er erleben, und dies gehört auch zur Konzeption, daß der Patient zunehmend begreift, daß die Ursachen des Übergewichts und die Fortschritte in der Behandlung nicht abhängig sind von spezieller „ärztlicher Kunst". Dieses Aufgeben ärztlicher „Privilegien" ist sicher für den Rollenträger nicht leicht und sollte daher nicht dazu führen, den Arzt innerhalb des Teams in eine Randposition zu drängen.

Eine wesentliche Voraussetzung für eine erfolgreiche Therapie ist die Schaffung und die Erhaltung einer **Gruppenatmosphäre**, die eine offene Kommunikation gestattet. Nur der Patient, der sich in der Gruppe wohlfühlt, Vertrauen zu Therapeuten und Mitpatienten entwickelt, wird die Hilfe der anderen annehmen können. Dabei zeigen unsere Erfahrungen mit Übergewichtsgruppen, daß es durchaus möglich ist, den Patienten in seinen Problemen und Sorgen ernstzunehmen und gleichzeitig eine lockere, gelegentlich sogar heitere Stimmung zuzulassen. Nach den zahlreichen vergeblichen Versuchen der meisten Patienten abzunehmen, brauchen viele Patienten die Ermutigung. Insofern ist es wichtig, dem Patienten gegenüber Optimismus bezüglich des Gelingens seiner therapeutischen Bemühungen auszustrahlen.

Die ausgearbeiteten therapeutischen Übungen und Maßnahmen würden falsch verstanden, wenn die Benutzer dieses Manuals daraus ableiteten, daß den Informations- und Handlungskomponenten gegenüber den emotionalen Aspekten der Therapie der Vorrang einzuräumen sei. Wie bereits an früherer Stelle festgestellt, sind die Übungen als Arbeitsmaterial der Therapeuten zu verstehen; therapeutisch damit zu arbeiten heißt für uns, sich mit den Ängsten, Unsicherheiten, Widerständen, Aggressionen oder auch Hoffnungen im Zusammenhang mit den Maßnahmen bzw. den angestrebten Verhaltensänderungen auseinanderzusetzen.

Eine andere wichtige Frage betrifft das **Ausmaß der Strukturierung** der Therapie. Ein behavioristisch orientierter Therapieansatz kann sicher nicht ganz auf eine geplante Vorgehensweise verzichten. Dies gilt noch mehr für eine Gruppenbehandlung, bei der die Mitglieder mit der gemeinsamen Erwartung antreten, Hilfe bei Gewichtsproblemen zu erhalten. Andererseits darf eine sorgfältige Vorplanung der Therapie bzw. der einzelnen Therapiesitzungen nicht zu einer Verschulung der Therapie führen, indem der Therapeut starr an seinem Ablaufplan festhält. In jeder Sitzung treten zahlreiche Situationen und Interaktionen auf, die zu vorher nicht geplanten therapeutischen Interventionen auffordern (oder einladen). Es lassen sich keine allgemein gültigen Kriterien formulieren, wann es sinnvoll und angemessen ist, auf von Patienten eingebrachte neue Themen einzugehen. Für das erste Drittel der Therapie sind relativ viele Programmelemente in Form von Übungen ausformuliert worden, dementsprechend sind hier die Freiräume der Therapeuten enger als später im weiteren Verlauf. Letztlich muß sich der Therapeut auf sein „klinisches Fingerspitzengefühl" verlassen, ob er ein von einzelnen Patienten oder der Gruppe spontan eingebrachtes Problem in der Sitzung ausführlich behandelt oder die Therapie im Sinne der Vorplanung fortsetzt.

Die Verschiebung von eingebrachten, aber zum gegenwärtigen Zeitpunkt nicht behandelten Themen sollte dem Patienten gegenüber aber in jedem Falle begründet werden. Das Therapeutenteam der Gruppe ist für die **Steuerung der Kommunikationsprozesse** verantwortlich. In der Anfangsphase gilt es zunächst, die bei einem Teil der Patienten immer wieder auftretenden Sprechängste abzubauen. Für viele Teilnehmer ist das Sprechen über persönliche Probleme schon nicht leicht, in Gegenwart anderer ihnen nicht bekannter Personen fällt dies noch schwerer. Patienten, die hier große Schwierigkeiten haben, sollten von den Therapeuten vorsichtig ermuntert werden, indem sie z.B. auch einmal die betreffenden Patienten direkt ansprechen. Für manche Patienten stellt die Möglichkeit, ihre Probleme zunächst einmal in Kleingruppen mit anderen zu diskutieren, eine Hilfe bei der Überwindung der Sprechängste dar.

Eine wichtige therapeutische Aufgabe besteht darin, neben der Patienten-Therapeuten-Kommunikation auch die zwischen den Gruppenteilnehmern zu initiieren, zu fördern und ggf. auch vorsichtig zu steuern. Aufgrund unterschiedlicher Schulbildung, sprachlicher Kompetenz, therapeutischer Vorerfahrungen und Therapieerwartungen ist in der Regel von einer Ungleichheit der Beteiligung der Teilnehmer am Gruppengespräch auszugehen. Einzelne können sich ausgesprochen dominant verhalten und damit anderen die Entfaltung in der Gruppe erschweren. Hier müssen die Therapeuten die schwächeren Patienten stützen, indem sie ihnen z.B. helfen, zu Wort zu kommen, oder indem die Bedeutung des Beitrags eines jeden hervorgehoben wird.

Als wichtig erweist sich auch, auf das Einhalten gewisser Kommunikationsregeln in der Gruppe zu achten. So sollte der einzelne „für sich selbst und nicht für andere" sprechen (z.B. „**ich** mache **mir** Sorgen, daß **ich** wieder rückfällig werde" anstelle „**wir** wissen doch **alle**, daß **man** leicht wieder rückfällig wird"). Dem Ansprechen von subjektiven und gefühlsmäßigen Inhalten sollte ein mindestens ebenso hoher Stellenwert wie objektiven Informationen eingeräumt werden. Dies mag aus therapeutischer Sicht selbstverständlich sein, für die gruppenungewohnten Patienten ist es dies häufig nicht.

Dem anderen zuzuhören, ist eine Fähigkeit, die man nicht bei jedem Gruppenteilnehmer voraussetzen kann, ist aber auch ein Verhalten, das der Therapeut an sich selbst stets wieder kontrollieren sollte. Letzteres gilt auch für die Kontrolle der Verständlichkeit der Sprache.

Ein anderes bedeutsames allgemeines Therapieprinzip betrifft die Entfaltung von **Eigeninitiativen** und die **Selbständigkeit** der Gruppe und ihrer Mitglieder. Mit dem Selbstkontrollansatz wird ein therapeutisches Grundkonzept verfolgt, das darauf angelegt ist, den Patienten im Laufe der Behandlung von therapeutischer Hilfe allmählich unabhängig zu machen. Dieses Ziel erscheint bei unserem Behandlungsmodell besonders wichtig, da die Nachsorgekonzeption darauf zielt, die Gruppe in eine Selbsthilfegruppe zu überführen.

Daß dem Patienten während der Behandlung gleich 3 Therapeuten unterschiedlicher Fachrichtungen als Helfer zur Verfügung stehen, schafft einerseits eine Reihe von zusätzlichen therapeutischen Möglichkeiten, beinhaltet aber andererseits auch das Risiko, daß sich ein so guter „Service" hemmend auf die gewünschte Verselbständigung auswirken kann. Bei allen Maßnahmen sollten die Therapeuten deshalb jeweils überlegen, welche Aufgaben und Rollen die Gruppenteilnehmer selbst übernehmen können. Dies gilt für Organisatorisches wie Inhaltliches. Die Beschaffung von Arbeitsmaterialien durch Patienten, die Mitbeteiligung beim Einkauf für die Kochabende, die in der Kleingruppe von den Teilnehmern gemeinsam durchgeführte Auswertung von Ernährungsprotokollen, die gegenseitige Kontaktaufnahme mit einem bei einer Sitzung fehlenden Gruppenteilnehmer oder die Durchführung einzelner Maßnahmen (wie die allwöchentliche Gewichtsrunde) durch Gruppenmitglieder sind nur einige Beispiele, wie Eigeninitiative und Selbständigkeit gefördert werden können.

Auch in einer Gruppentherapie sind die Therapeuten mit dem Problem von **Non-compliance**, d.h. dem Nicht-Befolgen therapeutischer Empfehlungen in verschiedener Form konfrontiert. Dies kann sich auf häufiges Fehlen von Teilnehmern an den Sitzungen ebenso beziehen wie auf permanente Verstöße gegen die weitgehend selbst mitgestalteten Vereinbarungen im Rahmen des Therapievertrages. Die Gründe hierfür können vielfältig sein und können vom „Nichtverstandenhaben" bis zum „Nichteinhaltenkönnen" reichen.

Es ist zur Überwindung der Schwierigkeiten unverzichtbar, in der Gruppe ausführlich zu besprechen, weshalb die Umsetzung der Vorsätze so schwerfällt. Bei dieser Auseinandersetzung muß therapeutischerseits in Rechnung gestellt werden, daß man unter Umständen auftretende Probleme der Patienten als persönliche Mißerfolge deutet und gekränkt, ungeduldig oder ärgerlich reagiert. Bei dem Versuch, die Gründe für Non-compliance zu erklären, sollte man auch nicht immer eine Lösung dieser Schwierigkeiten erwarten. Mit dem Ansprechen der Probleme in der Gruppe machen die Therapeuten aber deutlich, daß sie ihre eigenen Therapieempfehlungen ernst nehmen.

Schwierig wird es, wenn Patientenaussagen im offensichtlichen Gegensatz zu tatsächlichen Begebenheiten stehen (z.B. eine wochenlange Gewichtskonstanz registriert wird, der Patient aber berichtet, er nehme nicht mehr als 800 kcal zu sich). Auch hier kommen die Therapeuten nicht umhin, diese Diskrepanzen zur Sprache zu bringen. Dies kann u.U. durch konkretes Nachfragen, durch Präzisierung der Verhaltensbeobachtungen und Vertiefen der Verhaltensanalysen, aber auch durch Fragen an den Patienten nach eigenen Erklärungen für den offensichtlichen Widerspruch geschehen. Moralische Appelle oder Urteile, die den Patienten als jemanden darstellen, der nicht die Wahrheit sagt, sind auf alle Fälle zu vermeiden, da sie das Verbleiben in der Gruppe erschweren. Auf der Suche nach Lösungsmöglichkeiten kann auch hier die Gruppe hilfreich sein. Dabei sprechen die anderen Gruppenteilnehmer u.U. das Problem oder den Widerspruch viel früher und direkter an als dies die Therapeuten wagen (gelegentlich sogar in einer so krassen Form, daß dann die betroffene Person die besondere Stützung des Therapeuten benötigt).

Die **Regelmäßigkeit der Teilnahme** an den Therapiesitzungen ist nicht nur für den Erfolg des einzelnen Patienten eine wichtige Voraussetzung, sondern für den Gruppenbildungsprozeß bedeutsam. In einer Gruppe mit einer insgesamt niedrigen Teilnahmequote und noch darüber hinaus von Sitzung zu Sitzung variierender Zusammensetzung kann keine Gruppenkohärenz entstehen. Außerdem erschwert dies die Arbeit des Therapeutenteams vor allem im ersten Drittel der Therapie dadurch, daß einzelne Maßnahmen aus versäumten Sitzungen mit diesen Patienten nachbesprochen werden müssen, damit sie die darauf aufbauenden weiteren Übungen verstehen. Insofern bitten wir die Patienten, ihre regelmäßige Teilnahme an den Sitzungen als Verpflichtung zu betrachten und bei einem unvermeidlichen Fehlen ein anderes Mitglied der Gruppe oder ein Mitglied des Therapeutenteams zu informieren. Die Notwendigkeit der regelmäßigen Teilnahme an den Sitzungen wird von den Patienten im allgemeinen gut akzeptiert. Häufiges Fehlen von Patienten in der Anfangszeit der Therapie ist meist ein verläßlicher Indikator für die Schwierigkeiten des Patienten, sich auf die Therapie einzustellen und zeigt das Risiko eines Therapieabbruchs an (ausgenommen bei Krankheit). Deshalb sollte das mehrfache Fernbleiben von Patienten in dieser Phase von den Therapeuten ernstgenommen und gegenüber dem Patienten angesprochen werden (ggf. auch telefonische Kontaktaufnahme). Unter Umständen erweist es sich als notwendig, in einem Einzelgespräch mit dem Betroffenen die Schwierigkeiten in der Therapie und die Motivation zur Teilnahme an der Gruppenbehandlung nochmals ausführlich zu besprechen. In manchen Fällen haben wir aufgrund solcher Gespräche dem Patienten geraten, die Therapie abzubrechen, die Behandlung auf einen späteren Zeitpunkt zu verschieben oder eine andere Form der Therapie (z.B. Einzelbehandlung oder Paartherapie) wahrzunehmen.

Im weiteren Verlauf der Behandlung erweist es sich als sehr hilfreich, in die ,,Betreuung Fehlender" stark die Gruppe miteinzubeziehen. Wichtig ist es auch, dem Patienten klarzumachen, daß eine erlebte Erfolglosigkeit im Verlauf der Therapie (z.B. bei Stagnation der Gewichtsabnahme oder bei Rückschlägen in der Gestaltung des Eßverhaltens) zwar ein verständlicher, aber besonders ungeeigneter Anlaß für das Wegbleiben bei der nächsten Therapiesitzung ist. Einige Teilnehmer hoffen nämlich, in der darauffolgenden Woche besonders erfolgreich sein zu können, um sich dann wieder mit einem guten Resultat in der Gruppe zeigen zu können. Dies setzt den Patienten nicht nur unter einen enormen Zwang zum Erfolg, den sie häufig nicht einlösen können, sondern deutet auch ein falsches Verständnis von der Funktion der Gruppensitzungen an. Diese sind gerade dazu da, bei Schwierigkeiten Unterstützung zu gewähren.

IV.3 Darstellung der therapeutischen Maßnahmen nach Therapiephasen und Inhaltsbereichen

IV.3.1 Einleitende Therapiephase

Zur einleitenden Therapiephase gehören 16 therapeutische Übungen, die unter 3 Inhaltsbereichen zusammengefaßt sind, nämlich

- Maßnahmen zur Förderung der Gruppenbildung und zum Aufbau der Therapiemotivation
- Schaffung der Voraussetzungen des Selbstkontrollansatzes
- Entscheidung über therapeutische Zielsetzungen.

Die therapeutischen „Übungen" im einleitenden Teil sind fortlaufend numeriert. Sie enthalten jeweils Beschreibungen der Zielsetzungen, des Zeitpunkts, der Dauer, des Ablaufs, der verwendeten Arbeitsmaterialien, der Erfahrungen mit der Übung und ggf. Hinweise auf Modifikation. Die zu den einzelnen Übungen gehörigen Arbeitspapiere sind im Anhang 2 zusammengestellt. Sie sind mit dem Großbuchstaben A gekennzeichnet; ihre Numerierung entspricht der Nummer der Übung, zu der sie gehören. Die zeitliche Dauer der einleitenden gesamten Therapiephase variiert stark und dauert 5 bis 10 Therapiesitzungen. Diese Zeitdauer ist vor allem davon abhängig, ob nach dem Konzept des individualisierten Therapievertrags oder mit Gruppentherapieverträgen gearbeitet wird. Weiterhin hängt die Länge dieser Phase von der Ausführlichkeit der Behandlung des Verstärkerkonzepts und der Frage, ob vor der Umstellung von Ernährungsgewohnheiten eine Einführung in die Ernährungslehre gegeben wird, ab.

IV.3.1.1 Maßnahmen zur Förderung der Gruppenbildung und zum Aufbau der Therapiemotivation

Zu Beginn der Therapie stellen sich drei vordringliche Aufgaben, nämlich

— möglichst schnell eine Arbeitsatmosphäre herzustellen, die ein offenes und angstfreies Arbeiten in der Gruppe gestattet,

— den Patienten den für sie bisher wenig vertrauten Behandlungsansatz nahezubringen und — damit eng zusammenhängend —

— die Motivation der Patienten zu stärken.

Dabei muß berücksichtigt werden, daß

— den meisten Patienten Gruppenbehandlungen unbekannt sind und ein Teil von ihnen zunächst Schwierigkeiten hat, in Gruppen zu sprechen,

— die Patienten meist mehrere erfolglose Versuche der Gewichtsabnahme hinter sich haben und unsicher sind, ob sich ein neuer Versuch lohnt,

— viele Patienten die Ursachen des Übergewichts eher körperlich als psychologisch begründet sehen und damit eher eine Behandlung durch den Arzt als durch einen Psychologen erwarten. Noch mehr überraschend muß für sie eine i.a. unübliche Behandlung durch ein Team sein.

Den obengenannten Zielen dienen eine Reihe von therapeutischen Aktivitäten, die in den ersten fünf Sitzungen zur Anwendung kommen und die nachfolgend als therapeutische Maßnahmen zusammengefaßt beschrieben werden, nämlich:

Übung 1: Vorstellen des Therapeutenteams und der Konzeption der interdisziplinären Behandlung
Übung 2: Gegenseitiges Kennenlernen der Patienten und Exploration der Therapiemotivation
Übung 3: Auseinandersetzung mit dem Risikofaktor Übergewicht
Übung 4: Informationen über alternative Behandlungsverfahren des Übergewichts, deren Erfolge und Risiken
Übung 5: Mitteilung der Ergebnisse der medizinischen Eingangsuntersuchung

Diese therapeutischen Maßnahmen sollen nachfolgend detailliert beschrieben werden. Die verwendeten Arbeitsmaterialien befinden sich im Anhang 2 (A).

Übung 1: Vorstellen des Therapeutenteams und der Konzeption der interdisziplinären Therapie

Ziele:

— Kennenlernen und Vertrautwerden mit den Therapeuten
— Verständnis für die Behandlungsmaßnahmen
— Abbau von Unsicherheit und Erwartungsängsten

Zeitpunkt: 1. Therapiesitzung

Dauer: 30 - 45 Minuten

Durchführende Therapeuten: Alle drei Berufsgruppen sind beteiligt, die Erläuterung des Therapiekonzepts übernimmt meist der Psychologe (nicht obligatorisch).

Arbeitsmaterialien:
— Wandtafel, Kreide, Schreibzeug und Papier
— Liste mit Namen, Telefonnummern und Sprechzeiten der Therapeuten
— evtl. Informationsblatt zur Therapie

Organisatorisches: Die Sitze sollten im Kreis angeordnet sein, Therapeuten sollten verteilt zwischen den Patienten sitzen.

Ablauf der Übung:

— **Begrüßung:** Einer der Therapeuten begrüßt die Patienten und gibt eine Kurzinformation zum Ablauf der 1. Sitzung.

— **Videoaufzeichnung:** Falls geplant, die Erlaubnis zur Video- bzw. Tonbandaufzeichnung erfragen, Ziel und Verwendungszweck der Aufnahme erläutern (s. hierzu auch Kap. II). Nur wenn alle Patienten einverstanden sind, ist ab jetzt eine Aufzeichnung zulässig. Die Genehmigung kann für die gesamte Therapie eingeholt werden (nur rechtsgültig, wenn sie in schriftlicher Form vorliegt). In den Sitzungen, bei denen tatsächlich aufgezeichnet wird, sollte zu Beginn darauf verwiesen werden. Auf Verlangen eines Patienten muß ein Band ganz oder zum Teil gelöscht werden. Das Zeigen von Bändern außerhalb des Therapeutenkreises ist in jedem Falle zustimmungspflichtig.

— **Vorstellung der Therapeuten:** Jeder Therapeut stellt sich kurz vor: Name, Beruf, Arbeitsschwerpunkt, bisherige Erfahrungen in der Behandlung Übergewichtiger und — falls vorhanden — mit dem interdisziplinären Behandlungskonzept, persönliche Erwartungen an die Gruppe und an das Team.

— **Kurzinformationen zum Konzept und Ablauf der interdisziplinären Therapie** (10 Minuten). Kurze Erläuterung folgender Punkte:

● durchführende Institution

● wesentliche Arbeitsprinzipien der interdisziplinären Therapie: Sinn eines interdisziplinären Ansatzes (warum 3 Berufsgruppen?), Verhaltensänderungen als Voraussetzung einer dauerhaften Gewichtsabnahme, Nutzen eines Gruppenansatzes (gegenseitige Hilfe und Kontrolle), Betonung der Prinzipien „Selbsthilfe" und „Selbstverantwortung" statt Abhängigkeit von professionaler Hilfe, Hinweis auf notwendige Nachsorge und wünschenswerte Nutzung familiärer Hilfsmöglichkeiten.

— **Organisatorische Hinweise:** Terminplanung, Dauer der Sitzungen, Ferienzeiten, Kostenfragen, Krankenscheine, Rolle des behandelnden (Haus-) Arztes, medizinische Untersuchungen (ggf. nachträgliche Termine für medizinische Eingangsuntersuchung geben), Mitteilung, wann die Untersuchungsergebnisse erfahrbar sind, Hinweise auf Erreichbarkeit der Therapeuten, Sprechzeiten, Ausgabe einer entsprechenden Liste.

— **Fragen der Patienten** (15-20 Minuten): Hinweis auf die Vielzahl der gegebenen Informationen, Patienten zum Fragen ermutigen.

Modifikation:
An die Patienten wird ein Informationsblatt ausgegeben. Dieses enthält über die Namen der Therapeuten hinaus in Stichworten alle Informationen zum Konzept, Ablauf und Organisatorischen. Dieses Papier könnte auch als Informationsblatt für die Partner der Patienten verwendet werden.

Erfahrungen:
Auch wenn die Patienten bereits in den Vorgesprächen über die Therapie informiert wurden, können diese Informationen nicht allgemein vorausgesetzt werden. Das Äußern der persönlichen Erwartungen der Therapeuten kann Modellcharakter für das Ansprechen eigener Erwartungen seitens der Patienten haben. Auf die Möglichkeiten, Fragen zu stellen, sollte möglichst früh hingewiesen werden. Sie dienen nicht nur der Information, sondern sind eine Möglichkeit, selbst aktiv zu werden und Sprechängste in der Gruppe zu überwinden; deshalb muß den Patienten hier genügend Zeit gelassen werden — ggf. sollten sie mehrmals ermuntert werden, sich zu äußern.

Wegen des häufig zu Therapiebeginn bestehenden Zeitengpasses sollte andererseits die Zeit auch begrenzt werden. Wichtig ist ein Hinweis, daß dies eine erste Information darstellt und viele Fragen zur Therapie in den nachfolgenden Sitzungen noch genauer erklärt werden können.

Übung 2: Gegenseitiges Kennenlernen der Patienten und Exploration der individuellen Therapiemotivation

Ziele:

— gegenseitiges Kennenlernen

— Schaffung eines gemeinsamen Problembewußtseins

— Abbau von Hemmungen

— Klärung und Förderung der Motivation

Zeitpunkt: 1. Therapiesitzung

Dauer: ca. 40 - 45 Minuten je nach Gruppengröße

Durchführender Therapeut: Psychologe

Arbeitsmaterialien: Formulare zur Erstellung von Teilnehmerlisten

Organisatorisches: Die räumlichen Möglichkeiten sollten so beschaffen sein, daß sich die Kleingruppen (Paare) ungestört unterhalten können.

Ablauf der Übung:

— Erläuterung von Zielsetzungen und Ablauf der Übung.

— Aufforderung zur Bildung von Zweiergruppen: Dabei sollte sich jeder Patient nach Möglichkeit einen Partner auswählen, den er bis jetzt noch nicht kennt.

— Verteilung der Paare (Kleingruppen) auf mehrere Räume.

— In den Zweier- (oder Klein-)gruppen soll ein Informationsaustausch zu folgenden Themen stattfinden (15-20 Minuten):

— zur Person (Name, Alter, Beruf etc.)

— zur Entwicklung des Übergewichts

- zu den Erwartungen an die Therapie
- zu den Erwartungen an die Gruppe.
- Rückkehr ins Plenum. Hier stellt jeder seinen Gesprächspartner (und nicht sich selbst) vor, indem er die wichtigsten Fakten des Gesprächs wiedergibt. Nach dem Bericht können zeitbegrenzt (ca. 3 Minuten pro Patient) von den anderen Gruppenteilnehmern und — bei sehr „kargen" Berichten — vom Therapeutenteam Fragen an den vorgestellten Patienten gerichtet werden. Außerdem können von diesem —falls er sich nicht richtig beschrieben fühlt — Ergänzungen bzw. Korrekturen vorgenommen werden.
- Versuch eines Resümees durch den Therapeuten (Psychologen): Herausstellen gemeinsamer Schwierigkeiten und Wünsche. Falls notwendig (z.B. bei unrealistisch großen Erwartungen bezüglich der Gewichtsabnahme): Hinweise auf Erfahrungswerte aus früheren Gruppen.
- Anregung einer Teilnehmerliste: Vorbereitete Formulare, auf denen Namen, Vornamen, Anschriften und Telefonnummern eingetragen werden können. Zuvor allerdings Erläuterung des Sinns der Maßnahme: Möglichkeit der direkten Kontaktaufnahme unter den Patienten, Hinweis darauf, daß solche Initiativen therapeutisch sinnvoll sind (z.b. gegenseitiges Helfen bei Krisen oder Planung gemeinsamer Unternehmungen).

Modifikation:
Verzicht auf die Paarübung. In einer Runde stellt sich jeder Patient — nachdem er sich 5 - 10 Minuten Notizen zu den gleichen Themen machen konnte — selbst vor.

Erfahrungen:
Die Paarübung hat sich als Einstieg in die Gruppenkommunikation vielfach bewährt und wird meist gerne von den Patienten mitgemacht. Wichtig ist es, auf den Vorteil des Zweier- oder Kleingruppengesprächs hinzuweisen, nämlich geringere Sprechhemmungen des einzelnen. Manche Patienten fragen, warum sie sich nicht selbst in der Gruppe vorstellen können. Hier sollte man erläutern, daß die Art, wie man sich selbst anderen gegenüber darstellt bzw. was bei anderen „ankommt", therapeutisch von Interesse sein kann. Auf Seiten des Therapeuten ist es wichtig, darauf zu achten, daß für jeden Patienten in etwa die gleiche Zeit zur Verfügung steht. Bei zu stark ausufernden Vorstellungen einzelner muß interveniert werden (Verweis auf die begrenzte Zeit). Die in den Berichten angedeuteten Pro-

bleme des einzelnen können nur registriert werden, Zeit zu deren Bearbeitung bietet diese Übung nicht. Es sollte aber auf die Möglichkeit, diese Probleme in späteren Sitzungen zu besprechen, hingewiesen werden. Gelegentlich wird bei dieser Übung deutlich, daß bei einzelnen Patienten die Gewichtsabnahme nur nebensächlich ist, sie vielmehr eine psychotherapeutische Behandlung ganz anderer Probleme (z.B. Asthma) erhoffen. Hier empfiehlt sich u.U. ein ergänzendes Einzelgespräch zur Klärung, ob der Patient von dieser Gruppe wirklich profitieren kann und in welchem Ausmaß er die Gruppe in ihrer gemeinsamen Zielsetzung behindert. Gegebenenfalls muß dem Patienten eine andere psychotherapeutische Behandlung empfohlen und — falls möglich — auch vermittelt werden. Manche Patienten haben Hemmungen, ihren Namen auf die Teilnehmerliste zu schreiben. Es sollte ihnen freigestellt bleiben, Gruppendruck sollte verhindert werden.

Übung 3: Auseinandersetzung mit dem Risikofaktor „Übergewicht"

Ziele:

— Information der Patienten und ihrer Partner

— Erhöhung der Motivation des Patienten

Zeitpunkt: 1. oder 2. Therapiesitzung

Dauer: 20 - 30 Minuten

Durchführender Therapeut: Arzt

Arbeitsmaterialien: Arbeitspapier A3: „Bedeutung des Risikofaktors Übergewicht" (Anhang 2)

Ablauf der Übung:

— Ausgabe des Arbeitspapiers an die Gruppenteilnehmer

— Selbststudium der Patienten

— Verständnisfragen der Patienten

— ergänzende Ausführungen des Arztes

— Gruppendiskussion (insbesondere unter dem Gesichtspunkt wie weit der Patient hiervon persönlich betroffen ist und welche Befürchtungen bei ihm bestehen)

— Aufforderung an die Patienten, das Arbeitspapier zu Hause mit den Partnern durchzusprechen. Die Aufgabe, mit dem Partner das Papier zu besprechen, verlangt eine Erläuterung, weshalb die Einbeziehung von Partner und Familie des Patienten für die Therapie wichtig sein können: Z.B. als Voraussetzung, sie zur Unterstützung bei der Durchführung der therapeutischen Maßnahmen zu gewinnen oder Verständnis für die Belastungen durch die therapeutischen Maßnahmen zu erzeugen.

Modifikation:
Der Therapeut referiert den Inhalt des Arbeitspapiers und gibt dies evtl. gar nicht oder erst am Ende der Übung aus.

Erfahrungen:
Die Übung hat in erster Linie eine Informationsfunktion, ebenso wichtig ist allerdings ihre Aufgabe, bestehende Ängste der Patienten zur Sprache zu bringen. Obwohl sich viele Patienten bereits in der Vergangenheit mit dem Thema Übergewicht auseinandergesetzt haben, werden in der Diskussion meist erhebliche Informationsdefizite, Fehlvorstellungen und Ängste sichtbar. Das Wissen der Patienten stammt nicht selten aus Illustrierten. Die Möglichkeit, im direkten Gespräch mit dem Arzt Informationen zu erhalten, ist für viele Patienten sehr motivierend. Wichtig ist es, zu beachten, daß das Sprachverständnis — insbesondere für medizinische Fachbegriffe — bei den Patienten der Gruppe (viele Patienten der unteren Schichten) sehr unterschiedlich ist.

Die Aufforderung, den Partner einzubeziehen, macht bei einigen Patienten, die ohne feste Bindung leben, eine Definition des Partnerbegriffs erforderlich. Wir empfehlen den Patienten, die keinen Ehepartner oder „festen Freund/Freundin" haben, sich als Partner ein anderes Familienmitglied, einen Freund oder Kollegen zu wählen, der zur Unterstützung der Therapie bereit ist. Gelegentlich zeigt sich hier auch, daß einzelne Patienten von ihren festen Lebenspartnern keine Hilfe erwarten, zum Teil wegen vieler erfolgloser Abnehmversuche in der Vergangenheit oder weil sie von ihnen bewußt keine Unterstützung wollen („ich will es gerade ohne seine Hilfe schaffen"). Eine ausführliche Auseinandersetzung, ob in diesen Fällen doch eine Unterstützung durch den Lebenspartner sinnvoll bzw.

erreichbar ist, sprengt den Rahmen dieser Übung. Dem Patienten sollte dann freigestellt werden, ob er das Arbeitsblatt doch mit dem Lebenspartner bespricht oder ein anderes Familienmitglied, einen Freund oder Kollegen wählt.

Der in der Modifikation angedeutete mögliche Verzicht auf die Ausgabe des Arbeitspapiers begründet sich in dem eher auf Mittelschichtpatienten zugeschnittenen Arbeitsstil mit einem „paper".

Übung 4: Informationen über alternative Behandlungsverfahren des Übergewichts, deren Erfolge und Risiken

Ziele:

— Information der Patienten und ihrer Partner

— Konfrontation mit der Behandlungskarriere als Übergewichtiger

— Förderung der Motivation

Zeitpunkt: meist 2. oder 3. Therapiesitzung

Dauer: ca. 30 - 40 Minuten

Durchführender Therapeut: Arzt und/oder Psychologe und Diätassistent

Arbeitsmaterialien: Arbeitspapier A4 „Alternative Behandlungsverfahren des Übergewichts, deren Erfolge und Risiken" (Anhang 2)

Ablauf der Übung:

— Ausgabe des Arbeitspapiers

— Selbststudium der Patienten

— Verständnisfragen der Patienten

— Berichte über frühere Behandlungserfahrungen einzelner Patienten

— Resümee des Therapeuten, in dem er die Besonderheiten des interdisziplinären Ansatzes gegenüber anderen Ansätzen hervorhebt:

- Wissenschaftlich gut belegte Langzeitergebnisse des interdisziplinären Ansatzes
- Keine ernsthaften Nebenwirkungen
- Den Patienten stehen in der Therapie Experten dreier Berufsgruppen zur Verfügung. Medizinische, diätetische und psychologische Verfahren weisen für sich meist nur begrenzte Erfolge auf, im interdisziplinären Ansatz wird versucht, diese Teilerfolge zu addieren.
- Der ambulante Behandlungsansatz führt dazu, daß der Patient unter den normalen Lebensumständen (im Gegensatz zu stationären Behandlungen) verbleibt und damit auch eine bessere Chance auf Langzeiterfolge hat.
- Durch die Schwerpunktsetzung bei den Veränderungen des Eßverhaltens und der Ernährungsgewohnheiten setzt diese Behandlung an wesentlichen Ursachen des Übergewichts an und beugt damit Rückfälle eher vor.
- Der Ansatz betont die Selbstverantwortlichkeit des Patienten, dies ist eine unumgängliche Voraussetzung, um nach Therapieende allein zurecht zu kommen.

— Aufforderung an die Patienten, auch dieses Arbeitspapier mit dem Partner zu diskutieren.

Modifikation:
Referieren des Arbeitspapiers durch den Therapeuten und evtl. Ausgabe des Papiers am Ende der Übung.

Erfahrungen:
Die meisten Patienten unserer Zielgruppe haben eine lange Behandlungskarriere von erfolglosen Versuchen hinter sich, insofern ist die Besprechung von alternativen Erfahrungen auch eine Konfrontation mit Mißerfolgen in der Vergangenheit. Die wissenschaftlich belegten sehr begrenzten Erfolge vieler Behandlungsalternativen und deren Nebenwirkungen werden in der Regel durch die persönliche Schilderungen der Patienten eindrucksvoll bestätigt. Darauf aufbauend lassen sich leicht die Besonderheiten und Vorteile der interdisziplinären Behandlung aufzeigen.

Gelegentlich vermissen die Patienten aus dem weiten Spektrum von Behandlungsverfahren einzelne Methoden. Hier sollte darauf verwiesen werden, daß in der Übersicht nur ausgewählte Verfahren aufgeführt sind, zu denen wissenschaftliche Ergebnisse vorliegen. Bei neuen, plötzlich in Mode gekommenen Methoden kann in der Regel davon ausgegangen werden, daß ihre Langzeiterfolge (entscheidendes Kriterium!) noch nicht wissenschaftlich belegt sind.

Übung 5: Mitteilung der Ergebnisse der medizinischen Eingangsuntersuchung

Ziele:

— Aufklärung über das persönliche gesundheitliche Risiko des Übergewichts

— Förderung der Therapiemotivation

Zeitpunkt: 2. bis 5. Therapiesitzung

Dauer: ca. 30 Minuten

Durchführender Therapeut: Arzt

Arbeitsmaterialien:

— Unterlagen mit den Befunden der Eingangsuntersuchung

— ggf. kurze Untersuchungsberichte für den Patienten

Ablauf der Übung:

— Klärung, wie weit die einzelnen Patienten an Informationen über die Eingangsuntersuchung interessiert sind und ob einem Bericht der Ergebnisse in der Gruppe zugestimmt wird (Entbindung von der Schweigepflicht).

— Der Arzt erläutert jedem Patienten kurz die Hauptergebnisse der medizinischen Untersuchung und seine besonderen Risiken.

— Fragen der Patienten zu dem Bericht.

— Information des Arztes über ggf. notwendige ärztliche Kontrollen während der Therapie und Klärung der Zusammenarbeit mit dem behandelnden Arzt (Hausarzt), ggf. auch Hinweise darauf, welche Einflüsse die Gewichtstherapie auf die Behandlung vorhandener Gesundheitsstörungen (z.B. Diabetes oder Hypertonie) haben kann.

Modifikation:
Die Patienten erhalten ergänzend einen kurzen, für sie verständlich formulierten Untersuchungsbericht.

Erfahrungen:
Diese Übung hatte bisher immer einen hohen Stellenwert für die Patienten. Widersprüche gegen eine Mitteilung der Ergebnisse in der Gruppe sind selten. Sollten bei der Eingangsuntersuchung schwerwiegende Befunde entdeckt werden, muß der Patient individuell informiert werden. Zur Vermeidung von Komplikationen mit dem behandelnden Arzt müssen die Modalitäten der Kooperation mit diesem auch mit dem Patienten sorgfältig abgesprochen werden (ggf. sollte der Arzt des Behandlungsteams beim Patienten das Einverständnis zur direkten Kontaktaufnahme mit dem behandelnden Arzt einholen). Die Anfertigung von Kurzberichten über die Behandlung stellt zwar einen gewissen Arbeitsaufwand dar, hat aber auf die Patienten einen motivierenden Einfluß. Gelegentlich wurden im Rahmen der Eingangsuntersuchung auch anthropometrische Maße (Umfangsmaße und Hautfaltendicke) bestimmt. Diese Maße bzw. deren Veränderung in der Therapie hatten für manche Patienten eine ähnlich hohe subjektive Bedeutung wie das Körpergewicht.

IV.3.1.2 Schaffung der Voraussetzungen des Selbstkontrollansatzes

Wie in Kapitel II.1 ausführlich begründet, orientieren wir unsere Maßnahmen an dem lerntheoretisch begründeten Konzept der Selbstkontrolle. Die Selbstkontrollmethode beruht auf Prozessen der Selbstbeobachtung, der Selbstbewertung und der Selbstbelohnung. Bevor der Patient zusammen mit den Therapeuten eine Absprache (z.B. in Form eines Therapievertrages) über Art und Ausmaß des zu ändernden Verhaltens (und Erlebens) trifft, muß das problematische Verhalten beobachtet, definiert und bewertet werden. Dies ist das Ziel einer ausführlichen Verhaltensanalyse. Diese wird mit dem psychologischen Erstgespräch begonnen, evtl. durch Exploration des Partners ergänzt und durch Selbstbeobachtungen des Patienten vertieft.

Zeitlich finden diese Übungen zwischen der 2. und 8. Sitzung statt, je nach Gründlichkeit der Verhaltensanalyse. Besonders, wenn die Konzeption auf einen individuellen Therapievertrag zielt, muß mehr Zeit für die einzelnen Beobachtungsaufgaben und für deren Auswertung eingeplant werden.

Das diagnostische Vorgehen wurde in Kapitel III ausführlich beschrieben, nachfolgende therapeutische Übungen sollen dem Patienten ein Verständnis vom Behandlungsansatz vermitteln und dienen vor allem der Selbstbeobachtung und Selbstbewertung.

Übung 6: Lerntheoretische Grundlagen des Selbstkontrollansatzes
Übung 7: Bestimmung des Körpergewichts und Führen von Gewichtskurven
Übung 8: Beschaffung und Benutzung von Diätwaagen und Führen von Ernährungsprotokollen
Übung 9: Benutzung von Nährwerttabellen und Auswertung von Ernährungsprotokollen
Übung 10: Registrieren des Eßverhaltens, Auswertung der Verhaltensprotokolle und Bestimmung problematischer Eßverhaltensweisen
Übung 11: Suche nach individuell bedeutsamen Verstärkern

Übung 6: Lerntheoretische Grundlagen des Selbskontrollansatzes

Ziele:

— Information der Patienten und ihrer Partner

— Vermittlung eines neuen Verständnisses von Entstehung und Änderungsmöglichkeiten des Übergewichts

— Gewinnung der aktiven Mitarbeit des Patienten

Zeitpunkt: 2. oder 3. Therapiesitzung

Dauer: ca. 30 Minuten

Durchführender Therapeut: Psychologe

Arbeitsmaterialien: Arbeitspapier A6 "Lerntheoretische Grundlagen des Selbstkontrollansatzes" (Anhang 2).

Ablauf der Übung:

— Ausgabe des Arbeitspapiers

— Selbststudium durch die Patienten

— Eingehen auf Fragen der Patienten, Diskussion, ergänzende Ausführungen des Therapeuten

— abschließende Wiederholung der wichtigsten Prinzipien der Lerntheorie und der Selbstkontrolle und Hinweis, auch dieses Papier mit dem Partner zu besprechen.

Modifikation:
Das Arbeitspapier wird wegen seines Umfanges in zwei getrennten Übungen behandelt. 1. Übung: Teil 1 und 2 des Papiers, 2. Übung: Teil 3 des Papiers. Auch ist ein evtl. Verzicht auf die Ausgabe des Arbeitspapiers zu erwägen. In diesem Falle würde der Therapeut die Inhalte referieren. Grund: Die Verwendung von Arbeitspapieren kann eine stark intellektuell getönte Arbeitsatmosphäre erzeugen.

Übung 7: Bestimmung des Körpergewichts und Führen einer Gewichtskurve

Ziele:

— Lernen, sich regelmäßig zu wiegen und eine Gewichtskurve zu führen

— Beitrag zur Selbstbeobachtung und zur Konfrontation mit dem eigenen Problem

— Rückmeldung über den Therapieverlauf

Zeitpunkt:

a) am Ende der 1.Therapiesitzung: Auftrag zur täglichen Feststellung des eigenen Körpergewichts

b) in der 2. oder 3. Therapiesitzung: Anlegen einer Gewichtskurve

Dauer: ca. 30 Minuten

Durchführender Therapeut: Arzt, Diätassistent oder Psychologe

Arbeitsmaterialien:

— 1 Block Millimeterpapier DIN A4 -Format

— Wandtafel (oder Overheadprojektor und Folien)

— Arbeitspapier A 7 „Gewichtskurve eines Patienten" (Anhang 2)

Ablauf der Übung:
a) Vereinbarung, sich täglich zu wiegen
Am Ende der 1. Therapiesitzung erhält der Patient den Auftrag, sich ab sofort täglich zu wiegen. Hier ist folgendes zu beachten:

— Feststellen, ob alle Patienten eine Körperwaage besitzen und ob diese hinreichend genau ist. Den Meßfehler der eigenen Waage kann der Patient festellen, indem er sein Gewicht auf der eigenen Waage und wenig später mit gleicher Kleidung auf der geeichten Waage einer Apotheke feststellt.

Falls der Patient bisher keine Waage besitzt, sollte die Anschaffung einer Waage dringlich gemacht werden. Für den Fall des Kaufs sollte der Patient beraten werden, dabei sollten keine überhöhten Ansprüche an die Genauigkeit gestellt werden. Auf eine gut sichtbare Skala ist beim Kauf zu achten. Eine Genauigkeit auf 1/2 kg ist hinreichend. Waagen, die diesen Ansprüchen genügen, sind im Handel zwischen 30 und 50 DM zu beziehen. Kann der Patient sich die Waage nicht gleich kaufen, ist zu prüfen, ob übergangsweise eine Leihwaage zur Verfügung steht (z.B. 2. Waage eines anderen Gruppenmitglieds), oder der Patient wird aufgefordert, sich eine Zeitlang in der nächsten Apotheke zu wiegen.

— Aufforderung zum **täglichen** Wiegen unter konstanten Bedingungen, d.h. ungefähr zu gleicher Zeit und in gleichem Bekleidungszustand. Am günstigsten ist es, wenn sich der Patient gleich morgens nach dem Aufstehen unbekleidet wiegt.

— Aufschreiben von Datum und Gewicht in kg und Aufforderung, diese Aufzeichnung zu den nächsten Sitzungen mitzubringen.

b) Führen einer Gewichtskurve
In der 2. oder 3. Therapiesitzung lernt der Patient, seine Gewichtskurve zu führen.

— Der Therapeut erläutert zunächst den Sinn der Gewichtskurve: hier ist vor allem der Hinweis auf die Notwendigkeit, sich mit seinem Gewichtsproblem regelmäßig zu konfrontieren (Verhinderung von Vermeidungsverhalten). Darüber hinaus ist die Kurve im weiteren Therapieverlauf eine wichtige Rückmeldung für den Patienten über den schon erreichten Therapieerfolg.

— Demonstration an der Tafel, wie die Gewichtskurve angelegt werden soll (bzw. auf einer Overhead-Folie). Dabei stellt die Senkrechte die Gewichtsachse in kg (je eine Einheit) und die Waagerechte das Datum (je eine halbe Einheit) dar. Es empfiehlt sich, das gegenwärtige Gewicht relativ hoch am oberen Rand des Blattes (2-3 Einheiten vom oberen Rand entfernt) einzutragen, da die Patienten in der Therapie nur in Ausnahmefällen zunehmen und damit die Kurve auch bei rascher Gewichtsabnahme eine Zeit verwendet werden kann. Durch Verbindung der täglich eingetragenen Gewichte ergibt sich die Kurve.

— Die Patienten erhalten als Modell für die Führung einer Gewichtskurve das Arbeitspapier A 7.

— Bildung von Kleingruppen (2-3 Patienten) und Ausgabe von einigen Bogen Millimeterpapier (das der Therapeut oder ein Patient für die Gruppe beschafft hat). In der Gruppe zeichnen die Patienten ihre persönlichen Gewichtskurven auf der Basis der in der letzten Woche registrierten Gewichte. Dabei sollen die Patienten sich gegenseitig Hilfe leisten. Die Therapeuten stehen den Gruppen bei Bedarf zur Seite und kontrollieren die Arbeitsprodukte.

— Die Patienten werden aufgefordert, die Gewichtsregistrierung während der gesamten Therapiezeit fortzusetzen und die Gewichte täglich unmittelbar nach dem Wiegen in die Kurve einzutragen. Die Kurve sollte an einem gut sichtbaren Ort demonstrativ aufgehängt werden (z.B. im Bad).

— Hinweise des Therapeuten über typische Verläufe von Gewichtskurven: schnellerer Abfall zu Therapiebeginn, Stillstand des Gewichts, Gründe für Gewichtsschwankungen.

Modifikation:
Die Übung wird ergänzt durch ein selbsterfahrungsbezogenes Element: Die Patienten werden aufgefordert (im Plenum oder in der Kleingruppe), die Gefühle und Gedanken beim täglichen Wiegen oder bei der Betrachtung der angefertigten Gewichtskurven den anderen mitzuteilen.

Erfahrungen:
Viele Patienten haben in der Vergangenheit eine regelmäßige Konfrontation mit ihrem Gewicht vermieden. Manche geben an, nicht einmal ihr ungefähres Gewicht zu kennen. Aus diesem Grund ist das Befolgen dieser therapeutischen Empfehlung keine Selbstverständlichkeit, und es treten in der Diskussion sehr verschiedenartige Argumente auf, weshalb man sich nicht wiegen konnte. Daraus ergibt sich, daß die Therapeuten das tägliche Wiegen und das Führen der Kurven sehr dringlich machen sollten und auch in regelmäßigen Abständen kontrollieren sollten. Mindestens ebenso wichtig ist es, die Widerstände ernst zu nehmen und zu bearbeiten. Unter diesem Gesichtspunkt kann die als Ergänzung beschriebene Selbsterfahrungsübung sehr hilfreich sein.

Eine Einheitlichkeit des Führens der Kurven empfiehlt sich allein unter dem Gesichtspunkt eines wünschenswerten Vergleichs der Kurven unter den Patienten im weiteren Therapieverlauf.

Da der Kurvenverlauf für viele Patienten eine hohe subjektive Bedeutung hat, ist es therapeutisch auch von Bedeutung, einer Fixierung auf eine möglichst große Gewichtssenkung als alleinigem Therapieziel entgegenzuwirken und andere Ziele wie Veränderung des Eßverhaltens, subjektives Wohlbefinden und Abbau von gesundheitlichen Risiken als gleichrangig hervorzuheben.

Wichtig ist es auch, den Patienten auf Phasen des Gewichtsstillstandes vorzubereiten oder auch auf eine zwischenzeitliche Gewichtszunahme. Die tägliche Kalorienzufuhr spiegelt sich nicht exakt im täglichen Gewicht wider (dies gilt erst über größere Zeitabschnitte). Typische Phasen des Stillstands bzw. von Gewichtsschwankungen sind bei Frauen z.B. die Zeiten der Menstruation.

Die anfänglichen Gewichtsabnahmen (vor allem durch die Abgabe von körpereigenem Wasser bedingt) sollten für den Patienten kein Maßstab für die künftige durchschnittliche Abnahme sein.

Beim Betrachten der Kurven der ersten Wochen stellen viele Patienten fest, daß, obwohl sie laut Programm noch gar nicht abnehmen sollen, sie bereits deutliche Gewichtsreduktionen zeigen. Dies ist eine gute Gelegenheit, auf die Bedeutung von Selbstbeobachtung hinzuweisen, daß nämlich die Beobachtung eines Verhaltens bereits eine Verhaltensänderung nach sich ziehen kann.

Übung 8: Beschaffung und Benutzung von Diätwaagen und Führen von Ernährungsprotokollen

Ziele:

— genaues Abwiegen der zugeführten Nahrung und Getränke

— Förderung der Selbstbeobachtung

Zeitpunkt: 2. oder 3. Therapiesitzung

Dauer: 45 Minuten

Durchführender Therapeut: Diätassistent

Arbeitsmaterialien:

— 2 bis 3 unterschiedliche Diätwaagen zu Demonstrationszwecken

— eine Scheibe Brot mit Butter und Käse, ein Salat mit Sauce oder eine gefüllte Roulade

— Arbeitspapier „Hinweise zur Beschaffung und zum Gebrauch von Diätwaagen" (A 8 a, Anhang 2)

— Arbeitspapier „Ernährungsprotokollbogen" (A 8 b, Anhang 2)

— Arbeitspapier „Beispiel eines Ernährungsprotokolls" (A 8 c, Anhang 2)

— Wandtafel oder Overheadprojektor

Ablauf der Übung:

— Feststellung, wer in der Gruppe eine Küchenwaage besitzt, Art und Genauigkeit dieser Waage, Häufigkeit der Benutzung

— Ausgabe des Arbeitspapiers 8a, auf dem die wesentlichen Anforderungen an eine Diätwaage festgehalten sind, und Demonstration dieser Eigenschaften durch Wiegen einfacher Nahrungsmittel. Abschließend: Erläuterung und Demonstration, wie auch „kompliziertere" Nahrungsmittel wie eine Scheibe Brot mit Butter und Käse, ein Salat mit Sauce oder eine gefüllte Roulade gewogen werden können.

— Dringliche Aufforderung an alle Teilnehmer, die keine oder keine hinreichend genaue Waage besitzen, sich eine bis zur nächsten Therapiesitzung zu beschaffen (ggf. von jemandem zu leihen).

— In 2-3 Kleingruppen (je nachdem, wieviele Waagen zur Verfügung stehen) üben die Teilnehmer das Abwiegen einiger Gegenstände (z.B. Bleistifte oder Kugelschreiber) und der mitgebrachten Lebensmittel und überprüfen die Übereinstimmung ihrer Ergebnisse untereinander.

— Ausgabe und Erläuterung des Aufbaus des Ernährungsprotokollbogens (Arbeitspapier A8b)

— An der Tafel oder auf einer Overhead-Folie wird ein Beispiel für ein korrektes Tagesprotokoll demonstriert (auch als Arbeitspapier A8c ausgegeben).

— Aufforderung an die Patienten, ab sofort vor jeder Mahlzeit alle zugeführten Nahrungsmittel (einschließlich Getränke) pro Mahlzeit abzuwiegen und aufzuschreiben. Für den Fall, daß nicht sofort eine Waage zur Verfügung steht, sollen die Teilnehmer die Nahrungsmengen möglichst genau beschreiben (z.B. eine dünne Scheibe Schwarzbrot, ein gestrichener Teelöffel Butter). Aufforderung, die Ernährungsprotokolle der jeweiligen Woche immer zur nächsten Therapiesitzung mitzubringen. Hinweis, daß die Anlage eines Ordners für die Protokolle hilfreich sein kann.

— Fragen der Teilnehmer und Hinweise auf die Möglichkeiten des Abwiegens in komplizierteren Fällen (z.B. Wiegen nicht-fester Nahrung, bei Verpackungen, bei Essen in Gasthäusern und Kantinen).

Erfahrungen:
Gelegentlich fällt es einigen Patienten schwer einzusehen, daß die bisherige Waage nicht den Ansprüchen der Therapie entspricht, andere Patienten hingegen zeigen hier fast eine perfektionistische Einstellung. Beiden Tendenzen sollte therapeutischerseits durch sachlich gehaltene Information entgegengewirkt werden. Ob sich der Patient nun eine neue Waage zulegt, liegt dann letztlich in seiner Verantwortung. Im allgemeinen wird die Notwendigkeit des regelmäßigen Abwiegens eingesehen, gelegentlich wird allerdings ein zu großer Arbeitsaufwand befürchtet. Hier ist es wichtig, auf den meist schnell eintretenden Übungseffekt hinzuweisen.

Häufig vertreten Teilnehmer die Ansicht, daß sie eigentlich auch ohne Abwiegen recht genau schätzen könnten, wieviel sie zu sich nehmen. Der Hinweis, daß z.B. ein Verschätzen um nur 5 g bei Butter bereits 39 Kcal ausmacht, kann ganz gut die Bedeutung des genauen Abwiegens für das Einhalten einer Kaloriengrenze belegen.

Der im Arbeitspapier A8c errechnete Energiebetrag der zugeführten Speisen und Getränke wird erst im Zusammenhang mit Übung 9 besprochen, darauf sollten die Patienten hingewiesen werden.

Essen und Trinken, Zufriedenheit mit dem Eßverhalten und besondere Ereignisse sollten den Patienten beispielhaft erläutert werden. Besonders schwierig erscheint einigen Teilnehmern die Feststellung von flüssigen Bestandteilen der Nahrung, deshalb sollte der Diätassistent hier einfache und praktikable Möglichkeiten aufzeigen und zu besprechende Schwierigkeiten beim Patienten erfragen.

Nicht selten machen nach Meinung der Patienten die besonderen Lebensumstände (wie häufiges auswärtiges Essen) das genaue Abwiegen und Registrieren unmöglich. Hier muß dann auf die spezielle Situation eingegangen werden und nach Lösungsmöglichkeiten gesucht werden (z.B. Zählen der Kartoffelstücke und der Löffel Soße, die man zu Hause oder nach Absprache mit dem Koch der Kantine probegewogen hat). Wichtig ist, daß tatsächlich **alle** zugeführten Nahrungsmittel (auch die „Handvoll Erdnüsse") und Getränke (die besonders häufig vergessen werden) erfaßt werden und daß vor den Mahlzeiten gewogen wird (und nicht nachträglich geschätzt wird).

Männer sollten die Aufgabe des Abwiegens und Aufschreibens nicht an ihre Frauen delegieren! Es kann sich gelegentlich bereits hier als sinnvoll erweisen, therapeutischerseits das Thema des „bewußten" oder noch häufiger „unbewußten" Weglassens einzelner Nahrungsmittel anzusprechen. Dabei sollte der Therapeut deutlich machen, daß er nicht die Rolle eines Kontrolleurs zu übernehmen bereit ist, und damit die Selbstverantwortung des Patienten herausstellen. Moralisierende Appelle an die „Ehrlichkeit" des Patienten sind unangebracht.

Übung 9: Benutzung von Nährwerttabellen und Auswertung von Ernährungsprotokollen

---

Ziele:

— Erlernen des Gebrauchs der Nährwerttabelle

— exakte Bestimmung des Energiegehalts der zugeführten Nahrung

— Vorbereitung zur Planung eines nährwertbewußten Essens

Zeitpunkt: 3. oder 4. Therapiesitzung; eine Sitzung zuvor: Empfehlungen zur Beschaffung der Nährwerttabelle.

Dauer: ca. 45 Minuten

Durchführender Therapeut: Diätassistent

Arbeitsmaterialien:
— Arbeitspapier A 9 „Empfehlung zur Beschaffung einer Nährwerttabelle" (Anhang 2)
— eine Nährwerttabelle, die der Patient sich zuvor beschafft hat
— Protokolle der Teilnehmer von der vorherigen Woche
— Arbeitspapier A 8 c „Beispiel eines Ernährungsprotokolls" (Anhang 2)

Ablauf der Übung:

a) Beschaffung der Nährwerttabellen
— Eine Woche vor Durchführung dieser Übung erläutert der Diätassistent die Anforderungen an eine Nährwerttabelle und gibt an, wo diese erhältlich sind.
Ein kleiner Katalog von Anforderungen und eine Auswahl einiger Tabellen, die sich in der Vergangenheit in unserem Therapieprogramm bewährt haben, findet sich im Arbeitspapier A 9, das ergänzend an die Patienten ausgegeben wird.

— Es kann überlegt werden, ob die Gruppenteilnehmer die Beschaffung der Tabellen gemeinsam organisieren oder der Diätassistent die Beschaffung übernimmt (Kostenersparnis).

b) Auswertung der Ernährungsprotokolle
— Austausch über die Erfahrungen beim Führen der Ernährungsprotokolle der vergangenen Woche. Erfragen von Schwierigkeiten sowie von Gründen, wenn keine oder nur unvollständige Protokolle geführt werden.

— Kurzer theoretischer Exkurs zum Energiegehalt von Nahrungsmitteln, der Begriff „Kcal" und „Joule" und Erläuterung der Bedeutung einer exakten Feststellung des Energiegehaltes der Nahrung für die Therapie.

- Erläuterung von Aufbau und Gebrauch der Nährwerttabellen und Demonstration der Berechnungen an einigen Übungsbeispielen.
- Selbständiges Üben der Patienten im Gebrauch der Tabellen:

  a) am Beispiel des als Arbeitspapier (A 8 c) in der vorigen Therapiesitzung ausgegebenen Tagesprotokolls, in dem zunächst jeder Patient für sich allein die Berechnung vornimmt. Danach wird die Aufgabe vom Diätassistenten an der Tafel durchgesprochen.

  b) Bildung von Zweier- oder Dreiergruppen, in denen jeder Patient bei einem oder bei zweien seiner eigenen Tagesprotokolle der letzten Woche den Energiegehalt errechnet. Gegenseitiges Überprüfen und Besprechen der Aufgaben in den Kleingruppen.

- Ausgabe der „Hausaufgaben":

  a) Berechnung des Energiegehalts aller Tagesprotokolle der vergangenen Woche,

  b) Fortsetzung des täglichen Abwiegens und Aufschreibens aller zugeführten Nahrungsmittel und Getränke sowie die tägliche Bestimmung des Energiegehalts der Tagesprotokolle für den Zeitraum der gesamten Therapie. Aufforderung, die berechneten Tagesprotokolle der vergangenen Woche jeweils zur Therapiesitzung mitzubringen und die Maßnahmen (Wiegen, Aufschreiben und Energiebestimmung) dem Partner zu erläutern.

- Besprechung von besonders schwierig erscheinenden Bestimmungsaufgaben, von allgemeinen Bedenken gegen die regelmäßige Feststellung des Energiegehaltes von Nahrungsmitteln etc.

Modifikation:
Anstelle der genannten Nährwerttabellen kann auch mit der sog. „Symboltabelle" gearbeitet werden, bei der die Energiemengen von Eiweiß, Fett und Kohlenhydraten über Symbole für E, F und KH berechnet werden. Entsprechende Tabellen wurden von der Arbeitsgruppe „Interdisziplinäre Adipositastherapie" in der Didaktik der Medizin, Universitätskrankenhaus Hamburg-Eppendorf erprobt und werden zur Zeit weiterentwickelt. Informationen sind bei dieser Arbeitsgruppe erhältlich.

Erfahrungen:
Die bei der Therapiesitzung zuvor geforderte Anschaffung einer Nährwerttabelle kann auch in der Gruppe gemeinsam organisiert werden. Außer einem gelegentlichen Kostenvorteil können solche Gruppenaktivitäten das Gruppenbewußtsein fördern.

Bei dem Bericht über die Erfahrungen mit dem täglichen Wiegen und Aufschreiben der vergangenen Woche macht man häufig die Erfahrung, daß nur ein Teil der Patienten dieser therapeutischen Empfehlung konsequent nachgekommen ist. Ein genaues Erfragen der Gründe im Einzelfall ist unerläßlich, um objektive Hindernisse von Widerständen gegen die Maßnahme unterscheiden zu können. Meist gibt es für die genannten Schwierigkeiten Lösungen, die andere Patienten der Gruppe bereits für sich gefunden haben. Insofern ist es wichtig, bei der Besprechung der aufgeworfenen Probleme immer wieder aktiv die Gruppe einzuschalten.

Nicht selten äußern Patienten Erstaunen über die Menge dessen, was sie täglich zu sich nehmen und berichten als Effekt dieser Selbstbeobachtung bereits erhebliche Gewichtsabnahmen. Zwar sind diese zum jetzigen Zeitpunkt noch nicht vorgesehen, da der Patient in der Base-line-Phase eigentlich noch nicht sein Verhalten ändern sollte, allerdings sollte wegen des hohen motivationsfördernden Effektes der Therapeut hier nicht gegensteuern. Er sollte vielmehr auf die dadurch deutlich gewordene Wirksamkeit von Selbstbeobachtung hinweisen und sie begründen. Gleichzeitig sollte er klarstellen, daß die Gewichtsabnahme einzelner in der Vorphase der Therapie keine Aufforderung an alle Gruppenteilnehmer bedeutet, abzunehmen.

Das konsequente Wiegen, Aufschreiben und in dieser Therapiesitzung eingeführte Bestimmen des Energiegehalts der Nahrung ist für den Erfolg der Therapie von großer Bedeutung. Die Maßnahme wird von den Patienten unterschiedlich aufgenommen und die Einschätzung kann sich beim einzelnen Patienten im Verlauf der Therapie erheblich verändern. So ist diese Maßnahme für den einen Patienten ein wesentlicher Faktor — gelegentlich eine Art „Stützkorsett"— der gesamten Therapie und ein direkter Indikator für die eigene Konsequenz, für andere ist es hingegen eine aufwendige und lästige Pflicht, manchmal ein als oberflächlich erlebtes Kalorienzählen. Die wissenschaftliche Begleitforschung bei den bisherigen Gruppen zeigt recht eindeutig, daß die Konsequenz, mit der der Patient diese Aufgaben wahrnimmt, mit der Gewichtsabnahme und dem späteren Gewichthalten-können eng zusammenhängt. Dies muß man sich als Therapeut vor Augen halten, wenn man gelegentlich selbst Zweifel hat und fragt, ob dieser Aufwand sinnvoll und nötig ist. Man sollte in solchen Momenten auch bedenken, daß für Übergewichtige das „Nicht-zur-Kenntnis-nehmen" dessen, was sie zu sich nehmen, ein zentraler Kern ihres problematischen Eßverhaltens sein kann bzw. für sie ein besonderes Risiko darstellt. Die Frage, ob in einer späteren Phase der Therapie die Registrierungen und Berechnungen durch Schätzungen ersetzt werden können, wird in Kapitel IV.3.2.1 a diskutiert.

Wird jetzt also zu dem genauen Abwiegen und Aufschreiben noch das Feststellen des Energiegehalts erwartet, werden im Gespräch über die Maßnahme in dieser und in späteren Therapiesitzungen eine Vielzahl von Hindernisgründen von Patienten angeführt. Typische Patientenaussagen sind

- „es lassen sich einfach nicht alle Nahrungsmittel oder Gerichte berechnen"

- „bestimmte Getränke oder Artikel sind in der Tabelle nicht aufgeführt"

- „auf manchen Nahrungsmitteln steht überhaupt keine Angabe zum Gehalt an den einzelnen Nährstoffen"

- „der Kantinenkoch kann mir auch nichts genaues sagen"

- „ich kann die Gastgeberin doch nicht mit der Frage nach dem Gehalt ihres Essens oder des Kuchens kränken".

Besonders häufig sind die Argumente „zu aufwendig", „keine Zeit" oder „unter meinen beruflichen (familiären) Bedingungen nicht möglich". Mit Recht kann das Therapeutenteam darauf hinweisen, daß sich der tägliche Arbeitsaufwand für das Abwiegen und Errechnen der Kcal mit zunehmender Übung erheblich reduziert, aber auch dann noch der Patient je nach Schnelligkeit 15 - 30 Minuten pro Tag mit der Aufgabe beschäftigt ist. Die meisten Patienten sind nach einer Weile durchaus zu überzeugen, daß dieser Arbeitsaufwand im Interesse der Therapie unumgänglich ist. Wichtig ist allerdings ein möglichst ausführliches Eingehen auf verschiedene Hindernisgründe und Schwierigkeiten, d.h. ein genaues Erfragen und Beschreibenlassen des Problems, Fragen nach eigenen Lösungsvorschlägen, Suche nach Lösungsvorschlägen durch die anderen Gruppenmitglieder, Anregungen durch die Mitglieder des Therapeutenteams.

Fast immer können so — wie die Erfahrungen zeigen — für den Patienten akzeptale Lösungsvorschläge erarbeitet werden. Auch wenn, bzw. gerade wenn die von Patienten aufgeworfenen Fragen und Probleme häufig eher Zeichen von emotionalen Widerständen gegen die Maßnahme, die Therapie bzw. das „Sich-Einlassen auf die Therapie" als objektive Hindernisse zu sein scheinen, müssen sie sehr ernst genommen werden und muß dem Patienten Verständnis hierfür vermittelt werden. Das Therapeutenteam kann die der Maßnahme beigemessene Bedeutung durch die Betonung der Wichtigkeit bei der Genauigkeit des Abwiegens und Energiegehaltsfeststellung unterstreichen. Im weiteren Verlauf der Therapie sollten die Exaktheiten der Registrierungen und Berechnungen immer wieder stichprobenartig überprüft werden (vgl. auch IV.3.2.1a). Bei der Einführung in den Gebrauch der Nährwerttabelle macht man häufig die Erfahrung, daß die Patienten den Umgang sehr unterschiedlich schnell erlernen bzw. unterschiedlich gut beherrschen. Hier muß besonders darauf geachtet werden, daß Patienten, die sich in der Benutzung der Tabelle oder bei den Berechnungen sehr schwer tun, dies nicht als Bloßstellung erleben. Wichtig ist hier, die gegenseitige Hilfe der Gruppenmitglieder anzuregen, denn manchmal ist für einen Patienten die Schwelle, einen Mitpatienten zu fragen, niedriger als ein Mitglied des therapeutischen Teams anzusprechen. In Ausnahmefällen sollte der Diätassistent einzelnen Patienten mit besonderen Schwierigkeiten in ergänzenden Einzelsitzungen helfen, den Anschluß an die Gruppe nicht zu verlieren.

Ähnlich wie schon beim Abwiegen und Aufschreiben äußern einzelne Patienten Überraschen über die Höhe der täglich zugeführten Kalorien, andere hingegen sehen die errechnete niedrige Gesamtzahl von pro Tag verbrauchten Kcal als Beweis ihrer These an, daß ihr Übergewicht nicht die Folge eines „Zuvielessens" ist, sondern andere Ursachen haben muß („guter Kostverwerter", „die Drüse" etc.). Bei diesen Patienten stellt sich häufig im weiteren Therapieverlauf die Aufgabe, die Exaktheit der Registrierungen und Berechnungen zu überprüfen und zu verbessern, ohne den Patienten durch die hierzu gestellten Fragen zu kränken (indem man z.B. den Wahrheitsgehalt der Angaben bezweifelt).

In den bisherigen Therapiegruppen wurde — sofern nicht mit Symboltabellen gearbeitet wurde — der „Kcal" gegenüber dem „Joule" der Vorzug gegeben, weil die meisten Patienten daran gewöhnt sind und in dieser Maßeinheit den Energiegehalt verschiedener Nahrungsmittel kennen.

Manchmal wird im Zusammenhang mit dem genauen Registrieren die Frage nach der Rolle des Partners gestellt. Meist ist zu diesem Zeitpunkt eine ausführliche Behandlung des Themas (Beteiligung des Partners) nicht möglich. Wichtig ist allerdings, die Patienten, die Unterstützung und Verständnis von ihrem Partner und ihrer Familie wünschen, auf die Bedeutung einer genauen Erläuterung der Maßnahme hinzuweisen. Wenn Patienten die Einhaltung der Maßnahme aufgrund von Schwierigkeiten seitens des Partners oder der Familie für nicht möglich halten, muß dieses Thema trotz Zeitknappheit bereits zum jetzigen Zeitpunkt ausführlicher besprochen werden (vgl. auch IV.3.2.2e).

Eine so weitgehende Unterstützung durch den Partner, daß — wie es eher bei Männern als bei Frauen auftritt — dieser die ganze Arbeit des Wiegens und der Berechnung auf sich nimmt, ist nicht wünschenswert, weil es dem Prinzip der Selbstverantwortlichkeit widerspricht. Manchmal hat man allerdings als Therapeut keine Möglichkeit, ein in diesem Sinne festgefügtes Rollenverhalten kurzfristig zu ändern.

Die mit den Tagesprotokollen miterfaßten Anlässe für das Essen, die Zufriedenheit mit dem Eßverhalten und besondere Tagesereignisse werden erst in Übung 10 ausgewertet. Die Patienten sollten darauf hingewiesen werden, daß die weitere Erfassung dieser Merkmale für die Therapie wichtig ist.

Übung 10: Registrierung des Eßverhaltens*, Auswertung der Verhaltensprotokolle und Bestimmung problematischer Eßverhaltensweisen

---

Ziele:

— Schulung der Selbstbeobachtung

— Analyse eigenen Eßverhaltens

— Aufdeckung problematischer bzw. risikoreicher Verhaltensweisen

---

*) Wir grenzen Eßverhalten von Ernährungsverhalten ab. Während sich das Eßverhalten auf die Nahrungsbeschaffung und auf die Bedingungen und Art des Verzehrs beziehen, meinen wir mit Ernährungsverhalten die ernährungsphysiologischen Aspekte der Nahrung.

Zeitpunkt:
a) Ende der 2. bis 4. Sitzung: Erläuterung der Beobachtungsaufgabe
b) 4. bis 7. Sitzung: Auswertung der Verhaltensprotokolle

Dauer: ca. 45 Minuten

Arbeitsmaterialien:
— Arbeitspapier „Protokollbogen zur Erfassung des Eßverhaltens" A10a (Anhang 2)
— Protokollbogen zur Erfassung des Eßverhaltens über einen Zeitraum von 7-14 Tagen
— Ernährungsprotokolle des gleichen Zeitraums
  Arbeitspapier „Auswertungsbogen zum Eßverhalten A10b (Anhang 2)

Durchführender Therapeut: Psychologe

Ablauf der Übung

a) **Aufgabenstellung (2. bis 4. Therapiesitzung)**

— Kurze Wiederholung der Grundlagen der Selbstkontrolle (s. hierzu Arbeitspapier A6) unter besonderer Berücksichtigung der Selbstbeobachtung).

— Erläuterung der Übung (Erfassung des Ausgangsverhaltens).

— Ausgabe und Erklärung der Protokollbögen zur Registrierung des Eßverhaltens (Arbeitspapier A10a).

— Aufforderung, ab sofort jeweils unmittelbar nach Einnehmen der Mahlzeit den Protokollbogen auszufüllen. Beobachtungszeitraum 7 oder 14 Tage.

b) **Auswertung der Protokolle zum Eßverhalten (1 oder 2 Wochen nach der Aufgabenstellung)**

— Besprechung der Erfahrungen beim Registrieren des eigenen Eßverhaltens und der Gründe, falls die Protokolle unregelmäßig oder gar nicht geführt wurden.

— Erläuterung des Sinns der Maßnahme (bzw. der Beobachtungen) und Hinweise für die Auswertung. Dies geschieht in Kleingruppen. Auswertungsgegenstand sind einerseits die Verhaltensprotokolle und andererseits die Ernährungsprotokolle über einen Zeitraum von 7-14 Tagen.

Die Auswertung der Ernährungsprotokolle bezieht sich auf folgende Verhaltensaspekte:

- Zahl, Art und Zeitpunkt der Mahlzeiten
- Anlaß für Essen und Trinken
- besondere Ereignisse

Die Patienten tragen aus den Tagesprotokollen des Beobachtungszeitraums die Protokollierung zu diesem Punkt auf einem ausgegebenen Leerblatt zusammen. Die Auswertung der „Protokollbögen zur Erfassung des Eßverhaltens" geschieht mit Hilfe des als Arbeitspapier (A 10 b) abgedruckten „Auswertungsbogens zum Eßverhalten". Inhaltlich bezieht sie sich auf:

- typische und evtl. risikoreiche Eßverhaltensweisen
- Befindlichkeit vor und während des Essens
- Abhängigkeit dieser Verhaltensweisen und Befindlichkeiten von dem Zeitpunkt und der Art der Mahlzeit (Frühstück, Mittag, etc.).

Für den Beobachtungszeitraum (7—14 Tage) werden die täglichen Registrierbögen in den Auswertungsbogen übertragen (ausgestrichelt). Dabei müssen die Zeitangaben bei den täglichen Registrierungen den 6 angegebenen Mahlzeitentypen (1. Frühstück bis Spätmahlzeit) zugeordnet werden. Weiterhin ist die Zeilensumme zu bilden. Nicht in das Schema passende Mahlzeiten werden einfachheitshalber in dieser Auswertung weggelassen. Bei der Auswertung sollen sich die Patienten gegenseitig unterstützen und kontrollieren. Die Patienten in den Kleingruppen sollen abschließend die mögliche Bedeutung der Ergebnisse für den einzelnen diskutieren.

Nach der Rückkehr ins Plenum stellt jeder sein „Profil des Eßverhaltens" dar. Die Gruppe ist aufgefordert, mögliche problematische Aspekte und Risiken des individuellen Eßverhaltens herauszufinden. Diese werden vom Therapeuten in Grobkategorien an der Tafel festgehalten. Der so erstellte Problemkatalog wird anschließend vom Therapeuten nochmals durchgesprochen und bewertet. In diesem Zusammenhang sollte er auch einige für die weitere Therapie wichtige Prinzipien wie

— Außenreizabhängigkeit Übergewichtiger
— Bedeutung der Reizkontrolle

besprechen. Die Patienten werden aufgefordert, Überlegungen anzustellen, welche problematischen oder risikoreichen Verhaltensweisen sie ändern möchten und können und wie sie diese Änderungen erreichen wollen. Am Ende der Übung sammelt der Therapeut die Verhaltensprotokolle und die Auswertungen ein.

Modifikation:
Die Vorstellung der Profile des Eßverhaltens kann auch wechselseitig durch die anderen Patienten der Kleingruppe erfolgen.

Erfahrungen:
Bei der Ausgabe der Verhaltensprotokollbögen werden gelegentlich Bedenken gegen das „viele Schreiben" geäußert, insbesondere von Personen, denen der Umgang mit Formularen oder Schriftstücken eher ungewohnt ist. Man kann die Bedenken durch nochmalige Erläuterung, wie dieser Bogen zu bearbeiten ist, und den Hinweis, daß nach Übung das Ausfüllen kaum mehr als 2 Minuten pro Mahlzeit in Anspruch nimmt, weitgehend zerstreuen. Besonders wichtig ist der Hinweis, daß nur ein Ausfüllen des Bogens unmittelbar nach der Mahlzeit eine präzise und schnelle Bestandsaufnahme des Eßverhaltens erlaubt. Die Besprechung der während der Base-line-Phase gemachten Eigenbeobachtungen erbringt bei vielen Patienten bereits wichtige Einsichten zum eigenen Eßverhalten, zu dessen Auslösern und zum begleitenden affektiven Geschehen.

Die Auswertung der Protokolle in den Kleingruppen soll diesen Prozeß der Selbsteinsicht auf eine objektive Basis stellen. Der einzelne soll hier seinen Eßstil beschreiben lernen. Die Patienten können sich gegenseitig helfen, die anwesenden Therapeuten geben, falls notwendig, Hilfestellung. Die Durchführung der Auswertung in Kleingruppen durch den Patienten selbst ist einerseits unter therapeutischen Gesichtspunkten sinnvoll, da sich der Patient die Zusammenhänge selbst erarbeitet, es ist aber andererseits auch eine arbeitssparende Methode der besonders bei Großgruppen aufwendigen Analyse der Verhaltensprotokolle. Das Einsammeln der Beobachtungsprotokolle und ihre Auswertung dient der Anwendung stichprobenartiger Kontrolle, um gravierende Auswertungsfehler auszuschalten sowie einer evtl. verfeinerten Auswertung im Rahmen der Verhaltensanalyse. Nach einer Woche sollte der Patient seine Unterlagen zurückerhalten.

Bei der Darstellung des Profils des Eßverhaltens zeigen sich die meisten Gruppen sehr gut in der Lage, die kritischen Aspekte und Risiken beim jeweiligen Patienten herauszufinden. Wichtig ist es, darauf hinzuweisen, daß auch bei Normalgewichtigen die problematischen Verhaltensweisen durchaus auftreten. Letztlich dürfte wissenschaftlich auch nur bedingt der „typische" Eßverhaltensstil Übergewichtiger im Vergleich zu Normalgewichtigen belegt (bzw. bewiesen) sein. Die gleichen Verhaltensweisen können bei Normalgewichtigen ebenfalls als Risiken gelten, bei Übergewicht sind sie aber wegen der bereits eingetretenen Folgen und der Möglichkeit, durch ihre Veränderung den therapeutischen Prozeß vorwärts zu bringen, von besonderer Bedeutung.

Es empfiehlt sich im übrigen, bereits jetzt die Patienten darauf hinzuweisen, daß weitere Phasen der Beobachtung des eigenen Eßverhaltens im weiteren Therapieverlauf bevorstehen.

Übung 11: Suche nach individuell bedeutsamen Verstärkern

Ziele:

— Erkennen der Bedeutung von Belohnung und Verstärkung für das eigene Verhalten

— Kennenlernen unterschiedlicher Arten von Verstärkung

— Anregungen für Selbstverstärkungen im Rahmen der Therapie

Zeitpunkt: 4. - 8. Sitzung, ggf. auch wesentlich später in der Hauptphase der Therapie

Dauer: 30 - 40 Minuten

Arbeitsmaterial: Arbeitspapier A 11: Fragebogen zum Verstärkerverhalten (Anhang 2)

Durchführender Therapeut: Psychologe

Ablauf der Übung:

— Nach kurzer Erklärung der Zielsetzungen der Übung Ausgabe des Fragebogens zum Verstärkerverhalten (Arbeitspapier A 11).

— Individuelles Bearbeiten des Bogens. Im Gruppengespräch berichten dann einzelne Patienten ihre Antworten zu den 7 Fragen. Diese Berichte dienen dem Therapeuten dazu, wesentliche Funktionsprinzipien zu erläutern. Er sollte u.a. auf folgende Punkte eingehen:

- Bedeutung und Wirksamkeit von Verstärkern
- kurzfristige und langfristige Zielsetzungen, Zeitpunkt der Verstärkung
- Selbst- und Fremdverstärkung
- materielle, soziale und kognitive Verstärker

— ggf. zu diesem Zeitpunkt Stellen der Hausaufgabe (siehe Übung 15)

— Einsammeln der ausgefüllten Arbeitsbogen A 11.

Erfahrungen:
Die Aufgabe dieser Übung besteht neben der Vermittlung bestimmter Funktionsprinzipien in der Sensibilisierung für das Prinzip der Verstärkung eigenen Verhaltens. Der Fragebogen dient im wesentlichen zur Materialsammlung für die zu besprechenden Begriffe. Zeitlich gesehen kann diese Übung, wenn die Zeit während der ersten Therapiesitzungen zu knapp ist, auch noch später nach Abschluß der anderen Teile des Therapievertrages (siehe Übungen 12, 13, 14) durchgeführt werden.

Die früheren Therapien haben immer wieder gezeigt, daß den meisten Patienten der Gedanke, längerfristige Verhaltensänderungen seien von Verstärkungen bzw. Belohnungen des Verhaltens abhängig, recht wenig vertraut und nicht einfach nahezubringen ist. Insbesondere argumentieren viele Patienten, daß die Gewichtsabnahme selbst für sie schon hinreichend Belohnung darstelle und keiner weiteren Belohnung bedürfe. Auch wurden frühere Anregungen für materielle Verstärker oder Punktesysteme (Token) nur kurzfristig aufgegriffen oder mit Hinweisen wie „was soll das schon helfen" oder „wenn ich mir etwas kaufen will, kaufe ich es mir einfach" zurückgewiesen.

Das Verstärkerkonzept wird daher dem Patienten gegenüber nicht verpflichtend gemacht, sondern als eine wichtige Maßnahme zur Unterstützung des Versuchs, seine Therapieziele zu erreichen, vorgestellt. Wenn die anfänglichen Widerstände gegen eine Übernahme zu stark sind, empfehlen wir dem Patienten sogar, auf den gezielten Einsatz von Verstärkern vorerst zu verzichten. Umso wichtiger ist es, dem Patienten den Sinn des Verstärkerprinzips nahe zu bringen und ein **individuelles** Konzept für ihn zu entwickeln. Diese Übung versteht sich als ein erster Schritt in dieser Richtung. Wichtig ist es, dem Patienten im Gespräch den Unterschied zwischen kurzfristigen und langfristigen Zielen klar zu machen. Insbesondere momentane Handlungen wie die Wahl eines kalorienarmen statt eines kalorienreichen Mahls, die dem langfristigen Ziel einer Gewichtsabnahme dienen, bedürfen der Belohnung bzw. der Verstärkung. Dabei ist zwischen den Handlungen (die zur Gewichtsabnahme führen) und dem Erfolg dieser Handlungen (der Gewichtsabnahme) zu unterscheiden. Die Verstärker müssen sich vor allem auf die Handlung richten, denn der Erfolg der Handlung wird ohnehin als Belohnung erlebt und führt fast automatisch zu weiterem Lob und Anerkennung durch andere. Eine häufige Erfahrung bei der Suche nach möglicher Belohnung für Verhaltensweisen ist die geringe Variationsbreite der Angaben (vgl. IV.3.2.2.d). Erst bei intensiverem Nachfragen werden oft weitere Interessen und Wünsche genannt. Häufig werden ausschließlich materielle Verstärker als Möglichkeiten gesehen (z.B. Kleidungsstücke) oder bestimmte Nahrungsmittel (z.B. Süßigkeiten). Letztere sind im Rahmen einer Übergewichtstherapie natürlich kaum geeignet, ihre spontane Nennung kann aber dazu genutzt werden, dem Patienten seine bisherige Verstärkungspraxis bewußt zu machen. Soziale Verstärker und noch mehr kognitive Verstärker müssen dem Patienten meist erst als Möglichkeit aufgezeigt werden. Dabei tritt im Zusammenhang mit sozialen Verstärkern das Problem einer möglichen Abhängigkeit von anderen auf. Sicher kann es hilfreich sein, wenn der Patient mit dem Partner, einem anderen Familienmitgied oder dem Arbeitskollegen vereinbart, daß er systematisch Belohnungen z.B. für ein angemessenes Eßverhalten erhält. Das Risiko liegt aber darin, daß die Partner dieser Absprache die ihnen übertragene „Macht" mißbrauchen. Ein weiterer Nachteil ist die notwendige Präsenz anderer, damit es zu der Verstärkung kommt. Unabhängig von geplanter sozialer Verstärkung findet dieser Prozeß permanent unsystematisch statt, wenn z.B. am Mittagstisch die Konsequenz des Patienten bei seiner Abnahmekur bewundert wird oder der Partner des Patienten nach den ersten Fortschritten in der Therapie spöttische Bemerkungen über den erneuten Versuch, abzunehmen, unterläßt. Solche Beobachtungen der Patienten sind durchaus geeignet, die Bedeutung von Belohnungen für den Erwerb von alternativen Verhaltensweisen zu verdeutlichen.

Kognitive Verstärker haben den Vorteil einer unbegrenzten Verfügbarkeit und der Unabhängigkeit von anderen. Das Problem ist hier allerdings, daß sie vielen Patienten ungewohnt und fremd erscheinen. „Ich kann mich doch nicht ständig selbst loben", ist ein häufig gebrauchtes Argument. Dies hängt auch damit zusammen, daß bei vielen Patienten der erfolglose Kampf gegen das Übergewicht zu einer Beeinträchtigung des Selbstwertgefühls geführt hat und sie den Verzicht auf eine Zwischenmahlzeit nicht als eine Leistung, sondern nur als gerade einmal nicht gezeigte Schwäche interpretieren, die nicht verdient, besonders hervorgehoben zu werden. Wenn man diese Aspekte mit den Patienten ausführlich durchspricht und das Verstärkerkonzept als ein Hilfsmittel, dessen man sich im eigenen Interesse bedienen kann, einführt, besteht die Chance, ihn im weiteren Verlauf der Therapie auch für die Nutzung kognitiver Verstärker zu motivieren.

Erfahrungen mit dem in der Übung verwendeten Arbeitsblatt zeigen auch, daß die hier aufgeworfenen Fragen Auseinandersetzungen mit Themen wie „eigenes Selbstwertgefühl", „soziale Unterstützung" oder „Breite des Interessensspektrums" initiieren können. Hier ist im Einzelfall zu entscheiden, wieviel Raum zum gegenwärtigen Zeitraum diesen Themen gegeben werden kann. Sollte das Therapeutenteam sich hier für eine Begrenzung entscheiden, sollte die Verschiebung der wichtigen Themen mit den Patienten besprochen werden (vgl. IV.3.2.2).

IV.3.1.3 Entscheidung über therapeutische Zielsetzungen

Nachdem mit den vorangegangenen Übungen versucht wurde, ein therapeutisches Klima in der Gruppe herzustellen, die Motivation zur Gewichtsabnahme zu stabilisieren oder zu erhöhen, die wesentlichen Prinzipien der Therapie zu vermitteln und durch Maßnahmen der Selbstbeobachtung des eigenen Ernährungs- und Eßverhaltens die Verhaltensanalyse zu vervollständigen, sollte damit Grundlage gegeben sein, mit dem Patienten zu Vereinbarungen darüber zu kommen, welche Verhaltensweisen er in welchem Ausmaß und auf welchem Wege verändern will. Der Abschluß eines „Therapievertrages" setzt 4 Übungen voraus, in denen Entscheidungen über die Begrenzung der täglichen Energierzufuhr, die Umstellung der Ernährungsgewohnheiten, des konkreten Eßverhaltens und die Wahl von Verstärkern gefällt werden. So besteht dieser Inhaltsblock aus den folgenden Übungen:

Übung 12: Berechnung des Energiebedarfs des eigenen Körpers und Entscheidung über die Begrenzung der täglichen Energiezufuhr
Übung 13: Entscheidung über angestrebte Veränderung des Eßverhaltens
Übung 14: Entscheidung über die Umstellung von Ernährungsgewohnheiten
Übung 15: Festlegung der Verstärker für das Einhalten der selbstgesetzten Ziele
Übung 16: Gestaltung des „Therapievertrags"

Dieser thematische Block wird zwischen der 5. und 10. Sitzung behandelt. Die Zeitdauer hängt besonders davon ab, ob man das Konzept eines individualisierten Therapievertrags verfolgt oder das zeitökonomische Verfahren des Gruppenvertrags wählt. Die Entscheidung über die therapeutischen Zielsetzungen in den verschiedenen Bereichen findet nicht in einer Sitzung statt, sondern ist eher ein Prozeß, der sich über mehrere Sitzungen verteilt. So ist „Übung 16" eigentlich keine eigenständige Übung, sondern verteilt sich auf die Übungen 12, 13, 14 und 15. Funktionell bilden die 4 Teilverträge innerhalb des individualisierten Vertrages aber eine Einheit.

Übung 12: Berechnung des Energiebedarfs des eigenen Körpers und Entscheidung über die Begrenzung der täglichen Energiezufuhr

Ziel:

— Entscheidung über Ausmaß der Kalorienreduktion und damit auch über Ausmaß und Schnelligkeit der angestrebten Gewichtsabnahme

Zeitpunkt: 4. oder 5. Sitzung

Dauer: 15-20 Minuten

Durchführender Therapeut: Diätassistent, Arzt oder Psychologe

Arbeitsmaterialien:

— Arbeitspapier A12 „Der Energiebedarf des Menschen" (Anhang 2)

— Therapievertrag (Abschnitt A: Abwiegen, Aufschreiben und Begrenzung der Energiezufuhr, vgl. Arbeitspapier A16a)

Ablauf der Übung:

— Ausgabe des Arbeitspapiers A 12 zum Energiebedarf, Selbststudium durch die Patienten, ergänzende Erläuterungen durch den Therapeuten, Beantwortung von Fragen der Patienten

In Kleingruppen:

— Berechnung des wünschenswerten täglichen Energiebedarfs (unter Zugrundelegung des Normalgewichts).

— Vergleich dieser Werte mit den bisher täglich zugeführten Energiebeträgen.

— Aufforderung an die Patienten, sich auf einen Maximalwert des täglich zugelassenen Energiebetrags festzulegen, der verbindlich für die Zeit der Therapie gelten soll. Bekanntgabe und Besprechung dieses Wertes in der Gruppe. Eintragung des unter Umständen nach der Diskussion nochmals modifizierten Wertes in den Therapievertrag und Verpflichtung auf die weiteren im Abschnitt A des Therapievertrages (siehe Arbeitspapier A 16 a) vereinbarten Ziele.

Modifikation:
Verwendung des Gruppentherapievertrages (siehe A 16 b). Durchführung der Übung bleibt sonst unverändert.

Erfahrungen:
Diese Maßnahme hat für viele Patienten einen hohen subjektiven Stellenwert, ist sie doch nach Wochen der Selbstbeobachtung das sichtbare Zeichen der begonnenen Therapie. Gleichzeitig trifft der Patient eine wichtige Entscheidung in Hinblick auf die Größe des bei Therapieende zu erwartenden Gewichtserfolgs, aber auch auf die Mühen während der Therapie.

Bei der Erläuterung der Begriffe „positive und negative Energiebilanz" und „Normalgewicht" treten mit großer Regelmäßigkeit bestimmte Diskussionspunkte auf. So werden immer wieder Fragen nach spezifischen Stoffwechselvorgängen gestellt, insbesondere nach dem „guten Kostverwerter". Auch wenn noch nicht alle Fragen im Zusammenhang mit einem spezifischen Metabolismus Übergewichtiger wissenschaftlich geklärt sind, dürfte ein solcher Mechanismus kaum an der Tatsache etwas ändern, daß das Übergewicht im wesentlichen die Folge von „Zuvielessen" und zu wenig Bewegung ist. Gefragt wird auch immer wieder nach dem früher regelmäßig verwendeten Begriff des „Idealgewichts". Das Idealgewicht ist insbesondere nach neueren Ergebnissen der epidemiologischen Forschung in seinem ursprünglichen Sinngehalt — als Gewicht, das unter gesundheitlichen Gesichtspunkten am günstigsten ist — fragwürdig geworden.

Zur Errechnung des „Idealgewichts" wäre das Normalgewicht bei Männern um weitere 10 %, bei Frauen um 15 % zu reduzieren. Gelegentlich wird auch bei Frauen bereits zur Errechnung des „Normalgewichts" von der im Arbeitspapier verwandten Broca-Formel (Normalgewicht (kg) = Körperlänge in cm — 100) noch 10 % abgezogen. Wir haben meist bei der Berechnung des täglichen Energiebedarfs sowohl auf das Idealgewicht wie auf die Korrektur des Normalgewichts bei Frauen verzichtet. Bei den meist schwer übergewichtigen Frauen haben solche Gewichtsberechnungen nicht selten einen angsterzeugenden Effekt, besonders wenn die Patienten diese Gewichte als Therapieziel mißverstehen. Ein solches Ziel ist bei unseren Patienten so weit von ihrem gegenwärtigen Gewichtszustand entfernt, daß es ihnen völlig unrealistisch und meistens auch gar nicht wünschenswert erscheint.

Die im Arbeitspapier verwandte Formel kann als grobe Schätzung gelten für eine nach der Beendigung der Therapie mögliche tägliche Energiezufuhr, um das dann erreichte Gewicht zu halten. Viele Patienten möchten möglichst exakt wissen, bei welcher Kcal-Zahl sie wieviel abnehmen. Hier ist es in den Erklärungen notwendig, die Grenzen einer ganz genauen Vorhersage aufzuzeigen und auch darauf zu verweisen, daß die Schätzungen der Gewichtsabnahmen erst bei der Betrachtung etwas größerer Zeiträume (z.B. zwei-drei Wochen) zum Tragen kommen. Wichtig ist es auch, auf gelegentlich vorkommende hohe anfängliche Gewichtsabnahmen hinzuweisen, die vor allem auf einer Flüssigkeitsausschwemmung beruhen. Sonst überschätzt der Patient zu diesem Zeitpunkt seine reale Abnahme und ist über die Geschwindigkeit des weiteren Gewichtsverlaufs enttäuscht. Ebenfalls müssen bei dieser Gelegenheit auch nochmals mögliche Gewichtsstillstände wie z.B. zur Zeit der Menstruation angesprochen werden. Bei der Festlegung des Maximalwerts der täglichen Energiezufuhr sollte der Patient letztlich die Entscheidung selbständig fällen. Im Prozeß der Entscheidung sind aber die Therapeuten mit ihren Informationen und eingebrachten Erfahrungswerten sowie die anderen Patienten der Gruppe wichtige Einflußfaktoren.

Die Erfahrungen zeigen, daß sinnvolle Energiebeschränkungen sich im Bereich zwischen 800 bis 1500 Kcal bewegen, abhängig vor allem von Körpergröße und körperlicher Belastung, und die meisten Patienten ihren Wert auch letztlich zwischen diesen Grenzen wählen. Zu niedrige Werte werden wegen der häufig auftretenden Hunger- und Schwächegefühle etc. häufig nicht durchgehalten. Dies ist verständlich, wenn man bedenkt, daß ein Großteil der Patienten berufstätig ist und/oder einen Haushalt führt. Das Nichteinhalten des festgelegten Wertes wird dann als Versagen erlebt und kann zu größeren Therapierückschlägen führen. Zu niedrig angesetzte Energiebeschränkungen haben dagegen den Nachteil, daß die Gewichtsabnahme nur sehr langsam sichtbar wird. Bedenkt man die insgesamt hohen zeitlichen Investitionen des Patienten für die Therapie, erscheint ein mittleres Tempo in der Gewichtsabnahme für die Aufrechterhaltung der Motivation wichtig. Einen offenen Druck anderer Gruppenteilnehmer auf die Festlegung des maximalen Tagesenergiewertes sollte man von Seiten der Therapeuten nicht zulassen, indirekte Einflüsse sind nur schwer zu vermeiden.

Der letztlich im Therapievertrag festgelegte obere Grenzwert der täglichen Energiezufuhr sollte für den Patienten Verbindlichkeit besitzen, dies soll auch mit der Aufnahme des Wertes in den Therapievertrag unterstrichen werden. Natürlich muß es dem Patienten möglich sein, diesen Wert im weiteren Therapieverlauf zu ändern, wenn es die Bedingungen sinnvoll erscheinen lassen.

Übung 13: Entscheidung über angestrebte Veränderungen des Eßverhaltens

---

Ziel:

— Entscheidung über Umstellungen des Eßverhaltens.

Zeitpunkt: 4. bis 8. Sitzung

Dauer: Beratung pro Patientenkleingruppe (ca. 4 Patienten, ca. 30 Minuten).

Arbeitsmaterial:

— Protokollbögen zur Erfassung des Eßverhaltens von mindestens einer Woche.

— Auswertungsblatt zum Eßverhalten (Anlage 2, A10b) mit der Selbstauswertung der Patienten aus Übung 10.

— Therapievertrag (Abschnitt B) zum Eintragen der angestrebten Eßverhaltensänderungen (vgl. Arbeitspapier A16a).

Durchführender Therapeut: Psychologe.

Ablauf der Übung:
In der Woche vor der Therapiesitzung:

— Analyse der in Übung 10 ausgewerteten und anschließend eingesammelten Eßverhaltensprotokolle der Patienten sowie entsprechender Angaben aus dem Therapieeingangsbogen und dem Erstgespräch durch den Psychologen.

In der Therapiesitzung:

— Bildung von Kleingruppen (ca. 4 Patienten), an denen auch der Therapeut teilnimmt. Dieser wiederholt kurz die Bedeutung der Veränderungen des Eßverhaltens im Rahmen der Therapie und zeigt jedem Patienten nochmals die individuellen Risiken seines Eßverhaltens auf. Bei der Analyse bzw. bei der Besprechung der Risiken sollten auf alle Fälle folgende Aspekte des Eßverhaltens im Sinne einer Checkliste mitberücksichtigt werden:

a) schnelles Essen

b) Nichtwahrnehmen des eigenen Essens sowie Nebentätigkeiten während des Essens

c) Verteilung des Essens auf wenige Mahlzeiten

d) fehlende Reizkontrolle, typische Verführungssituationen und ungünstiges Einkaufsverhalten

e) Essen zur Bewältigung belastender Situationen und aversiver Gefühlszustände.

— Gemeinsame Überlegungen, welche der risikoreichen Verhaltensweisen geändert werden sollen und wie diese Analysen möglich sind. Die gefaßten Vorsätze und Ziele werden als kurze Statements ausformuliert und in den Therapievertrag (vgl. Arbeitspapier A16a, Abschnitt B) eingetragen.

— Rückkehr ins Plenum. Hier berichtet jeder Patient die geplanten Eßverhaltensänderungen.

Modifikation:
Ausgabe eines für alle Teilnehmer gemeinsamen Gruppentherapievertrages in einer oder mehreren aufeinanderfolgenden Therapiesitzungen (siehe hierzu auch den nachfolgenden Abschnitt „Erfahrungen" und Übung 16 sowie A 16 b).

Erfahrungen:
In den bisherigen Therapiegruppen wurde ein für alle Patienten geltender Gruppentherapievertrag in einer oder mehreren aufeinanderfolgenden Therapiesitzungen (meist ab 4.Sitzung) ausgegeben, dessen Inhalt sich neben der regelmäßigen Registrierung der Nahrungszufuhr und der Berechnung und Begrenzung der Energiezufuhr auf Veränderungen des Eßverhaltens bezieht. Diese Vorgehensweise ist oben auch als mögliche Modifikation angegeben. Der bisher verwendete Gruppentherapievertrag findet sich als Arbeitspapier A 16 b im Anhang. Falls künftige Therapeutenteams sich entschließen, ihn auch weiterhin einzusetzen — was besonders unter zeitökonomischen Gesichtspunkten geschehen kann — sollte er entsprechend den Änderungsvorschlägen der Übung 16 umgestaltet werden.

Die Forschungsergebnisse zum Eßverhalten im Rahmen der Evaluation des Therapiemodells (siehe Forschungsbericht Kapitel II.3 und II.4) haben allerdings deutlich gemacht, daß die Eßverhaltensempfehlungen des bisherigen Therapievertrages nur zum Teil befolgt werden, einige wurden von den Patienten als nicht sinnvoll, andere als nicht praktikabel eingeschätzt. Alle geltenden Empfehlungen haben überdies den Nachteil, daß sie nicht am spezifischen Problemverhalten und an den individuellen Möglichkeiten des Patienten zur Veränderung ansetzen. Damit bleibt letztlich für den Patienten auch unklar, warum die zuvor durchgeführte Analyse seines Eßverhaltens individuell erfolgte, wenn nachher ohnehin an alle Patienten die gleichen Empfehlungen ausgegeben werden.

Daß grundsätzlich das Prinzip individueller Verhaltensziele im Rahmen unseres Therapiemodells realisierbar ist, haben bereits frühere Versuche angedeutet, bei denen ein modifizierter Gruppentherapievertrag die Möglichkeit der Ergänzung durch 1-2 individuelle Verhaltensänderungen vorsieht. Bei einer Individualisierung der im Therapievertrag festgehaltenen Therapieziele zur Veränderung des Eßverhaltens ist ein deutlich höherer Zeitbedarf gegenüber dem bisherigen Vorgehen einzuplanen, so daß dieser Teil des Therapievertrags u.U. nicht wie bisher in der 4. oder spätestens 5. Sitzung, sondern evtl. erst in den darauf folgenden Sitzungen in Kraft gesetzt werden kann. Die Kleingruppen könnten zur Ökonomisierung mit Patienten ähnlicher Problemlage zusammengestellt werden. Bei den einzelnen im Rahmen der Checkliste aufgeführten Problembereichen können Erfahrungen aus früheren verhaltenstherapeutischen Übergewichtsprogrammen verwendet werden:

- Um die **Geschwindigkeit des Eßverhaltens** zu verlangsamen und gleichzeitig den Eßvorgang bewußter zu machen, kann vereinbart werden, daß der Patient künftig bewußt langsam kaut. Als Hilfen haben sich hier auch die bereits früher verwandten Regeln „nach jedem Bissen das Besteck hinlegen" oder „eine 2-Minuten-Pause nach dem 1. Bissen einlegen" erwiesen. Ein häufig diskutiertes Hindernis im Zusammenhang mit dem „Schnellessen" ist eine objektive Zeitknappheit am Arbeitsplatz oder im Haushalt bei bestimmten Mahlzeiten; so wenn z.B. eine Akkordarbeiterin berichtet, daß sie mittags gezwungen sei, innerhalb kürzester Zeit im Stehen ein Brötchen herunterzuschlingen, um keine Zeit am Maschinenband zu verlieren. Auch wenn eine solche Situation nicht einfach aufzulösen ist, lassen sich im gemeinsamen Gespräch meist Möglichkeiten finden (z.B. Absprachen mit den Arbeitskollegen, eine Verschiebung dieser Mahlzeit oder Ersatz durch eine weniger energiereiche Zwischenmahlzeit).

- Das **Nichtwahrnehmen des Essens** kann z.B. schon durch die Verlangsamung des Eßvorgangs vermieden werden. Ein weiterer wichtiger Punkt ist der Verzicht auf Nebentätigkeit während des Essens. Besonders häufig werden hier Fernsehen und Lesen genannt. Den Verzicht auf eine Unterhaltung während des Essens zu empfehlen, wäre dagegen nicht nur unrealistisch, sondern würde von den anderen während des Mahls anwesenden Personen sicher als unsozial erlebt werden. Es ist aber sinnvoll, den Patienten darauf hinzuweisen, daß eine intensive Unterhaltung die Aufmerksamkeit vom Essen abzieht und zu nichtbewußten und auch zu Mehressen verleiten kann. Eine mögliche Hilfe kann hier der Vorsatz sein, das Besteck, während man mit den anderen spricht, hinzulegen. Als Vorteil des bewußten Essens und vor allem Kauens berichten viele Patienten ein intensiveres Geschmackserleben und ein schnelleres Sättigungsgefühl.

- Viele Patienten konzentrieren ihre Nahrungszufuhr auf **wenige Mahlzeiten**. So kommt es immer wieder vor, daß sie berichten, den ganzen Tag „gut durchgehalten" zu haben, abends dann aber sehr viel gegessen zu haben. Unter ernährungsphysiologischen Gesichtspunkten und vor allem zur Vermeidung von starken Hungergefühlen ist die Verteilung der Nahrungszufuhr auf 4-6 kleinere Mahlzeiten über den ganzen Tag empfehlenswert. Auch gegen eine solche Umstellung werden häufig meist berufliche Hindernisgründe genannt. Wenn aber mit dem Patienten geklärt wird, daß es sich hier nicht bei jeder Mahlzeit um ein zeitaufwendiges Unternehmen handeln muß, sondern daß die Mahlzeit auch im Verzehr z.b. einer Scheibe Vollkornbrot oder eines Stückes Obst bestehen kann, sehen die meisten Patienten doch Möglichkeiten einer Realisierung.

- Seit den Untersuchungen der Arbeitsgruppe von Schachter gehen viele Übergewichtstherapeuten von der „**Externalitätshypothese**" aus, d.h. Essen wird bei Übergewichtigen weniger durch internale Reize (wie z.B. Hungergefühle) als durch externale Reize (z.B. ein attraktives Nahrungsangebot) ausgelöst. Auch wenn es neuerdings wieder strittig erscheint, ob sich Übergewichtige tatsächlich von Normalgewichtigen in diesem Punkt unterscheiden, ist unter klinischen Gesichtspunkten eine **Reizkontrolle** bei Übergewichtigen eine sinnvolle Möglichkeit, ungewolltes Essen zu verhindern. In der Vergangenheit haben sich Vereinbarungen wie „alle Nahrungsmittel an einem Platz aufzubewahren" oder „einen festen Eßplatz in der Wohnung zu wählen" häufig als Hilfen für den Patienten erwiesen. Andere Möglichkeiten der Reizkontrolle bestehen in der Vorsatzbildung, sich nur soviel auf den Teller zu legen, wie nach dem Tagesplan innerhalb der selbstgesetzten täglichen Kalorienobergrenze eingeplant ist, oder sich grundsätzlich nur Speisen auf den Teller zu legen, auf die man wirklich Appetit hat. So kann vermieden werden, daß nur deshalb gegesssen wird, weil etwas auf dem Teller liegt.

Auch durch die Art der **Vorratshaltung** von Lebensmitteln und durch die Gestaltung des Einkaufs ist eine Reizkontrolle möglich. So kann durch das „Nichteinkaufen" bestimmter besonders kalorienreicher Nahrungsmittel deren Verzehr vermieden werden. Die Vermeidung schwieriger Situationen kann auch wichtig sein. Wenn sich z.B. jemand auf dem Nachhauseweg von der Arbeit immer wieder z.B. durch einen Süßigkeitswarenladen oder einen Schnellimbiß zu ungewolltem Essen verführen läßt, kann es sinnvoll sein, für diese spezifischen Verführungssituationen Vereinbarungen zu ihrer erfolgreichen Überwindung zu treffen.

- Die Verhaltensanalysen machen häufig deutlich, daß viele Patienten in für sie **belastenden Situationen** und Stimmungen mit Essen reagieren und damit wenigstens teilweise eine Spannungsreduktion erreichen. Therapeutisch stellt sich die Aufgabe, die hier gegebene Koppelung (aversiver Stimulus und Essen) für die Teilnehmer sichtbar zu machen, aufzulösen und mit dem Patienten andere Möglichkeiten der Spannungsreduktion zu suchen, wenn es schon nicht gelingt, die belastende Situation als solche zu verändern.

Die Formulierung der angestrebten Eßverhaltensänderungen sollte möglichst kurz, aber konkret sein. Die gesetzten Ziele sollten nicht nur Verbot und Verzicht beinhalten, sondern nach Möglichkeit auch Verhaltensalternativen enthalten. Die Zahl der in den Vertrag aufgenommenen Eßverhaltensänderungen sollte zahlenmäßig begrenzt sein, wir empfehlen 2 bis maximal 5 Ziele in diesem Bereich. Eßverhaltensweisen, die zwar inhaltlich sinnvoll sind, aber vom Patienten ohnehin regelmäßig praktiziert werden, sollten nicht in den individualisierten Therapievertrag aufgenommen werden.

Nach unseren Erfahrungen hat es auch nur Sinn, solche Empfehlungen zur Veränderung des Eßverhaltens in den Therapievertrag aufzunehmen, bei denen der Patient tatsächlich eine Änderungsbereitschaft erkennen läßt. Ist der Widerstand trotz offensichtlicher Risiken des bisher gezeigten Verhaltens zu groß, sollte dieser Punkt zunächst zurückgestellt werden. Ohnehin ist mit der Formulierung der Zielsetzungen keineswegs die Umsetzung dieser Ziele bereits garantiert, vielmehr ergibt sich in den nachfolgenden Wochen ein ständiger Auseinandersetzungsprozeß um die Umsetzung. Dabei können Veränderungen und Erweiterungen der Verhaltensziele notwendig werden. Bei allen in den Diskussionen auftretenden Vorbehalten wird von den meisten Patienten der Grundgedanke akzeptiert, daß ohne eine grundlegende Veränderung des Eßverhaltens kaum eine dauerhafte Gewichtsreduktion erreicht werden kann. Ebenfalls eingängig ist das Argument der Therapeuten, daß ein jahrelang praktiziertes (unangemessenes) Eßverhalten so automatisiert ist, daß man bestimmte Hilfsmittel (z.B. zur Verlangsamung des Eßverhaltens oder der Reizkontrolle) in Anspruch nehmen muß, um die Automatismen zu durchbrechen. Wenn dem Patienten die Zusammenhänge erläutert werden und er die Entscheidung, was er zu ändern bereit ist, selbst trifft, erleben die Patienten ihre Festlegung auch nicht als „Dressur".

Mit der Umsetzung der Verhaltensvorsätze in die Praxis müssen die Therapeuten aber geduldig sein und immer wieder ihre Zielsetzungen erläutern.

Die Erarbeitung der individuellen Eßverhaltensziele in Kleingruppen, für die jeweils ein Zeitbedarf von ca. 30 Minuten veranschlagt werden muß, wirft einige organisatorische Probleme auf. Entweder bearbeitet gleichzeitig ein anderer Therapeut des Teams mit der „Restgruppe" andere Themen in dieser Sitzung, oder man stellt den Kleingruppen unabhängig von der normalen Therapiesitzung Besprechungszeiten zur Verfügung. Ggf. ist eine zeitliche Koordination mit Übung 14 (Veränderung des Ernährungsverhaltens) sinnvoll.

Übung 14: Entscheidung über die Umstellung von Ernährungsgewohnheiten

Ziele:

— Analyse problematischer Ernährungsgewohnheiten

— Entscheidung über Umstellung des Ernährungsverhaltens

Zeitpunkt: frühestens 5. - 10. Therapiesitzung, ggf. erst nach der Einführung in die Ernährungslehre in der Hauptphase der Therapie

Dauer: Beratung pro Patientenkleingruppe (ca. 4 Patienten, ca. 30 Minuten)

Arbeitsmaterial:

— Ernährungsprotokolle einer Woche

— Therapievertrag (Abschnitt C: zum Eintragen der angestrebten Veränderungen der Ernährung; vgl. Arbeitspapier A 16 a, Anlage 2)

Durchführender Therapeut: Diätassistent

Ablauf der Übung:
In der Therapiesitzung zuvor:

— Einsammeln der Ernährungsprotokolle der vergangenen Woche

— Bis zur Therapiesitzung: Analyse der Protokolle durch den Diätassistenten unter folgenden Gesichtspunkten:

- Genauigkeit und Vollständigkeit der Protokollaufzeichnungen
- Genauigkeit der Energieberechnungen
- problematisches Ernährungsverhalten der Patienten

In der Therapiesitzung:

— Information der Patienten in Kleingruppen über das Ergebnis der Analyse der Ernährungsprotokolle durch den Diätassistenten:

- Besprechung von Problemen beim Führen der Ernährungsprotokolle und beim Berechnen des Energiegehalts
- Aufklärung über ungünstiges Ernährungsverhalten der Patienten und Beratung über günstigere Alternativen
- Versuch, mit dem Patienten Vereinbarungen über Umstellung der Ernährung zu treffen (letztere werden schriftlich im Therapievertrag festgehalten; vgl. Arbeitspapier A 16a, Abschnitt C)

— Abschließend im Plenum: Zusammenfassender Bericht des Diätassistenten und Bekanntgabe der vorgesehenen Veränderungen des Ernährungsverhaltens durch die Patienten.

Erfahrungen:
Die Aufnahme von Veränderungen des Ernährungsverhaltens war im bisher verwandten Gruppentherapievertrag nicht enthalten, erscheint aber konsequent im Sinne der Konzeption. Diese Übung baut inhaltlich auf den Übungen 8 und 9 auf und gehört formal zum Inhaltsbereich „Entscheidung über therapeutische Zielsetzungen". Damit der Patient auch den theoretischen Hintergrund der Erläuterungen des Diätassistenten zum problematischen Ernährungsverhalten und der Beratungsempfehlungen versteht, ist es eigentlich wünschenswert, die Übung erst nach der Einführung in die Ernährungslehre (vgl. IV.3.2) durchzuführen. Wegen des ohnehin in der einleitenden Therapiephase inhaltlich sehr gedrängten Programms kann mit der Vermittlung der Grundlagen der Ernährungslehre meist nicht vor der 6. oder 7. Therapiesitzung begonnen werden, so daß dann diese Übung kaum vor der 9. — 10. Therapiesitzung durchgeführt werden kann. Für eine spätere Entscheidung über die Veränderungen der Ernährensverhaltensweisen spricht die größere Chance, daß die Patienten die Empfehlungen des Diätassistenten besser verstehen und damit auch aktiver an ihnen mitarbeiten können.

Für eine relativ frühzeitige Durchführung auch bei einem nur oberflächlichen Ernährungswissen des Patienten spricht dagegen, daß den Patienten dann während des Therapiezeitraums ein längerer Zeitraum zur Verfügung steht, Erfahrungen mit den Umstellungen zu sammeln und eventuelle Schwierigkeiten in der Gruppe zu bearbeiten.

Da die Beratung durch den Diätassistenten auf die spezifischen Probleme des einzelnen Patienten ausgerichtet sein muß, kann die Beratung nur in Kleingruppen erfolgen. Dabei empfiehlt es sich, Patienten mit ähnlich gelagerten Ernährungsproblemen in Gruppen zusammenzufassen. Da die Beratungen der verschiedenen Kleingruppen sehr zeitaufwendig (3-4 Kleingruppen mit einem jeweiligen Zeitaufwand von ca. 30 Min.) sind, empfiehlt es sich, mit der Restgruppe das weitere Therapieprogramm fortzusetzen. Eine andere Möglichkeit, das Problem des hohen Zeitbedarfs für diese Übung zu lösen, könnte darin bestehen, den Kleingruppen unabhängig von dem regulären Therapiesitzungstermin Zeiten zur Verfügung zu stellen (vgl. auch Übung 13).

Die Analyse der Ernährungsprotokolle zeigt bei einem Teil der Patienten Lücken, Fehler oder Ungenauigkeiten bei den Registrierungen und Berechnungen. Durch Nachfragen und zusätzliche Erläuterungen sollten die Gründe hierfür geklärt werden bzw. Informationsdefizite beseitigt werden. Regelmäßig stellen in dieser Übung Patienten Fragen zum Nutzen spezifischer Diätformen (wie z.B. Atkins- oder Hollywood-Diät) und verweisen auf angeblich gute Erfolge. Wir haben den Patienten erläutert, daß mit der von uns verfolgten Ernährungsberatung keine Einführung einer spezifischen Kostform verbunden sei. Vielmehr sei die Beratung auf eine weitgehend ausgewogene Mischkost ausgerichtet. Es soll nach der Reduktionsphase keine qualitative Umstellung der Ernährung notwendig werden, so daß der Patient dann sein Ernährungsverhalten fortsetzen kann. Gelegentlich sind wir von dieser Zielsetzung leicht abgewichen und haben dem Patienten eine leichte Erhöhung des Eiweißanteils zu Lasten des Fett- und Kohlenhydratanteils empfohlen.

Mit dem Prinzip einer ausgewogenen Mischkost (näheres hierzu bei der Behandlung der Ernährungslehre IV.3.2.3 a) sind auch die wesentlichen Kriterien für die Analyse der Ernährungsprotokolle unter ernährungsphysiologischen Gesichtspunkten vorgegeben. Die Beratungsempfehlungen richten sich besonders häufig auf:

- den Abbau zu hoher Anteile nicht aufschließbarer Kohlenhydrate
- das Erkennen versteckter Fette, ausreichende Eiweißzufuhr, die Vermeidung von Hungergefühlen durch ernährungspysiologisch günstigere Zusammenstellung der Nahrung
- eine günstigere Verteilung der Mahlzeiten über den Tag

Die Beratungsempfehlungen werden oft dankbar vom Patienten aufgenommen, und meist erkennen die Patienten sehr schnell, daß Umstellung der Ernährung nicht Verzicht auf den Genuß beim Essen bedeutet.

Manche Patienten geben an, lieber auf alles andere verzichten zu wollen und zu können als auf ein bestimmtes Nahrungsmittel — meist Süßigkeiten. Die Ernährungsberatung sollte hier keineswegs restriktiv sein, sondern es sollte gemeinsam mit dem Patienten und den anderen Mitgliedern der Kleingruppe nach Lösungsmöglichkeiten gesucht werden, wie sich individuelle Bedürfnisse und therapeutische Erfordernisse vereinbaren lassen. So ist z.B. ein Riegel Schokolade durchaus mit einem ausgewogenen und kalorienmäßig begrenzten Kostplan vereinbar. Dabei sollte der Patient aber wissen, daß der Genuß von Schokolade besonders leicht Hungergefühle auslösen kann und daß es unter diesem Gesichtspunkt ernährungsphysiologisch günstigere Lösungen gibt. Häufig kennt der Patient auch die möglichen Alternativen nicht.

Nach der Beratung sollten Patient und Diätassistent gemeinsam versuchen, einige Änderungen des Ernährungsverhaltens als künftige Therapieziele zu formulieren. Damit diese für den Patienten den Status der persönlichen Verbindlichkeit erhalten, sollten sie auch als Bestandteil des „Therapievertrags" schriftlich festgehalten werden. Den gleichen Sinn hat die Bekanntgabe dieser Ziele in der Gruppe durch die Patienten. Bei der Formulierung der Zielsetzungen im Ernährungsbereich für den Therapievertrag gilt ähnliches wie für die Formulierung der Ziele zur Veränderung des Eßverhaltens (siehe Übung 13, Erfahrungen). Sie sollten knapp und konkret formuliert sein, ggf. auch Verhaltensalternativen aufzeigen und zahlenmäßig begrenzt sein (2-5 Ziele).

Übung 15: Festlegung der Verstärker für das Einhalten der selbstgesetzten Ziele

Ziel:

— Wahl der Verstärker für die Umsetzung der selbstgesetzten Therapieziele

Zeitpunkt: frühestens 5. Therapiesitzung, in der Regel eher 6.-8. Sitzung, evtl. auch später in der Hauptphase der Therapie, Stellung der „Hausaufgabe" 1-2 Sitzungen vorher (s.u.).

Dauer: 30 Minuten pro Kleingruppe (ca. 4 Patienten)

Arbeitsmaterialien:

— Arbeitspapier A 15 „Beobachtungen zum Belohnungsverhalten" (Anhang 2)

— Ausgefüllter Fragebogen zum Verstärkerverhalten (A 11, Anhang 2)

— ggf. Liste zur Erfassung von Verstärkern (LEV) von Cautela und Kastenbaum (1967)
Deutsche Version von Windheuser, J. und Niketta, R. in D. Schulte (Hrsg.): Fortschritte der klinischen Psychologie, Band 5: Diagnostik in der Verhaltenstherapie. München: Urban & Schwarzenberg, 1976, S. 264-272.

Durchführender Therapeut: Psychologe

Ablauf der Übung:

a) **Hausaufgabe**

— Ausgabe und Erläuterung der Beobachtungsaufgabe
(1-2 Wochen vor Durchfürung dieser Übung und nach Übung 12, 13 und 14, Beobachtungszeitraum mindestens 1 Woche)

b) **Festlegung von Belohnungen und Verstärkern**

— kurze zusammenfassende Wiederholung des Sinns von Verhaltensverstärkung (siehe Übung 11)

— in Kleingruppen Erfahrungsaustausch über die Beobachtungsaufgaben

— Diskussion mit den Teilnehmern unter Verwendung des Fragebogens zum Verstärkerverhalten (A 11) und der aufgrund der Hausaufgabe zusammengetragenen Informationen (A 15)

— Formulierung möglicher Verstärker für das Einhalten von Elementen des Therapievertrags bzw. des Vertrags insgesamt

— Eintragung in den Vertrag (Arbeitspapier A 16, Abschnitt D)

— Bekanntgabe der gewählten Verstärker im Plenum

Modifikation:
Einsatz der „Liste zur Erfassung von Verstärkern" von Cautela und Kastenbaum. Die Ausgabe dieses Bogens sollte mindestens 2 Wochen vor der Übung erfolgen, und er sollte dem Therapeuten zur Vorbereitung auf die Übung zur Verfügung stehen.

Erfahrungen:
Die Übung weist einen engen Funktionszusammenhang mit Übung 11 auf. Die Hausaufgabe, die u.U. auch direkt im Anschluß an Übung 11 ausgegeben werden kann, dient der Wahrnehmungsschärfung für die bisherige „Belohnungspraxis" des Patienten und sollte ihm Möglichkeiten für die Wahl geeigneter Selbst- und Fremdverstärker aufzeigen. Das in die „Hausaufgabe" eingebaute Selbsterfahrungsexperiment mit kognitiven Verstärkern soll diese vom Patienten bisher meist nicht genutzte Möglichkeit erlebbar machen. Dabei sollte diese Erprobung zunächst nur an einer der bereits festgelegten Zielsetzungen (Übung 13 oder 14) erfolgen.

Bevor der Patient sich auf einzelne Verstärker festlegt, müssen Patient und Therapeut klären, ob seitens des Patienten zum gegenwärtigen Zeitpunkt eine hinreichend hohe Motivation besteht, sich überhaupt auf das Verstärkerkonzept einzulassen. Es sollte dem Patienten keineswegs aufgedrängt werden, sondern als eine Hilfsmöglichkeit vorgestellt werden. Ggf. muß bei bestimmten Patienten die Entscheidung auf eine spätere Sitzung vertagt werden. Eine andere „Zwischenlösung" stellt die Vereinbarung dar, daß der Patient die Verstärkung zunächst für einige wenige, ihm besonders wichtig erscheinende Therapieziele weiter erprobt.

Die gewählten Verstärker können sich auf die Einhaltung des Therapievertrags als Ganzes, seiner Teilbereiche (A-C) oder auf die einzelnen formulierten Detailziele beziehen. Wichtig ist uns besonders, daß der Patient darauf achtet, daß das angestrebte Verhalten und nicht dessen Erfolg (s. Übung 11) verstärkt wird und daß die Verstärkung in geringer zeitlicher Latenz erfolgt (also unmittelbar nach den Mahlzeiten oder am Ende eines Tages). Manchen Patienten hat es in der Vergangenheit auch geholfen, sich daneben noch längerfristige Anreize für einen Therapieerfolg zu setzen (s.u.). Bei der hier besonders betonten Unmittelbarkeit der Verstärkung engt sich das Spektrum in Frage kommender Belohnungen ein. Kognitive Verstärker werden damit aufgrund ihrer fast unbegrenzten Verfügbarkeit favorisiert. Der Haupteffekt dürfte vor allem in der mit kognitiven Verstärkern verbundenen Bewußtmachung des Veränderungsprozesses begründet liegen. Fremdverstärkung durch den Partner setzt voraus, daß der Patient diese aktive Einbeziehung wünscht und daß dem Partner vom Patienten zuvor der Sinn von Verhaltensverstärkung nahe gebracht wurde. Im weiteren Therapieverlauf muß im Gespräch mit dem Patienten geprüft werden, ob der zwischen Partner und Patient geschlossene Kontrakt nicht seitens des Partners mißbraucht wird (siehe Übung 11).

In der Vergangenheit haben manche Patienten erfolgreich mit einem token-system für die tägliche Einhaltung der Regeln des Gruppentherapievertrags gearbeitet. Die pro Mahlzeit bzw. pro Tag eingehaltenen Ziele wurden mit einem gewichteten Punktesystem bewertet. Bei Erreichen einer bestimmten Punktsumme wurde diese gegen einen bestimmten (meist materiellen) Verstärker „eingetauscht" (z.B. ein neues Kleidungsstück). Während manche Patienten sich sehr konsequent an diese Schemata gehalten haben und sie auch sehr energisch in den Gruppen propagierten, haben andere sie genauso kategorisch als kindisch, formalistisch oder „Dressurakt" abgelehnt (s. hierzu Anhang 2, A IV.3.2.1 a).

Dieses Beispiel zeigt erneut die Schwierigkeiten der Umsetzung des Verstärkerkonzepts auf. Wir plädieren nach den bisherigen Erfahrungen (nur ein Teil der Patienten setzt überhaupt systematisch Verstärker ein) dafür, auch hier individualisierte, d.h. gemeinsam mit dem Patienten eine für ihn hilfreiche Lösung zu suchen. Die Suche führt wie oben erwähnt u.U. erst nach wiederholter Besprechung des Themas zum Erfolg. Auch hier ergeben sich beim individualisierten Therapievertrag die schon bei den Übungen 13 und 14 erwähnten zeitlichen Probleme.

Die unter dem Stichwort Modifikation erwähnte „Liste zur Erfassung von Verstärkern" kann gelegentlich bei Patienten, die angeben, keine oder nur wenige Interessen zu haben, die Suche nach geeigneten Belohnungen unterstützen. In der weiteren Verwendung empfiehlt sich allerdings eine Klärung und Vereinfachung des langen Fragebogens.

Übung 16: Gestaltung des Therapievertrags

Ziel:

— Festlegung der Therapieziele im Bereich des Ernährungs- und Eßverhaltens und Verstärken der Verhaltensänderungen in einer für den Patienten verbindlichen Form

Zeitpunkt: je nach Vertragsteil zwischen 4. - 10. Therapiesitzung

Dauer: Angaben sind nicht sinnvoll, da die Teilverträge im Zusammenhang mit der Durchführung der Übungen 12, 13, 14 und 15 abgeschlossen werden.

Arbeitsmaterialien:

— Vordrucke für den Therapievertragsbogen

— Beispiel eines Therapievertrags (Arbeitspapier A 16 a, Anhang 2)

— bisheriger Gruppentherapievertrag (Arbeitspapier A 16 b, Anhang 2)

Durchführender Therapeut: Psychologe und Diätassistent

Ablauf und Erfahrungen:
Vorbemerkung: Die Gestaltung des individualisierten Therapievertrags ist keine in sich geschlossene Übung wie die meisten der bisher beschriebenen, sondern die jeweilige Konsequenz aus:

— Übung 12, bei der die Entscheidung über die Begrenzung der täglichen Energiezufuhr gefällt wird

— Übung 13, bei der die konkreten Veränderungen des Eßverhaltens festgelegt werden

— Übung 14, bei der die Ziele für die Veränderung der Ernährungsgewohnheiten entschieden werden

— Übung 15, bei der der geeignete Verstärker ausgewählt werden.

Um die hier getroffenen Entscheidungen für Patienten und Therapeuten in übersichtlicher Form zusammenfassend zu dokumentieren und gleichzeitig dem Patienten das Gefühl einer gewissen Verbindlichkeit seiner Entscheidungen zu geben, werden die beschlossenen Ziele unmittelbar nach der jeweiligen Übung in den vorher vorbereiteten und ausgegebenen Therapievertragsbogen eingetragen. Die Gestaltung der Form des Therapievertragsbogens bleibt dem jeweiligen Therapeutenteam überlassen, da erfahrungsgemäß jede Arbeitsgruppe hier sehr schnell ihre eigenen Formen entwickelt.

Um eine Möglichkeit aufzuzeigen, wie die „Vertragsgestaltung" in einem konkreten Einzelfall aussehen kann, wurde im Arbeitspapier A 16 a ein Beispiel eines solchen Vertrags formuliert.

Der Vertragsabschluß verteilt sich in der Regel auf mehrere Sitzungen zwischen der 4. und 10. Therapiesitzung, kann sich aber auch noch länger hinziehen, besonders dann, wenn die Ernährungsumstellungen erst nach Durchführung der Ernährungslehre beraten und beschlossen werden. Es empfiehlt sich, mit der täglichen Energiebegrenzung anzufangen und hier die Entscheidung (und den Eintrag in den Vertrag) spätestens in der 5. Sitzung vorzunehmen, da die Patienten nach dieser Zeit langsam ungeduldig werden und endlich beginnen wollen, abzunehmen.

Die Festlegung der Verstärker sollte im allgemeinen erst erfolgen, wenn die Ziele des Ernährungs- und Eßverhaltens formuliert wurden. Nachträgliche Änderungen bzw. Ergänzungen einzelner Ziele sollten möglich sein, allerdings sollte auf eine gewisse Stabilität der Vertragsinhalte geachtet werden.

Die jeweils zu einem Zeitpunkt bzw. bei einer Übung getroffenen Zielsetzungen sollten mit Datum und Unterschrift des Patienten versehen werden. Nach Abschluß des Gesamtvertrags behält der Patient das Original des Vertrags, das Therapeutenteam fertigt sich zur eigenen Information eine Kopie.

Damit der Patient regelmäßig an seine Zielsetzungen erinnert wird, ist es sinnvoll, mit ihm zu vereinbaren, daß er seinen Therapievertrag an einer gut sichtbaren Stelle aufhängt oder er regelmäßig vor dem Essen einen Blick auf den Vertrag wirft.

Sofern der Patient der Anregung gefolgt ist, seinen Partner (bzw. auch die Familie) aktiv in die Therapie miteinzubeziehen, sollte er aufgefordert werden, mit ihm zu Hause ausführlich den geschlossenen Therapievertrag durchzusprechen. Bisherige Erfahrungen mit einem individualisierten Therapievertrag zeigen, daß bei dieser Konzeption zwar angemessener auf die besonderen Bedürfnisse, Defizite und Möglichkeiten des einzelnen eingegangen werden kann, gleichzeitig erhöht sich unter dieser Bedingung der Zeitbedarf für die einleitende Therapiephase erheblich, so daß Lösungen des auftretenden Zeitproblems gefunden werden müssen (siehe hierzu Übungen 13, 14 und 15).

Modifikation: Gruppentherapievertrag
Statt des individualisierten neuen Therapievertrags kann der in der Vergangenheit meist verwandte und für alle Gruppenmitglieder gemeinsam geltende Gruppentherapievertrag ausgegeben werden (Arbeitspapier A16b). Die Ausgabe der Verhaltensregeln erfolgte dabei meist in 2-3 aufeinanderfolgenden Therapiesitzungen.

Der alte Gruppentherapievertrag (Arbeitspapier A16b) enthält einige Regeln, deren Sinn in der Übung 14 nicht erläutert wurde und deren Anwendung auch nur mit einigen Vorbehalten empfohlen werden kann bzw. auf die evtl. bei zukünftigem Arbeiten mit dem Gruppentherapievertrag verzichtet werden sollte. Auf diese Regeln soll hier kurz eingegangen werden.

Regel 2: „... viele Leute über die Abnahmekur informieren". Diese Maßnahme sollte die soziale Unterstützung und Kontrolle durch Familie, Freunde und Bekannte bewirken. Ein Teil der Patienten hat uns auch entsprechende positive Erfahrungen in den früheren Therapien berichtet. Für andere hingegen war das Befolgen dieser Vereinbarung schwierig, da sie nach vielen erfolglosen früheren Therapieversuchen kaum noch mit sozialer Unterstützung anderer rechnen konnten, oder sich gerade vorgenommen hatten, es diesmal allein zu schaffen. So empfehlen wir, in künftigen Gruppen auf die Hilfsmöglichkeiten durch die aktive Inanspruchnahme von sozialer Unterstützung und Kontrolle hinzuweisen, den Patienten hier aber nicht zu bedrängen.

Regel 4: Die geforderte Konfrontation mit dem Foto der jetzigen Figur und der „Wunschfigur" vor den Mahlzeiten sollte eine Stärkung der Motivation bewirken bzw. an die Zielsetzungen der Therapie erinnern. Die Erfahrungen der Vergangenheit haben aber gezeigt, daß diese Vereinbarung nur selten regelmäßig praktiziert wurde, weil die Patienten die Konfrontation mit der eigenen Figur aus Schamgefühl vermeiden, die Regel nicht ernst nehmen oder angeben, auch ohne diese Erinnerung die Zielsetzung der Therapie vor Augen zu haben.

Regel 10: „... einen kleinen Rest auf dem Teller lassen". Diese Regel sollte der Reizkontrolle der Nahrungsaufnahme, dem Erlernen eines selbstbestimmten Endes des Eßvorgangs sowie dem Aufbau der Fähigkeit, in Gegenwart von Nahrungsreizen nicht zu essen, dienen. Auch diese Regel ist nur schwer dem Patienten nahe zu bringen und wurde nur von wenigen Patienten regelmäßig eingehalten, da sie grundlegenden Erziehungsprinzipien und Überzeugungen zuwider läuft. Generell bereitet das Umgehen mit Essensresten meist Probleme und sollte daher in der Therapie besprochen werden.

Weiterhin enthält dieser Vertrag bisher keine ernährungsmedizinischen Verhaltensempfehlungen. Diese sollten bei einer Neukonzeption eines Gruppenvertrags evtl. ergänzt werden.

Will man sich weder ganz auf das Konzept des individuellen Therapievertrags noch auf das des Gruppenvertrags festlegen, bietet sich noch die Möglichkeit, eine Zwischenform zu wählen. Hier wird zunächst ein gemeinsamer Satz von für alle Teilnehmer verbindlichen Verhaltensanweisungen vorgegeben, daneben wurden einige (ca. 2-4) für einzelne besonders wichtige Verhaltensziele formuliert.

IV.3.2 Hauptphase der Therapie

In den nachfolgenden Abschnitten werden nun die Maßnahmen der Hauptphase der Therapie beschrieben. Sie läßt sich keineswegs klar von der einleitenden Therapiephase abgrenzen. Zeitlich beginnt die Hauptphase frühestens nach der 5. Therapiesitzung, meist aber später, besonders dann, wenn man die Konzeption des individualisierten Therapievertrags verfolgt (dann erst zwischen 8. und 10. Therapiesitzung). Während in der einleitenden Phase mit der Einführung des Selbstkontrollansatzes das Basiskonzept der Therapie etabliert wurde, dienen die Maßnahmen der Hauptphase der Aufrechterhaltung, Unterstützung und Differenzierung der individuellen Therapiepläne und der Erweiterung des Therapieansatzes.

Inhaltlich lassen sich die therapeutischen Maßnahmen in 5 Gruppen gliedern:

— Maßnahmen zur Aufrechterhaltung des Selbstkontrollprogramms

— Erweiterung des psychologischen Behandlungsansatzes

— Erweiterung des ernährungsmedizinischen und diätetischen Behandlungsansatzes

— ärztliche Kontrollen und Beratungen

— Maßnahmen zur Förderung von körperlichen Aktivitäten

Die Nachsorgekonzeption der Therapie wird in einem eigenen Abschnitt beschrieben.

Die bisherige Praxis, die einzelnen Maßnahmen in Form von Übungen mit einem gemeinsamen Aufbau zu beschreiben, wird in der Hauptphase nicht weiter aufrecht erhalten. Eine so formalisierte Beschreibung würde mehr Strukturierung und Standardisierung für diesen Abschnitt der Therapie vortäuschen als es der Realität der Durchführung entspricht und wünschenswert erscheint. Wie bereits früher erwähnt, besteht nach der Etablierung des Selbstkontrollansatzes (etwa bis zur 8. Therapiesitzung) bedeutend mehr Freiraum für das Therapeutenteam, auf die aktuellen Bedürfnisse und situativen Erfordernisse der Gruppe einzugehen.

Während in der einleitenden Phase die Abfolge der einzelnen therapeutischen Übungen so gewählt wurde, daß sie aufeinander aufbauen (z.B. im ernährungsmedizinischen und diätetischen Teil), gilt dies nur noch sehr bedingt innerhalb einzelner Abschnitte für die Hauptphase der Therapie. Eine Reihe der kurz beschriebenen Maßnahmen sind auch nicht als einmalige, sondern als wiederholt zur Anwendung empfohlene therapeutische Strategien zu verstehen. Die verwendeten Arbeitspapiere finden sich in Anhang 2 und 3.

IV.3.2.1 Maßnahmen zur Aufrechterhaltung des Selbstkontrollansatzes

Mit dem Abschluß des Therapievertrags sind die vorläufigen Zielsetzungen der Therapie (angestrebte Änderungen des Ernährungs- und Eßverhaltens) und der Weg zur Erreichung der Veränderungen einschließlich der Möglichkeiten, diese Veränderungen durch Verstärker dauerhaft werden zu lassen, vorgegeben. Eine solche Therapieplanung sollte aber nicht mit ihrer Umsetzung verwechselt werden. Deshalb stellt sich als eine Hauptaufgabe im weiteren Therapieverlauf, Maßnahmen zur Aufrechterhaltung des Selbstkontrollansatzes zu treffen. Die folgenden Maßnahmen dienen diesem Zwecke:

a) Fortsetzung der regelmäßigen Beobachtungen und Auswertungen des Eß- und Ernährungsverhaltens sowie des Gewichtsverlaufs

b) regelmäßige Zwischenbilanz über die Einhaltung des Therapievertrags (wöchentlicher Rückblick)

c) Vertiefung des Verständnisses von Lernprinzipien im Rahmen des Selbstkontrollansatzes

d) Bearbeitung schwieriger Situationen bei der Umstellung des Eßverhaltens

Verantwortlich für die Durchführung dieser Maßnahmen ist hauptsächlich der Psychologe, daneben auch der Diätassistent. Der Arzt ist dagegen hier seltener beteiligt.

IV.3.2.1 a Fortsetzung der regelmäßigen Beobachtungen und Auswertungen des Eß- und Ernährungsverhaltens sowie des Gewichtsverlaufs

Als Rückmeldung über die in der Therapie erreichten Umstellungen bzw. Erfolge ist es notwendig, die Selbstbeobachtungsaufgaben bezogen auf Gewicht, Ernährungs- und Eßverhalten regelmäßig während der gesamten Therapie fortzusetzen.

Am einfachsten läßt sich die Regelmäßigkeit des **täglichen Wiegens** an den Gewichtskurven der Patienten feststellen. Eine gelegentliche Einsichtnahme in die selbstgefertigten Kurven belegt einerseits, daß therapeutischerseits der Maßnahme Bedeutung beigemessen wird, eröffnet aber andererseits auch Möglichkeiten eines Feedbacks und einer Zwischenbilanz.

Aufwendiger für die Patienten ist das tägliche **Abwiegen und Registrieren** der zugeführten Lebensmittel und Getränke und deren Energiegehaltsbestimmung. Allerdings ist nur auf dieser Grundlage eine exakte Feststellung, ob die gesetzte Obergrenze des Energiegehalts der täglichen Nahrung eingehalten werden kann, möglich.

Der Zeitaufwand variiert von Patient zu Patient zwischen 10 und 20 Minuten pro Tag, und nicht alle Patienten führen die Selbstbeobachtungsaufgabe regelmäßig über die gesamte Therapiezeit durch. Immer wieder wird die Überzeugung geäußert, daß man nach einer gewissen Übungsphase den Energiegehalt der Nahrung auch gut schätzen könne. In der Regel haben wir als Therapeuten das tägliche Registrieren sehr dringlich gemacht. Wenn sich ein Patient aus verschiedenen Gründen dazu nicht in der Lage sah, haben wir ihm empfohlen, wenigstens in regelmäßigen Abständen die Schätzungen des Energiegehalts seiner Nahrung zu überprüfen. Zu einer anderen Konzeption bezüglich des täglichen Registrierens und Berechnens gelangt man, wenn man akzeptiert, daß zumindest ein Teil der Patienten nach einem mehrwöchigen Training der genauen Energiegehaltsbestimmung tatsächlich in der Lage ist, in den Schätzungen gute Annäherungswerte an den wahren Wert zu erreichen. Verbunden mit immer wieder eingeschalteten Phasen der Kontrolle durch genaues Abwiegen und Berechnen (z.B. 1 Tag pro Woche) könnte man mit den Patienten, die hinreichend genau in ihren Schätzungen sind, vereinbaren, nur noch die Art der Speisen und Getränke zu notieren. Diese Strategie könnte sich auch als sinnvoller Übergang zur Nachsorgephase erweisen, in der die meisten Patienten ohnehin nicht regelmäßig den Energiegehalt der Nahrung bestimmen (siehe hierzu auch IV.3.3.1). Wir glauben aber, daß die hier aufgezeigte Alternative zum täglichen Registrieren und Berechnen des Energiegehalts nicht für alle Patienten geeignet ist. Dies zeigt sich auch, wenn einzelne Patienten während der Therapie in eine „Krise" geraten. Meist haben sie dann das tägliche Registrieren aufgegeben. Die Bewältigung der Krise wird dagegen häufig in der Wiederaufnahme dieser Selbstbeobachtungsaufgabe sichtbar.

Wie regelmäßig die Patienten ihre täglichen Ernährungsprotokolle führen, hängt auch davon ab, wieviel Bedeutung die Therapeuten diesem Vorgang beimessen. Wir empfehlen, die Ernährungsprotokolle wöchentlich einzusammeln sowie wöchentlich neue Protokollblätter auszugeben. Da es zu arbeitsaufwendig ist, die eingesammelten Protokolle auch regelmäßig durch den Diätassistenten zu kontrollieren, sollten die Ernährungsprotokolle stichprobenweise ausgewertet werden und die Ergebnisse der Gruppe rückgemeldet werden. Diese Analyse der Protokolle ist in verschiedener Hinsicht informativ, denn sie gibt Aufschluß darüber,

— wie regelmäßig und sorgfältig die Patienten die Selbstbeobachtungsaufgabe wahrnehmen,

— wie gut die Obergrenze des Energiegehalts der Nahrung eingehalten werden kann,

— wie weit die im Therapievertrag festgelegten Umstellungen des Ernährungsverhaltens gelingen,

— ob weitere ernährungsphysiologisch ungünstige Ernährungsweisen bestehen.

Nicht selten zeigen die Analysen der Ernährungsprotokolle und das Gespräch darüber, daß die Patienten noch erhebliche Fehler bei der Bestimmung des Gewichts der Nahrung bzw. der Benutzung der Nährwerttabellen begehen.

In einigen Gruppen hat es sich als günstig erwiesen, in die Kontrolle der Ernährungsprotokolle die anderen Gruppenmitglieder miteinzubeziehen. So bilden wir gelegentlich Kleingruppen, in denen die Patienten ihre Protokolle gegenseitig analysieren und in einen Erfahrungsaustausch über die Probleme beim Registrieren und Errechnen eintreten.

Eine andere Möglichkeit besteht darin, daß die Gruppenmitglieder während einer Therapiewoche die an sie verteilten Protokolle eines Mitpatienten überprüfen und ihm in der nächsten Sitzung das Ergebnis ihrer Bestandsaufnahme mitteilen. Diese von Patienten durchgeführten Analysen führten zur Thematisierung einer Vielzahl von Fragen und Problemen, aber auch zu Anregungen für die eigene Gestaltung der Nahrungszusammensetzung. Es zeigte sich auch, daß Mitpatienten häufig viel direkter Zweifel an der Korrektheit der Protokolle, aber auch an dem Sinn bestimmter Ernährungsverhaltensweisen anderer ansprechen, als dies sich der Therapeut gestattet.

Ein kontinuierlicher Einsatz des in der Baseline-Phase verwendeten Protokollbogens zur Erfassung des **Eßverhaltens** (s. Arbeitspapier A10a) über die gesamte Laufzeit der Therapie ist nicht vorgesehen, um Patienten nicht mit einem zu hohen Registrieraufwand zu belasten. Es kann sich aber als durchaus sinnvoll erweisen, im Sinne einer Zwischenbilanz über erreichte Verhaltensänderungen für die Gesamtgruppe (oder einzelne Patienten) zwei bis drei Beobachtungsperioden (von z.B. jeweils 1 Woche verteilt über die Therapie) einzulegen. Die Auswertung erfolgt wie in Übung 10 beschrieben. Die Patienten haben dann die Möglichkeit, Vergleiche zu früheren

Zeitpunkten zu ziehen. Unabhängig hiervon kann es nützlich sein, einzelne Patienten mit besonderen Problemen mit speziellen Selbstbeobachtungsaufgaben zu betrauen (s. Kap. IV.3.1.2).

Im Rahmen des individualisierten Therapievertrags (s. Arbeitspapier A 16, Teil B und C) hat sich der Patient verpflichtet, bestimmte als problematisch eingeschätzte Eß- und Ernährungsverhaltensweisen zu verändern. Da damit diesen Therapiezielen gegenüber anderen ebenfalls wünschenswerten Verhaltensänderungen eine Priorität eingeräumt wird, ist es wichtig, daß der Patient sich selbst gegenüber Rechnung darüber ablegt, in welchem Umfange die angestrebten Umstellungen gelingen und im Falle eines Mißlingens die Gründe hierfür festzuhalten. Ein auf alle Patienten anwendbares Registrierblatt zur Einhaltung der selbstgesetzten Regeln läßt sich bei dem individualisierten Therapievertrag (A 16 a) nicht vorgeben, da Zahl und Inhalte der Verhaltensvorsätze erheblich variieren. Es ist aber möglich, dem Patienten einige Anhaltspunkte für die Gestaltung eines solchen Selbstkontrollbogens an die Hand zu geben. In einer der abgeschlossenen Gruppen haben Patienten, bezogen auf den meist früher verwandten Gruppentherapievertrag (A 16 b), einen entsprechenden Registrierbogen entwickelt (s. Anhang 2, Arbeitspapier A IV.3.2.1 a)*. Dieser Bogen erlaubt neben der Protokollierung der täglichen Speisen und Getränke auch die Registrierung der Einhaltung (oder Nichteinhaltung) der einzelnen Verhaltensregeln des Therapievertrags pro Mahlzeit (bzw. pro Tag). Aus diesen Beobachtungen errechnet der Patient pro Tag einen Punktwert für das Ausmaß der Einhaltung des Therapievertrags, der einem bestimmten Bonus für Beichnung entspricht (ein solches „token-System" wurde allerdings nur in wenigen Gruppen angewandt).

Eine andere Möglichkeit, die sich für den Fall anbietet, daß die tägliche Bilanz über die Einhaltung des Vertrages als zu aufwendig erlebt wird, besteht darin, rückblickend auf jeweils eine Therapiewoche unmittelbar vor der jeweiligen Therapiesitzung auf einer Ratingskala einschätzen zu lassen, wie gut in der vergangenen Woche die angestrebte Veränderung des Eß- und Ernährungsverhaltens gelungen ist. Wir schlagen hierfür den im „Fragebogen zum Therapieverlauf" (s. Anhang 1, Diag. 6, z.B. Frage 8) verwendeten 4-stufigen Skalentypus vor (der Wert 1 entspricht „fast nie eingehalten", der

---

* Die Arbeitspapiere werden hier nicht mehr wie bisher entsprechend ihrer Zugehörigkeit zu Übungen (einleitender Teil), sondern mit der zugehörigen Kapitelnummer bezeichnet.

Wert 4 „regelmäßig eingehalten"). Eine solche summarische retrospektive Einschätzung der Verhaltensvorsätze wäre auch auf den individualisierten Therapievertrag anwendbar. Diese Einschätzung könnte durch eine kurze Beschreibung der Gründe für mögliche Verstöße gegen die selbstgesetzten Therapieziele ergänzt werden.

IV.3.2.1 b Regelmäßige Zwischenbilanz über die Einhaltung des Therapievertrags (wöchentlicher Rückblick)

Spätestens nach Ausgabe des ersten Teils des Therapievertrags (meist allerdings schon ab der 2. Therapiesitzung) ist in den nachfolgenden Sitzungen regelmäßig Zeit für einen Rückblick auf die abgelaufene Therapiewoche einzuplanen (variierend zwichen 20- 60 Minuten).

In der Gruppenrunde wird jeder Patient gebeten, kurz den Therapieverlauf der vergangenen Woche zu berichten und dabei auf Gewichtsveränderungen, Gelingen der angestrebten Eß- und Ernährungsverhaltensweisen, ggf. auf Erfahrungen mit Verstärkern, auf die Zufriedenheit mit dem Erreichten, auf hilfreiche Bedingungen sowie auf aufgetretene Schwierigkeiten einzugehen. Diese Schilderungen der Patienten, die im übrigen eine gute Grundlage für die Beschreibung des Therapieprozesses liefern und wesentlicher Bestand des Therapiestundenprotokolls (s. Diag. 8, Anhang 1) sind, fallen bei den einzelnen Patienten unterschiedlich lang aus. Das Therapeutenteam, aber auch die Mitpatienten haben Gelegenheit, zum Bericht des einzelnen Gruppenmitglieds Fragen zu stellen. Da dieser wöchentliche Rückblick bei Gruppen mit über 10 Teilnehmern leicht die Zeit von 1 Stunde erreichen kann, muß entweder die durchschnittliche Zeit pro Patient begrenzt werden, oder es wird in einem bestimmten wöchentlichen Wechsel unterschiedlich intensiv auf einzelne Patienten eingegangen. Manche beim wöchentlichen Rückblick vom Patienten angeschnittenen Probleme werden von den Therapeuten auch zunächst einmal nur registriert, um dann bei späterer Gelegenheit ausführlicher behandelt zu werden (wenn z.B. mehrere Patienten Schwierigkeiten bei der Unterstützung der Therapie durch den Partner berichten; s. auch Abschnitt "ergänzendes psychologisches Programm"). Manchmal ergibt sich durch die wöchentliche Runde auch die Möglichkeit, Patienten mit ähnlichen Problemen miteinander in einen Gesprächsaustausch innerhalb und außerhalb der Therapiesitzung zu bringen.

Insgesamt besitzt die wöchentliche Gewichtsrunde für die Patienten einen hohen Stellenwert. Die Möglichkeit, vor der gesamten Gruppe eine erfolgreiche Gewichtsabnahme oder Verhaltensänderung berichten zu können, besitzt für die meisten Teilnehmer einen hohen Verstärkerwert. Gelegentlich kommt es allerdings auch vor, daß Patienten, die sich in der vergangenen Woche als nicht erfolgreich erlebt haben, am liebsten vermeiden würden, vor der Gruppe ihren Mißerfolg zu berichten, und u.U. deshalb zu dieser Sitzung nicht erscheinen (s. hierzu auch Kap. IV.2).

Es ist kaum vermeidbar, daß bei dem wöchentlichen Bericht die Gewichtsabnahme für den Patienten von zentraler Bedeutung ist. Für eine Abnahme von 1 oder gar 2 kg ist ihm die Anerkennung der übrigen Teilnehmer gewiß, und natürlich wird ein solches Ergebnis mit Stolz berichtet. Auch die Therapeuten werden ein solches Gewichtsergebnis in der Regel positiv verstärken, sie müssen sich aber gleichzeitig des Risikos bewußt sein, daß die meist ohnehin bestehende Fixierung auf das Kriterium Gewichtsabnahme durch diese Prozedur verstärkt wird. Um so wichtiger ist es, gezielt auch nach der Veränderung des Eß- und Ernährungsverhaltens zu fragen und immer wieder deutlich zu machen, daß diese Veränderungen für den langfristigen Gewichtserfolg von besonderer Bedeutung sind. Akzeptiert dies der Patient im Verlauf der Therapie, so ergeben sich auch für den Fall Möglichkeiten positiver Rückmeldungen zum Wochenergebnis, wenn nur eine geringe oder gar keine Gewichtsabnahme erzielt wurde, aber die angestrebten Verhaltensänderungen umgesetzt wurden.

Bei der Mitteilung des in der abgelaufenen Therapiewoche abgenommenen Gewichtsbetrags (häufig wird auch noch die Gesamtgewichtsabnahme seit Therapiebeginn erfragt) muß vermieden werden, ein Klima zu starker Konkurrenz zu erzeugen. Dies gilt einerseits wegen der schon genannten Fixierung auf das Kriterium Gewicht, andererseits wegen des bei einer Teilgruppe zwangsläufig entstehenden Gefühls, nicht besonders erfolgreich oder gar erfolglos zu sein. Hinzu kommt noch, daß die Gewichtsabnahmen der einzelnen Teilnehmer nicht direkt vergleichbar sind. Sie müssen in Abhängigkeit von Körpergröße, vom prozentualen Übergewicht bei Therapiebeginn, von der Zielsetzung innerhalb der Therapie sowie von anderen Faktoren bewertet werden.

Bei den Berichten der Patienten sollte besonders auf Beobachtungen eingegangen werden, die zu Einsichten in die Wirkmechanismen der Lernprinzipien beitragen können (s. Kap. IV.3.2.1 c). Gemeint sind Bedingungen, die die Entstehung, Aufrechterhaltung und Veränderung des Eßverhaltens aufklären.

Die Berichte über die Umsetzung des **Verstärkerkonzepts** (s. Übung 15) liefern Informationen darüber, wie weit dieses Konzept vom Patienten akzeptiert wird und zur Anwendung kommt. Solche Berichte bieten immer wieder die Möglichkeit, ein Gruppengespräch über geeignete Verstärker, über die Hilfsmöglichkeiten, die dieses Konzept bietet, aber auch über die Schwierigkeiten seiner Anwendbarkeit in Gang zu bringen. Wie bereits bei Übung 15 ausgeführt, müssen die Therapeuten bei den Versuchen der Vermittlung des Verstärkerkonzepts viel Geduld haben. Während wir früher versucht haben, es für alle Patienten verpflichtend zu machen, bieten wir es heute als eine Hilfsmöglichkeit an.

Die wöchentlichen Erfahrungsberichte gehen, schon ausgelöst durch die Frage nach therapieförderlichen und -hinderlichen Bedingungen und Erfahrungen der vergangenen Woche, zwangsläufig über das Gewicht, Eß- und Ernährungsverhalten hinaus. Auf die Behandlung von Themen wie Partnerunterstützung, Selbstwertgefühl, Bezüge des Übergewichts zum Arbeitsplatz etc. wird ausführlicher im Rahmen des Kapitels ,,Erweiterung des psychologischen Behandlungsansatzes'' eingegangen (s. Kap. IV.3.2.2).

IV.3.2.1 c Vertiefung des Verständnisses von Lernprinzipien im Rahmen des Selbstkontrollansatzes

Es kann nicht davon ausgegangen werden, daß die in der einleitenden Therapiephase vermittelten verhaltenstheoretischen Grundlagen (vgl. insbesondere Übung 6) bereits soweit verstanden und akzeptiert sind, daß damit die Teilnehmer über einen Interpretationsrahmen für die einzelnen Teilmaßnahmen der Therapie verfügen. Deshalb empfiehlt es sich, die Funktionsweise lerntheoretischer Prinzipien immer wieder aufzuzeigen. Dabei ist es unserer Ansicht nach nicht nötig, in den Erklärungen wesentlich über die Inhalte des Arbeitspapiers A6 (s. Anhang 2) hinauszugehen. Wichtiger ist vielmehr, an praktischen und möglichst auf Selbstbeobachtungen der Gruppenteilnehmer aufbauenden Beispielen den Erklärungswert der Lerntheorie für Entstehung und Aufrechterhaltung des unangemessenen Eßverhaltens und damit des Übergewichts deutlich zu machen. Die Akzeptanz des verhaltenstheoretischen Konzeptes ist deshalb wichtig, weil bei vielen Gruppenteilnehmern ein Umattribuierungsprozeß notwendig ist. Ein Großteil der Patienten hat zu Beginn eine subjektive Theorie von der Entstehung des Übergewichts, in der dies offen oder verdeckt einer „ererbten Konstitution" oder bestimmten biochemischen Prozessen zugeschrieben wird. Mit der Akzeptanz der Verhaltensabhängigkeit des Übergewichts wird gleichzeitig eine Eigenverantwortlichkeit (oder zumindest Mitverantwortlichkeit) für die Entstehung, die Aufrechterhaltung und die Änderung des Übergewichts anerkannt.

Ein anderes wichtiges Ziel der theoretischen Vertiefung besteht in der Vermittlung der Überzeugung, daß das primäre Ziel der Therapie eine Veränderung des Eß- und Ernährungsverhaltens sein sollte und daß erst, wenn diese gelungen ist, davon ausgegangen werden kann, daß die Gewichtsabnahmen auch langfristig gehalten werden können. Dieses Ziel verliert man als Therapeut in Anbetracht der hohen Aufmerksamkeit, die eine gute Gewichtsabnahme bei Patienten auf sich zieht, sehr leicht aus den Augen.

IV.3.2.1 d Bearbeitung schwieriger Situationen bei der Umstellung des Eßverhaltens

Eine noch so sorgfältig angelegte Festlegung der Therapieziele und der Therapieschritte garantiert keineswegs einen „reibungslosen" Verlauf der Therapie, es ist vielmehr regelmäßig zu erwarten, daß die Patienten erhebliche Probleme bei der Umstellung ihrer Eß- und Ernährungsgewohnheiten haben. Damit ist auch gleichzeitig eine der Hauptfunktionen der Sitzungen der Hauptphase der Therapie beschrieben, nämlich Gelegenheit zu intensiver Auseinandersetzung mit diesen Schwierigkeiten und Problemen zu schaffen und Möglichkeiten der gemeinsamen Suche nach Lösungen zu eröffnen. Eine Inhaltsanalyse von zwei früheren vollständig aufgezeichneten Gruppentherapien zeigt, daß bezogen auf das Eßverhalten von den Gruppenteilnehmern im Durchschnitt pro Sitzung 12 verschiedene Verstöße gegen die im Gruppentherapievertrag formulierten Verhaltensziele berichtet werden (s. hierzu Forschungsbericht, Kap. II. 4). Für den Patienten ist die Akzeptanz der Tatsache, daß er Schwierigkeiten bei der Umsetzung seines Therapievertrags haben wird und darf, eine wichtige Voraussetzung, um diese Probleme offen in der Gruppe zu berichten. Das Spektrum möglicher Schwierigkeiten ist ebenso weit wie das der möglichen Ursachen für diese Probleme. Einige häufiger gefundene Gründe für auftretende Schwierigkeiten sind:

- falsche Erwartungen an die Therapie und begrenzte Therapiemotivation
- falsch gewählte Therapieziele (zu hoch oder zu niedrig angesetzt oder falsch ausgewählt)
- unpräzise Verhaltensbeobachtungen
- fehlende Voraussetzung für die Durchführbarkeit der Therapiemaßnahmen
- fehlende soziale Unterstützung.

Wenn oben darauf hingewiesen wurde, daß bei fast allen Patienten Probleme bei der Umstellung des Eßverhaltens auftreten können, so ist doch auffällig, daß sich bei einzelnen Patienten diese Schwierigkeiten stark häufen. Hier ist therapeutischerseits zu beachten, daß diese Patienten leicht den Status von sog. „Problempatienten" bekommen können. Nicht selten beobachtet man dabei, daß die Gruppe anfänglich den Berichten über Schwierigkeiten dieser Patienten große Aufmerksamkeit schenkt, dies aber im weiteren Verlauf in mehr oder weniger offen gezeigtes Desinteresse, manchmal sogar in offene Ablehnung dieser Patienten umschlagen kann. Dies geschieht insbesondere dann, wenn der Patient die zahlreichen (gut gemeinten) Lösungsvorschläge der anderen Mitglieder nicht umsetzen kann, nicht versteht, ablehnt oder nicht ernsthaft erprobt. Die Therapeuten befinden sich hier in einer nicht ganz leichten Situation, denn sie müssen im Grenzfall zwischen dem Interesse der Gesamtgruppe und ihrem Anspruch, gerade auch schwierigen und immer wieder erfolglosen Patienten gerecht zu werden, abwägen. Manchmal ist es notwendig — obwohl man u.E. mit solchen Angeboten sehr sparsam umgehen sollte — nochmals detailliert die Situation des Patienten und seine Motivation zur Verhaltensänderung in einer Einzelsitzung abzuklären. Auch die Frage, welche Funktionen das permanente Einbringen von Problemen und die Dauerhaftigkeit von Verstößen gegen den Therapievertrag erfüllen, kann bedeutsam für die Klärung sein.

Wie die Verhaltensanalysen zeigen (vgl. hierzu Forschungsbericht, Kap. II.3), sind private Probleme (Einsamkeit, Sorgen), Probleme im Beruf (Streß), Essen in Gesellschaft, Feiern, Feste, Urlaub, Wochenenden sowie ein unmittelbar erreichbares attraktives Nahrungsangebot die häufigsten Anlässe, die zu nicht geplantem Essen und damit zu Verstößen gegen den Therapievertrag führen.

Die Entscheidung, ob und in welcher Ausführlichkeit man auf eine vom Patienten berichtete (oder nur angedeutete) schwierige Situation eingeht, ist von verschiedenen Faktoren abhängig, so z.B. von der subjektiven Bedeutung, die der Patient selbst dieser Schwierigkeit beimißt, oder von der in dieser Therapiesitzung zur Verfügung stehenden Zeit. Gelegentlich empfiehlt es sich, nicht zu warten, bis die Patienten von sich aus bestimmte immer wieder in den Gruppen auftretende Schwierigkeiten zur Sprache bringen, sondern aktiv als Therapeut das Thema „schwierige Eßsituationen" vorzugeben. Dies hat den Vorteil, daß hier ein gezielter Erfahrungsaustausch zwischen den Patienten bei ähnlich gelagerten Problemen initiiert wird.

Bei einzelnen Patienten, bei denen gehäuft Schwierigkeiten im Zusammenhang mit ungewolltem Essen auftreten, könnte sich das Arbeitspapier A IV.3.2.2 d (Anhang 2) als hilfreich erweisen. Der Bogen versucht, auf der Basis verhaltensanalytischer Beobachtungen die Situation vor, während und nach dem ungewollten Essen zu beschreiben und Anhaltspunkte für auslösende Mechanismen sowie das Verhalten aufrechterhaltende bzw. stabilisierende Faktoren zu finden und ggf. Ansatzpunkte für Verhaltensänderungen zu erarbeiten. Die so vorgenommenen Selbstbeobachtungen werden dann ausführlich.in der Gruppe besprochen; u.U. kann das Durchspielen der Situation im Rollenspiel mit anderen Gruppenteilnehmern oder Therapeuten weiteren Aufschluß über in der Situation auftretende Affekte und Verhaltensmuster liefern. Wenn solche Rollenspiele spontan initiiert werden, haben die meisten Patienten keine Schwierigkeiten, sich darauf einzulassen.

Die Auseinandersetzung mit den Schwierigkeiten des Patienten kann eine Änderung des Therapievertrags nahelegen, insbesondere wenn die vertiefte Verhaltensanalyse zeigt, daß im Therapievertrag formulierte Therapieziele (inzwischen) irrelevant sind oder bedeutsame Ziele fehlen. Am häufigsten stellt sich für die Patienten die Frage nach der Anpassung der täglichen Energieobergrenze. Auch hier sind wir der Ansicht, daß eine Anpassung an neue Gegebenheiten der Therapie grundsätzlich möglich sein sollte. So sprechen die permanente Überschreitung der selbstgesetzten Obergrenze des Energiegehalts der täglichen Nahrung und die damit verbundenen negativen Gefühle des Patienten u.U. dafür, diese Obergrenze leicht anzuheben. Auf der anderen Seite sollten die Vereinbarungen des Therapievertrags auch eine gewisse Verbindlichkeit für den Gruppenteilnehmer besitzen und nicht beliebig in jeder Therapiesitzung geändert werden. Änderungen im Therapievertrag des einzelnen sollten der Gruppe nach Möglichkeit bekannt gegeben werden.

IV.3.2.2 Erweiterung des psychologischen Behandlungsansatzes

Die in diesem Kapitel formulierten Maßnahmen und Erfahrungen gehen über den bisher in den Mittelpunkt gestellten Selbstkontrollansatz zur Veränderung des Eß- und Ernährungsverhaltens hinaus. Themen wie „Bedeutung des Partners und der Familie für die Therapie" oder „Erleben des eigenen Körpers" sind zwar oft inhaltlich eng mit dem gestörten Eßverhalten und der Übergewichtigkeit sowie den Möglichkeiten ihrer Veränderung verknüpft, aus didaktischen Gründen werden diese Themen aber in einem gesonderten Kapitel dargestellt. Die angesprochenen Zusammenhänge werden am Beispiel des Verstärkerprinzips (vgl. einleitende Therapiephase, Übungen 11 und 15) besonders deutlich. Will man dieses Prinzip zur Anwendung bringen, so setzt es die Verfügbarkeit von Verstärkern voraus, die nicht ausschließlich in Essen bestehen. Im Zusammenhang mit der Frage, ob soziale Verstärker sinnvoll eingesetzt werden können, wurde bereits darauf hingewiesen, daß solche therapeutischen Strategien das Vorhandensein geeigneter sozialer Bezugspersonen, die diese Funktion zu übernehmen bereit sind, voraussetzen.

Einige der unten aufgeführten Themen lassen sich auch nicht als klar definierte therapeutische Einheiten behandeln. Es handelt sich hier eher um eine Sammlung klinischer Erfahrungen, die in der Therapie zu verschiedenen Zeitpunkten Bedeutung erlangen können.

Folgende Themen werden hier besprochen:

a) Individuelle Entwicklung des Übergewichts

b) Erleben des eigenen Körpers

c) Belastungen und Einschränkungen im bisherigen Leben durch das Übergewicht

d) Interessensspektrum, alternative Verhaltens- und Erlebensmöglichkeiten

e) Bedeutung von Partner und Familie für die Therapie

f) Bedeutung des sozialen Umfelds (Freunde, Verwandte, Kollegen) für die Therapie

g) In der Therapie auftretende weitere psychische Problembereiche.

Die Intensität, mit der diese Themen in den bisherigen Therapiegruppen behandelt wurden, schwankte von Gruppe zu Gruppe. Im ersten Drittel der Therapiesitzungen (einleitende Phase) ist die Zeit meist zu stark durch die Maßnahmen im Zusammenhang mit der Etablierung des Selbstkontrollansatzes ausgefüllt. Nach einer groben Schätzung nehmen die oben genannten Themen im weiteren Verlauf der Therapie (also etwa ab der 8. Therapiesitzung) ein Drittel bis zur Hälfte der Zeit der einzelnen Therapiesitzungen ein. Meist — aber das gilt nicht nur für diesen Themenkatalog, sondern z.B. auch für das ernährungsmedizinische Programm — bleibt am Ende der Therapie das Gefühl, man hätte hierfür noch wesentlich mehr Zeit haben müssen.

Die einzelnen Gruppen unterscheiden sich sehr stark in ihrem Bedürfnis bzw. ihrer Bereitschaft, sich mit diesen über das Eßverhalten und die Gewichtsabnahme hinausgehenden Themen intensiver auseinanderzusetzen. So löst das Ansprechen von Partnerkonflikten (im Zusammenhang mit dem Gewicht) oder die Selbstwertthematik bei manchen Patienten sehr schnell Ängste aus, andere halten hingegen diese Themen für die eigentlich wichtigen.

Als Therapeuten verfolgen wir hier das Ziel, den Patienten aufzuzeigen, daß und wie ihr Eß- und Ernährungsverhalten Beziehungen zu anderen Lebensbereichen aufweist. Dem Psychologen des Behandlungsteams sind evtl. bestehende weitergehende psychische Probleme der Patienten in den oben genannten Bereichen zum Teil schon aus dem Erstgespräch und der Verhaltensanalyse bekannt, nicht aber den anderen Therapeuten und der Gruppe; er verfügt hier meist über einen deutlichen Informationsvorsprung und ist am ehesten in der Lage, Andeutungen dieser Probleme seitens der Patienten zu verstehen. Will man das Ansprechen solcher Themen für den Patienten in der Gruppe ermöglichen, so muß ein vertrauensvolles Gruppenklima erreicht werden. Insbesondere in den wöchentlichen Rückblicken (s. Kap. IV 3.2.1 b) lassen die Patienten ihren Wunsch, über Selbstwertprobleme, Partnerprobleme etc. zu sprechen, häufig vorsichtig anklingen. Hier haben die Therapeuten (vor allem der Psychologe) dann die Möglichkeit, die Patienten durch vorsichtige Hilfestellungen zu unterstützen.

IV.3.2.2 a Individuelle Entwicklung des Übergewichts

Die Frage, wie es gerade bei ihnen zur Entwicklung eines Übergewichts mit allen damit verbundenen Belastungen gekommen ist, bewegt viele Patienten, und sie erwarten häufig in der Therapie auch eine Antwort hierauf. Auch wenn diese in vielen Fällen nur bedingt gegeben werden kann, ist eine Auseinandersetzung mit dieser Thematik bedeutsam für die Akzeptanz des von uns verfolgten Therapieansatzes. Therapeutischerseits wird mit den hierüber geführten Gesprächen eine Umattribuierung der Genesevorstellungen der Teilnehmer bezüglich des eigenen Übergewichts verfolgt; dies gilt insbesondere, wenn die Patienten ihr individuelles Übergewicht im wesentlichen durch ungünstige somatische Voraussetzungen, Konstitution, metabolische und endokrine Prozesse etc. erklären (vgl. hierzu auch Kap. IV.3.2.1 c). Die lerntheoretische These, daß Übergewicht die Folge unangemessener Eß- und Ernährungsverhaltensweisen ist, wobei letztere gelernt sind, weist dem Individuum zwangsläufig eine aktive Rolle zu, denn eine Veränderung des Übergewichts setzt eine Veränderung des Eß- und Ernährungsverhaltens voraus.

Betrachtet man die gegenwärtige wissenschaftliche Diskussion um die Frage der Entstehung von Übergewicht, so wird heute wie bei vielen anderen psychischen Störungen ein multifaktorielles Ätiologiekonzept vertreten, wobei die einzelnen als bedeutsam angesehene psychischen, sozialen und somatischen Faktoren in komplexen Wechselwirkungen zueinander stehen. Es macht in der Regel wenig Sinn, zu versuchen, dem Patienten solch komplexe Erklärungsmodelle zu vermitteln (allenfalls erscheint uns ein Hinweis auf die Komplexität angebracht). Wir haben von der Informationsseite her den Akzent eindeutig auf die psychologischen Aspekte, vor allem wenn sie einer Veränderung zugänglich sind, gelegt. Wichtiger als die wissenschaftliche Sicht ist u.E. die subjektive Sicht der Patienten. Hier findet sich ein breites Spektrum von persönlichen Theorien; dies reicht von (häufig stark vereinfachten) psychodynamischen Vorstellungen bis hin zu spezifischen Stoffwechseltheorien. Wir sehen es nicht als unsere Aufgabe an, diese Erklärungsprinzipien grundsätzlich in Frage zu stellen, da diese auch den Betroffenen bei der Bewältigung des Übergewichts und seiner Folgen hilfreich sein können. Problematisch wird das, wenn diese subjektiven Erklärungsansätze Möglichkeiten blockieren, die der von uns verfolgte Behandlungsansatz bietet. Dies könnte z.B. der Fall sein, wenn ein Patient sein Übergewicht ausschließlich unter dem Gesichtspunkt der frühkindlichen Vernachlässigung sehen kann und hier eine kaum veränderbare „Opferhaltung" einnimmt. Wir würden in diesem Falle zunächst vorsichtig die Belege für diese Ursachenzuweisung hinterfragen und im weiteren Gespräch versuchen, herauszuarbeiten, welche weiteren Faktoren die Aufrechterhaltung des Übergewichts bis heute bedingt haben könnten. Damit sind gleichzeitig auch Änderungsmöglichkeiten für den Patienten aufgezeigt, und er muß nicht in einer passiven Rolle verharren.

Bei einem Teil der Patienten hat sich das Übergewicht erst im Erwachsenenalter gebildet; hier werden über sowohl langsam einschleichende Prozesse (jährliche Gewichtszunahmen von einigen wenigen Kilogramm über einen längeren Zeitraum) ebenso wie sehr schnelle mit bestimmten Lebensereignissen in Zusammenhang stehende Zunahmen berichtet. Heirat, Schwangerschaft, Klimakterium oder Tod eines Angehörigen sind Ereignisse, die immer wieder als deutliche Markierungspunkte für einen sehr schnellen Gewichtsanstieg genannt werden. Am Beispiel der als entscheidendes Ereignis genannten Schwangerschaft kann man sehr gut aufzeigen, wieviel unterschiedliche Interpretationshypothesen sich hieraus für die Entstehung der Gewichtszunahme ergeben. Das Übergewicht kann hier z.B. die Folge einer überproportionalen Gewichtszunahme während der Schwangerschaft sein, einen Verzicht auf eine konsequente Gewichtsabnahme nach der Geburt des Kindes bedeuten, eine veränderte Rollenvorstellung signalisieren (als Mutter darf man mehr wiegen), oder Ausdruck der Überzeugung sein, daß eine Gewichtsabnahme während der Stillzeit für das Kind schädlich sei.

Die eher schleichende Gewichtszunahme läßt sich häufig aus längerfristigen Umstellungen von Ernährungsgewohnheiten und der Abnahme von körperlichen Aktivitäten (z.B. nach Eintritt ins Berufsleben) erklären.

Zum Verständnis, weshalb man zur Zeit übergewichtig ist, gehört allerdings nicht nur eine Suche nach dem Ausgangspunkt des Problems; analysiert werden müssen ebenso die aufrechterhaltenden Mechanismen. Damit sind Fragen nach den Faktoren, die all die Jahre dazu beigetragen haben, daß man nicht abgenommen hat, verbunden; u.U. wird der Betroffene auch mit der Einsicht konfrontiert, daß aus der Übergewichtigkeit trotz aller subjektiv erlebter Belastungen auch Nutzen und Vorteile gezogen wurden.

Die Bearbeitung der genannten Fragen erfolgt im Gruppengespräch, wobei dieses entweder vom Patienten initiiert wird oder die Themen aktiv vom Therapeuten eingebracht werden. Hilfreich zum Einstieg in die Thematik können u.U. einige schriftlich vom Therapeuten vorformulierte offene Fragen oder einige vorgegebene Thesen sein. Wichtig ist es, im Gespräch darauf zu achten, daß keine theoretischen, quasi-wissenschaftlichen Diskussionen geführt werden, sondern daß die subjektiven Vorstellungen des einzelnen Gruppenteilnehmers zur Entwicklung des eigenen Übergewichts im Mittelpunkt des Gesprächs stehen.

Auch Rollenspiele (z.B. spontanes Nachspielen eines Kleinkind-Mutter-Dialogs) können geeignet sein, eine intensive und auch den emotionalen Aspekten Rechnung tragende Auseinandersetzung mit der Thematik zu ermöglichen. Die therapeutischen Interventionen reichen von Informieren, Zuhören, Verständniszeigen, Affekte ansprechen bis hin zum Konfrontieren, gelegentlich auch zum Interpretieren oder zur Anwendung von kognitiven verhaltenstherapeutischen Methoden (vor allem mit dem Ziel, Veränderungen der Selbstattribution zu erreichen).

IV.3.2.2 b Erleben des eigenen Körpers

Da in unserer Gesellschaft eindeutig Schlankheit und nicht wie in manchen anderen Kulturen Beleibtheit dem Schönheitsideal entspricht, verwundert es nicht, daß ein großer Teil der erheblich übergewichtigen Patienten unter ihrer Körperfülle objektiv und besonders subjektiv leidet. Dies wird z.B. während der medizinischen Eingangsuntersuchung (Entkleiden müssen) oder bei evtl. durchgeführten anthropometrischen Messungen sehr deutlich. Gelingt es, in diesen Situationen ein Vertrauensverhältnis zum Patienten herzustellen, so berichten sie Gefühle der Scham (sich z.B. dem eigenen Partner unbekleidet zu zeigen), Ekel vor den eigenen Körpermassen, Ängste vor Körperschweiß und -geruch.

Der Blick in den Spiegel wird seit Jahren gemieden, um nicht mit dem eigenen Körperbild konfrontiert zu werden. Diese Abneigung gegen den eigenen Körper hat Einfluß auf viele Lebensbereiche des Betroffenen. Sexuelle Kontakte werden gemieden, weil sich die (der) betroffene Frau (Mann) z.B. nicht vorstellen kann, für den Partner begehrenswert zu sein, Ängste vor einem Zurückgestoßenwerden hat, sich nicht in Gegenwart des Partners entkleiden mag und sich evtl. als geschlechtlich „neutral" erlebt. Nicht selten berichten diese Patienten, daß sie jahrelang öffentliche Bäder und Strände gemieden haben. Viele haben auch verlernt, sich „richtig" zu bewegen, sei es wegen eines fehlenden Körperbewußtseins oder weil sie Bewegungen als zu beschwerlich erleben. Auch wenn Patienten in der Therapie erheblich abnehmen, kann nicht davon ausgegangen werden, daß sie damit automatisch ein anderes Körperbewußtsein und Körperbild entwickeln. Deshalb ist die Bearbeitung dieses Themas in der Therapie auch so wichtig. Die Patienten sollen wieder ein positives Verhältnis zum eigenen Körper entwickeln, vielleicht entdecken, daß trotz einer verbleibenden Übergewichtigkeit (unsere Patienten nehmen in der Therapie nur etwa die Hälfte des vorhandenen Übergewichts ab) körperliche Attraktivität gegeben sein kann. Dies setzt voraus, daß man überhaupt bereit ist, den eigenen Körper zur Kenntnis zu nehmen, ihn anzuschauen, ihn zu erproben, um neue Sensibilitäten zu entwickeln.

Therapeutisch ergeben sich eine ganze Reihe von Ansatzpunkten. Hier seien nur einige genannt:

— Das **Gruppengespräch** (ggf. Kleingruppengespräche) über das Erleben des eigenen Körpers, Ängste, Scham, Ekel mit dem Ziel, eine Aussprachemöglichkeit und damit eine subjektive Entlastung zu schaffen.

— **Körperbezogene Übungen**, die darauf zielen, den eigenen Körper wahrzunehmen und kennenzulernen. Möglich sind hier gezielte Entspannungsübungen, die die Aufmerksamkeit überhaupt erst einmal auf Körpergefühle lenken (z.B. Wärme), Körperwahrnehmungsübungen zur Korrektur verzerrter Körperbilder (ein Teil der Übergewichtigen weist auch nach erfolgter Gewichtsabnahme eine verzerrte Körperwahrung in Richtung auf eine immer noch bestehende Übergewichtigkeit auf) oder körperbezogene Phantasieübungen (z.B. Real- und Wunschbilder).

— Maßnahmen zur Förderung der **körperlichen Aktivitäten**. Diese dienen nicht nur der Verbesserung der körperlichen Leistungsfähigkeit, sondern vor allem auch der Stärkung des Vertrauens zum eigenen Körper und dem Lernen, sich (wieder) ungezwungen zu bewegen.

In der Psychotherapieliteratur sind inzwischen eine Vielzahl von körperbezogenen Interventionstechniken beschrieben. Bei ihrer Anwendung auf Übergewichtige raten wir zu einem sehr vorsichtigen und behutsamen Umgang, weil viele Patienten aufgrund ihres sehr eingeschränkten Körperbewußtseins schnell an Grenzen der Intimität kommen, die sie nicht zu überwinden in der Lage sind.

IV.3.2.2 c Belastungen und Einschränkungen im bisherigen Leben durch das Übergewicht

In den Therapiesitzungen werden eine Vielzahl von objektiven und subjektiven Belastungen durch das Übergewicht, bezogen auf die Vergangenheit und Gegenwart, berichtet. Dies kommt in Äußerungen zum Ausdruck wie

— „schon als Kind hat man mich immer Dickmops genannt"

— „die Lehrer haben mich immer benachteiligt"

— „ich habe im Beruf nicht die gleichen Möglichkeiten wie andere"

— „wer nimmt mich schon (als Partner), so wie ich aussehe".

Dies ist nur eine kleine Auswahl von Aussagen, die die Gefühle von erlittener Benachteiligung ausdrücken. Es ist in der Therapie häufig nicht entscheidbar, ob es sich hierbei um reale Benachteiligungen oder um subjektives Erleben des Patienten handelt. Auszugehen ist fast immer von einem erheblichen subjektiven Leidensdruck, der in Beeinträchtigungen des Selbstbewußtseins, in Depressivität bis zu Äußerungen von Suizidabsichten seinen Niederschlag finden kann. Die Wünsche der Patienten richten sich hier sehr stark auf Verständnis und emotionale Unterstützung durch andere (Gruppenmitglieder und Therapeuten). Das therapeutische Handeln sollte sich allerdings nicht allein darin erschöpfen, es sollte u.E. auch dazu beitragen, daß der Patient lernt, präziser zwischen realen und nur vermuteten Benachteiligungen zu unterscheiden, sich gegen Benachteiligungen zu wehren, und daß er erkennt, in welchen Situationen die eigene Übergewichtigkeit einen subjektiven Nutzen erbringt (bzw. Mühen erspart). Letzteres ist z.B. in einer Situation gegeben, wenn sich ein Patient aus einer sich entwickelnden Partnerschaft unter dem Hinweis zurückzieht, daß der andere ihn wegen seiner Körperfülle nicht lieben könne. Dies kann auch ein Vorwand für eine mangelnde Bereitschaft sein, sich mit den auch bei Normalgewichtigen durchaus üblichen Rollenkonflikten auseinanderzusetzen. Ein anderes Beispiel ist die Aufgabe bestimmter Pläne unter dem Hinweis auf geminderte schulische und Berufschancen durch Übergewichtigkeit, um sich Anstrengungen zuersparen. Untersuchungen zum „Dickenstereotyp" zeigen im übrigen, daß dies nicht nur Negativzuschreibungen, sondern auch positive Aspekte (z.B. Geselligkeit, Gutmütigkeit) enthält. Daraus läßt sich folgern, daß Übergewicht nicht nur mit Benachteiligungen, sondern auch in bestimmten Situationen mit sozialen Vorteilen verbunden sein kann. Neben Gruppengesprächen (vor allem auch in Kleingruppen) können Selbstbehauptungsprogramme zur Stärkung des Durchsetzungsvermögens hilfreich eingesetzt werden.

IV.3.2.2 d Interessensspektrum, alternative Verhaltens- und Erlebensmöglichkeiten

Spätestens bei der Suche nach geeigneten Verstärkern für die Einhaltung des Therapievertrags fällt auf, daß viele Übergewichtige über ein sehr enges Interessensspektrum verfügen und daß der Versuch, alternative Verstärkungsmöglichkeiten zu Essen zu finden, aufgrund dieser Einengung oft Schwierigkeiten bereitet. Das hiermit angesprochene Ziel der Therapie, dieses Interessensspektrum breiter und vielfältiger zu gestalten, ist leichter formuliert als realisiert.

Bei unseren therapeutischen Strategien gehen wir von der Überlegung aus, daß im Leben der Gruppenteilnehmer eine Vielzahl von Wünschen und Interessen aufgetreten sind und diese zumindest latent noch vorhanden sein können, daß aber der einzelne sich nicht traut, diese Wünsche zu verfolgen oder auch nur zu äußern. Der Zugang zu diesen Wünschen könnte z.B. dadurch erreicht werden, daß in Gruppen oder Kleingruppen jeder Teilnehmer zunächst einmal unter einer Fragestellung wie z.B. „was ich gerne möchte, was ich aber nicht kann" lernt, solche Ziele wieder zu formulieren und mit anderen zu besprechen. Erweisen sich solche Übungen nicht als hinreichend ergiebig, besteht eine weitere Möglichkeit darin, daß der Therapeut eine Liste von attraktiv klingenden Tätigkeiten und Beschäftigungen vorgibt (z.B. Spazierengehen, Kneipenbesuch, Yoga, Zeitunglesen). Die Teilnehmer sollen bei den einzelnen aufgeführten Tätigkeiten prüfen, ob diese an gegenwärtige oder frühere Interessen anknüpfen und welche Barrieren eine Umsetzung verhindern. Von solchen Listen ist allerdings zu fordern, daß sie nicht unrealistisch überhöht in den Anforderungen sind.

Aufbauend auf solche Informationen kann dann im weiteren Gespräch geklärt werden, unter welchen Bedingungen und mit welcher Hilfestellung die formulierten Wünsche doch realisiert werden könnten. Häufig ist es sinnvoll zunächst Zwischenschritte zu formulieren; gelegentlich können diese Zwischenschritte auch kognitiver Art sein, indem der Wunsch zunächst nur in den Vorstellungen realisiert wird. Positive Erfahrungen auf diesem Wege führen dann zu einer größeren Bereitschaft, sich auf neue (bzw. auf „alte") Wünsche einzulassen. Das Gruppengespräch ist insofern hilfreich, als hier gleichermaßen Betroffene gemeinsame Lösungswege suchen und sich u.U. zu gemeinsamen Initiativen entschließen.

IV.3.2.2 e Bedeutung von Partner und Familie für die Therapie

Partnerschaft und Familie sind in vielfältiger Weise mit der Entstehung, der Aufrechterhaltung und der Veränderung von Übergewichtigkeit verknüpft. Diesem Thema wurde deshalb im Rahmen des Forschungsberichts auch ein eigenes Kapitel (s. Kap. II.7) gewidmet. Da zumindest bestimmte Mahlzeiten über ihre Ernährungsfunktion hinaus wichtige soziale und kommunikative Aufgaben erfüllen, muß der Versuch eines Mitglieds der Familie, die eigenen Eß- und Ernährungsverhaltensweisen zu ändern, zwangsläufig auch die anderen Familienmitglieder tangieren. Der Abnahmeversuch kann z.b. langgehegte Rollen im Familiensystem in Frage stellen.

In Hinblick auf die Frage einer möglichen Unterstützung der Therapie haben wir unsere Aufmerksamkeit mehr auf den Partner und weniger auf die Gesamtfamilie gerichtet. Dabei verwenden wir hier den Begriff Partner im Sinne einer für den Betroffenen wichtigen Bezugsperson. Dort, wo kein Ehepartner, Verlobte(r), feste(r) Freund(in) vorhanden sind, können Kinder, Eltern oder auch Kollegen die „Partner"-Rolle übernehmen. Diese Erweiterung des Partnerbegriffs wurde notwendig, nachdem uns Patienten auf die Aufforderung, Überlegungen anzustellen, wie sie ihren Partner einbeziehen könnten, mitteilten, daß gerade das Fehlen eines Lebenspartners eines ihrer zentralen Lebensprobleme sei. Manche alleinstehenden Patienten beteiligen sich nur deshalb an der Therapie, weil sie hoffen, anschließend leichter einen Partner zu finden.

Bezüglich des Ausmaßes einer Beteiligung des Partners an den einzelnen Therapiemaßnahmen wird in der Literatur ein breites Spektrum von Meinungen vertreten. Dies reicht von der Forderung nach Durchführung einer konsequenten Familientherapie bis hin zur Position, daß der Übergewichtige sein Problem (Übergewicht) gerade alleine bewältigen müsse. Wir haben uns hier eher für eine mittlere Position entschieden, indem wir versuchen, die partnerschaftlichen und familiären Ressourcen möglichst weitgehend zu nutzen, ohne daß diese primären Bezugspersonen regelmäßig an der Therapie teilnehmen. Eine Kontaktaufnahme (direkt oder indirekt) mit der wichtigsten Bezugsperson geschieht über die bei einigen Gruppen im Rahmen des Erstinterviews durchgeführten Partnergespräche, über die regelmäßige Einladung der Partner zu den Kochabenden (s. Kap. IV.3.2.3 d) und weiterhin über die bei verschiedenen therapeutischen Maßnahmen den Patienten empfohlene Besprechung und Diskussion bestimmter Arbeitspapiere, Aufgaben und Übungen.

Die Beantwortung der Frage, ob und in welchem Ausmaß und zu welchem Zeitpunkt der Therapie die Einbeziehung des Partners in die Therapiemaßnahmen im Einzelfall sinnvoll ist, hängt nach unseren Erfahrungen von mehreren Faktoren ab, so z.B. von

— der **Situation des Patienten**: Wünscht er diese Unterstützung überhaupt, oder will er sein Problem lieber alleine lösen? Steht überhaupt eine geeignete Bezugsperson zur Verfügung?

— der **Situation des Partners**: Welches Ausmaß an Hilfe kann und will er gewähren?

— der **Perspektive des Therapeuten**: Nützt oder schadet eine Einbeziehung des Partners? Verfügt der Partner überhaupt über Hilfsmöglichkeiten?

Natürlich ist das Einverständnis der Patienten bei der Einbeziehung des Partners eine unabdingbare Voraussetzung. Nur besteht beim Patienten nicht immer eine klare Position in dieser Frage, auch kann sich eine diesbezügliche Haltung im Verlauf der Therapie durchaus wandeln.

Der Partner wiederum kann aufgrund einer langen Karriere von erfolglosen Therapieversuchen seines übergewichtigen Lebenspartners nicht mehr bereit sein, für einen nochmaligen Versuch Mühen zu investieren, oder es ist ihm inzwischen „egal", ob der andere abnimmt. Manche von ihnen sehen auch nur Nachteile durch die Gewichtsabnahme des übergewichtigen Partners, weil sie Auswirkungen der Therapiemaßnahmen auf die eigene Essenszubereitung oder auf das etablierte Rollenverhältnis befürchten.

Der Partner kann allerdings auch eine besonders hohe Motivation an der Gewichtsabnahme des anderen haben und geradezu auf eine aktive Rolle im Therapiegeschehen drängen. So sieht sich ein Teil der sich zur Therapie anmeldenden Patienten einem sozialen Druck der wichtigsten Bezugspersonen zur Gewichtsabnahme ausgesetzt. Gelegentlich versuchen diese Partner sogar selbst, den Patienten zur Therapie anzumelden, was von uns allerdings in der Regel nicht akzeptiert wird.

Eine Sondersituation ist dann gegeben, wenn der Partner ebenfalls übergewichtig ist (dies trifft in etwa einem Drittel der Fälle zu). Wenn diese übergewichtigen Partner selbst zur Zeit nicht abnehmen wollen, können sie dennoch von den Bemühungen des anderen mitbetroffen sein (z.b. im Sinne der Frage des „Patienten": „ich tue etwas für meine Gesundheit, was ist mit Dir?"). Ein Teil der übergewichtigen Partner (etwa 50 %) versucht zeitgleich mit dem Patienten, eine Gewichtsabnahme zu erreichen. Meist geschieht dies im Sinne eines „häuslichen Mitmachens", indem sich diese Partner die einzelnen therapeutischen Maßnahmen durch den Patienten erläutern lassen. In einigen wenigen Fällen nahmen die Patienten an der gleichen, einer Parallel- oder späteren Gruppe teil. Bei direkter Beteiligung beider an der gleichen Gruppe eröffnet sich eine Vielzahl von therapeutischen Möglichkeiten, gleichzeitig kann die Anwesenheit beider eine offene Kommunikation über miteinander bestehende Probleme auch behindern.

Wenn im Erstgespräch, in dem ggf. ergänzend geführten Partnergespräch oder aus den Berichten des Patienten deutlich wird, daß bereits bestehende problematische Abhängigkeiten in der Partnerbeziehung durch die Übernahme einer „Co-Therapeutenrolle" durch den Partner eher verstärkt würden, haben wir diese Schwierigkeiten und Risiken mit den Patienten ausführlich durchgesprochen und ggf. von einer Einbeziehung des Partners in die Therapie abgeraten.

Wie kann der Partner nun unterstützend in der Therapie eingesetzt werden?

Eine wichtige Hilfe besteht zunächst einmal in der **emotionalen Unterstützung**. Gemeint ist damit das Zeigen von Interesse, das Bereitsein zu Gesprächen, die Aufmunterung und Motivierung, wenn Krisen im Therapieverlauf eintreten, und das geduldige Tragen der „Lasten", die die Therapie für den Partner selbst bedeutet. Letzteres kann z.B. in der Akzeptanz einer evtl. auftretenden Nervosität des

Patienten oder in dem „Nicht-murren" bei den in dieser Zeit evtl. die ganze Familie betreffenden Umstellungen der Ernährung bestehen.

Ein **aktives Mitmachen** des Partners, selbst wenn er nicht selbst abnehmen möchte, ist möglich bei der Planung des Einkaufsverhaltens, der Nahrungszubereitung, der Bestimmung des Energiegehaltes der einzelnen Mahlzeiten und bei der bewußten Umstellung problematischer Eßverhaltensweisen (z.b. Verlangsamung des Eßvorgangs).

Weniger wünschenswert aus therapeutischer Sicht ist, wenn die Partner den Patienten alle mit der Therapie verbundenen Mühen abnehmen, weil dadurch deren Eigenverantwortlichkeit eher gehemmt wird. Dies trat eher bei männlichen als bei weiblichen Gruppenteilnehmern auf. Schwieriger zu beantworten sind die Fragen, ob der Partner im Rahmen der Therapie Kontrollfunktionen übernehmen sollte (z.b. indem er die Einhaltung des Therapievertrags seitens des Patienten überprüft) oder ob er im Rahmen eines Verstärkerplans systematische soziale Unterstützung geben sollte. Eine Übernahme von Kontrollfunktionen kann zwar in einer Übergangszeit durchaus sehr hilfreich sein, der Nutzen muß aber immer gegen das Risiko der Schaffung von zusätzlichen Abhängigkeitsbeziehungen abgewogen werden.

Im weiteren Sinne kann der Partner unterstützend wirken, wenn er überhaupt bereit ist, die Tatsache zu akzeptieren, daß Übergewichtigkeit und Möglichkeiten einer Gewichtsabnahme mit der bestehenden Partnerbeziehung vielfältige und z.T. auch problematische Zusammenhänge aufweisen können. Sich unter diesem Gesichtspunkt mitverantwortlich zu fühlen und als Partner für eine Auseinandersetzung bereit zu sein, kann vielfältige therapeutische Möglichkeiten eröffnen.

Wenn zuletzt viel von den Unterstützungsmöglichkeiten des Partners die Rede war, so muß auch das Gegenteil, nämlich die gelegentliche Behinderung der Therapie durch jenen gesehen werden. Diese kann sich in verdeckter oder auch offener Boykottierung der Bemühungen des Patienten zeigen, so durch demonstratives Essen bestimmter Speisen in Gegenwart des anderen bis hin zu „Verboten" oder Behinderungen der Teilnahme an den Therapiesitzungen.

Die Auseinandersetzung mit solchen Fragen und die Veränderungen des Patienten im Verlauf der Therapie (z.B. die größere körperliche Attraktivität, das gestärkte Selbstbewußtsein oder das stärkere Durchsetzungsvermögen) können erhebliche Auswirkungen auf das Beziehungsgefüge von Patient und Partner haben. Diese können sowohl zu der Stabilisierung einer kriselnden Beziehung wie auch gelegentlich zu dem Entschluß, sich voneinander zu trennen, führen.

Die zuletzt angestellten Überlegungen sollten allerdings nicht den Eindruck erwecken, als könnten in einer auf Gewichtsabnahme angelegten Gruppentherapie generell Eheprobleme gelöst werden. In einigen Fällen haben wir den Patienten, bei denen im Erstgespräch oder im späteren Verlauf der Therapie die Beziehungsprobleme sehr stark im Vordergrund standen, anstelle der Übergewichtsgruppe oder ergänzend zu ihr, eine Eheberatung bzw. Ehetherapie angeraten.

Für die Behandlung des Themas „Partner und Familie" im Rahmen unserer Gruppentherapie bieten sich therapeutischerseits verschiedene Möglichkeiten. Wenn die Patienten die Rolle des Partners und der Familie bzw. etwaige Probleme nicht von sich aus im Gruppengespräch ansprechen, ist auch eine gezielte Thematisierung seitens des Therapeuten möglich mit Fragen wie:

— was haben Partnerschaft und Übergewicht bei mir miteinander zu tun?

— welche Hilfe für die Therapie wünsche ich mir von meinem Partner und meiner Familie?

— wie hat sich unsere Beziehung im Verlauf der Therapie verändert?

Wir haben immer wieder gute Erfahrungen gemacht, solche Themen zunächst im Sinne einer Selbstbesinnungsübung durch einen kurzen offenen Fragebogen, den jeder Teilnehmer für sich selbst bearbeitet, einzuleiten, um dann in der Gruppe oder Kleingruppe intensiver auf die Beiträge der einzelnen einzugehen. Auch hier kann wiederum die spontane Anregung zu Rollenspielen ein Zugang zu den emotionalen Aspekten der Partnerbeziehung sein.

IV.3.2.2 f Bedeutung des sozialen Umfelds (Freunde, Verwandte, Kollegen) für die Therapie

Auch weitere Bezugspersonen im Leben des Patienten, wie Freunde, Verwandte, Arbeitskollegen, können für den Verlauf der Therapie von erheblicher Bedeutung sein. Eine Reihe im vorangegangenen Abschnitt am Beispiel des Partners diskutierten Mechanismen wie Kontrolle, Abhängigkeit und Boykottierung, aber auch die genannten Hilfsmöglichkeiten können ebenfalls im Zusammenhang mit diesen Personenkreisen wirksam werden und sollen nicht nochmals ausführlich diskutiert werden. Auch die Art der Thematisierung und der Behandlung der hier auftretenden Fragen und Probleme gleicht der oben beschriebenen.

Eine wichtige Frage für manche Patienten ist die nach dem Nutzen der Bekanntgabe des Therapieversuchs bei Freunden, Kollegen oder Verwandten. Während wir in den früheren Gruppen die Patienten im Rahmen ihres Gruppentherapievertrags verpflichteten, möglichst viele Bezugspersonen von der Aufnahme der Therapie zu informieren, überlassen wir heute diese Entscheidung dem Patienten weitgehend selbst. Auf der einen Seite ist es wichtig, den Patienten die Möglichkeiten einer Unterstützung der Therapie durch diesen Personenkreis durch Verständnis, Rücksichtnahme und soziale Verstärkung aufzuzeigen, auf der anderen Seite ist es verständlich, wenn Gruppenteilnehmer aufgrund von Ängsten vor erneutem Mißerfolg oder vor Behinderung der Therapie lieber den Kreis der Informierten (zunächst) klein halten wollen. Ob der durch die Bekanntgabe der Teilnahme an der Therapie entstehende soziale Druck hilfreich oder für die Therapie hinderlich wird, ist im Einzelfall schwer vorauszusagen. Problematisch ist allerdings, wenn durch die „Geheimhaltung" der Behandlung die einzelnen therapeutischen Maßnahmen in ihrer Durchführung behindert werden, weil der Patient sich z.B. nicht traut, den Koch in der Kantine nach dem Nährwertgehalt der Nahrung zu fragen.

Während der Therapie werden weitere soziale Bezugspersonen nicht selten bei den Schilderungen „schwieriger Situationen" (s. hierzu Kap. IV.3.2.1 d) erwähnt (z.B. wenn sie dem Patienten bestimmte mit dem Therapieplan nicht vereinbare Speisen oder Getränke bei Feiern, Einladungen, Festen oder gemeinsamen Unternehmungen aufdrängen).

Freunde, Verwandte und Arbeitskollegen sind aber auch für das Gelingen von Änderungen im Sozialverhalten für den Patienten bedeutsam. Bei dem Versuch, neue Interessen, neue Handlungsmöglichkeiten zu entdecken, sich sozial selbstbewußter zu verhalten oder sich gegen das „Dickenstereotyp" zu wehren, stellen diese Personen die soziale Realität dar. Man kann nicht davon ausgehen, daß sie den Versuch eines Rollenwechsels des Patienten in jedem Falle unterstützen. So muß sich z.B. ein Arbeitskollege im Gegensatz zu früher jetzt plötzlich mit jemandem auseinandersetzen, der nicht mehr („gutmütig") alle ihm zugewiesenen (zugeschobenen) Arbeiten widerspruchslos übernimmt. Die Vorbereitung des Patienten auf solche Widerstände gehört zu den wichtigen therapeutischen Aufgaben.

IV.3.2.2 g In der Therapie auftretende weitere psychische Probleme

Bei den sich zur Gruppenbehandlung ihres Übergewichts anmeldenden Patienten können weitere psychische Probleme und Störungen wie Alkohol- und Drogenabhängigkeit, psychoneurotische und psychosomatische Probleme etc. vorliegen. Im Rahmen der Eingangsdiagnostik und der Indikationsstellung muß dann entschieden werden,

— wieweit diese zusätzlichen Schwierigkeiten mit der Übergewichtigkeit in einem inhaltlichen Zusammenhang stehen

— welche der Störungen zur Zeit eher das Hauptsymptom und welche eher das Nebensymptom ist (z.B. Übergewicht oder Alkoholmißbrauch)

— ob sich hinter der Anmeldung zu einer Übergewichtstherapie nicht letztlich der Wunsch nach einer intensiven Psychotherapie von z.B. psychoneurotischen oder psychosomatischen Störungen verbirgt

— und welche Möglichkeiten der Mitbehandlung dieser zusätzlichen psychischen Probleme das von uns angebotene Gruppenkonzept zuläßt.

Manchmal werden diese weiteren psychischen Probleme im Erstgespräch nicht sichtbar, oder sie entwickeln sich erst im Verlauf der Therapie. Dann stellt sich für das Therapeutenteam die Frage, ob ein Verbleiben dieses Patienten in der Übergewichtsgruppe sinnvoll ist oder ein Therapieabbruch oder ggf. eine Ergänzung des therapeutischen Angebots außerhalb der Gruppe notwendig ist. Ein gleichzeitig bestehender Alkohol- oder Tablettenabusus, ein psychosomatisch bedingtes Asthma oder ein ausgeprägtes Zwangsverhalten können im Rahmen des allgemeinen gruppentherapeutischen Angebots nicht hinreichend intensiv mitbehandelt werden. Es überfordert das Behandlungsmodell, die Therapiegruppe (die anderen Patienten sind mit anderen Erwartungen gekommen) und stößt ggf. auch an Grenzen des Therapeutenteams.

manchmal ist es sinnvoll, einem Patienten, der z.Z. unter mehreren Problemen leidet, zu raten, diese nicht alle gleichzeitig lösen zu wollen. Ist für ihn das Übergewicht z.Z. ein bedeutsames Problem, so kann dessen erfolgreiche Bewältigung während der Gruppentherapie einem solchen Patienten das Gefühl vermitteln, überhaupt eine Fähigkeit zur Lösung seiner Schwierigkeiten zu besitzen. Hierauf aufbauend könnten sich dann weitere therapeutische Bemühungen wie z.B. eine Ehetherapie oder eine Behandlung einer Alkoholismus-Problematik anschließen.

Wenn die Möglichkeit bzw. Notwendigkeit besteht, die Patienten aus einer größeren Gruppe von Therapiebewerbern auszuwählen, ist evtl. auch die Bildung von speziellen Gruppen Übergewichtiger mit ähnlichen zusätzlichen psychischen Problemen denkbar. Möglich wären z.B. Gruppen für Übergewichtige, die unter den psychischen Folgen ernsthafter oder lebensbedrohlicher Erkrankungen leiden (wie Patienten vor und nach schwerwiegenden Operationen), vorausgesetzt, daß bei ihnen aus subjektiven oder objektiven Gründen eine Gewichtsabnahme indiziert ist.

IV.3.2.3 Erweiterung des ernährungsmedizinischen und diätetischen Behandlungsansatzes

Ein wesentliches Behandlungsziel der Therapie besteht darin, das Ernährungsverhalten der Teilnehmer grundlegend umzustellen. Wie bereits an früherer Stelle ausgeführt (vgl. Übung 14), wird im Rahmen des Behandlungsansatzes auf das Vorschreiben spezifischer Kostformen verzichtet, vielmehr wird die Umstellung der Ernährung auf eine physiologisch ausgewogene Mischkost angestrebt. Hierdurch kann zugleich ein weiteres Behandlungsziel erfüllt werden, daß nämlich nach Abschluß der Therapiephase zum Beibehalten des reduzierten Körpergewichts eine qualitative Umstellung der Ernährung nicht erforderlich ist.

Insgesamt haben wir uns bemüht, das diätetische Programm so auszurichten, daß es unter den normalen Lebensumständen für den Patienten gut realisierbar ist. Alle ernährungsmedizinischen und diätetischen Maßnahmen sind dabei in das therapeutische Rahmenkonzept, den Selbstkontrollansatz, eingebunden, d.h. es wird versucht, sich auch bei ihrer Vermittlung an lerntheoretischen Prinzipien der Selbstkontrolle zu orientieren.

Die bisher dargestellten ernährungsmedizinischen und diätetischen Maßnahmen dienten vor allem der Schaffung der Voraussetzungen eines auf das Ernährungsverhalten bezogenen Selbstkontrollansatzes (z.B. durch das Bestimmen des Körpergewichts und das Führen der Gewichtskurven (Übung 7), das Führen und Auswerten von Ernährungsprotokollen (Übung 8 und Übung 9). Auf dieser Grundlage kann dann eine Entscheidung über quantitative und qualitative Umstellungen im Ernährungsverhalten (Übung 12 und Übung 14) gefällt werden, die auch im Rahmen des individualisierten Therapievertrags (vgl. auch Arbeitspapier A 16 Abschnitt A und C) ihren Niederschlag finden.

In Kapitel IV.3.2.1. sind auch die Maßnahmen beschrieben, die der Aufrechterhaltung der im Therapievertrag formulierten Veränderungen des Ernährungsverhaltens dienen. Dazu gehören die Fortsetzung des regelmäßigen Wiegens und das Führen der Gewichtskurven, das tägliche Abwiegen und Registrieren der zugeführten Lebensmittel und Getränke und die Bestimmung des Energiegehaltes, die stichprobenweise Kontrolle der Ernährungsprotokolle durch den Diätassistenten, die gegenseitige Auswertung der Protokolle in Kleingruppen sowie Berichte über das Gelingen der Umstellung der Ernährungsgewohnheiten im Rahmen des wöchentlichen Rückblicks. Unter Umständen ist eine Ergänzung oder Änderung der auf das Ernährungsverhalten zielenden Verhaltensvorsätze (s. Therapievertrag) notwendig.

Das in diesem Kapitel beschriebene **ergänzende ernährungsmedizinische und diätetische Programm** will

— ein ernährungsmedizinisches Basiswissen vermitteln und erweitern (z.B. in die Grundlagen der Ernährungslehre einführen), um Verständnis für die im Körper ablaufenden physiologischen Prozesse sowie für den Sinn gezielter diätetischer Maßnahmen zu schaffen und um gleichzeitig die Grundlage für eine eigene an sinnvollen ernährungsphysiologischen Grundsätzen orientierte Nahrungszusammenstellung zu legen.

— Möglichkeiten der Erweiterung des eigenen Verhaltensspektrums bzw. Verhaltensalternativen aufzeigen. Dies bezieht sich sowohl auf das Einkaufsverhalten, auf die vielfältigen Möglichkeiten, Mahlzeiten zusammenzustellen, sowie auf die Art der Zubereitung der Speisen und das Spektrum der Erlebensmöglichkeiten der Patienten. Auch wenn eine Reihe der früher bereits behandelten Maßnahmen mit Einschränkungen (quantitativ und qualitativ) durch die Schaffung einer Energiegrenze und die Reduktion bestimmter physiologisch ungünstiger Komponenten der Nahrungszusammensetzung verbunden sind, ist es keineswegs das Ziel, Essen als Quelle des Lustgewinns aus dem Leben des Patienten zu verbannen. Wir streben vielmehr an, daß er hier durch ein geändertes Eß- und Ernährungsverhalten (z.B. durch attraktive Zubereitung der Mahlzeiten oder gesündere und verträglichere Zusammensetzung der Nahrung) zu einer größeren Genußfähigkeit gelangt. Die Rückmeldung am Ende der Therapie zeigt erfreulicherweise auch, daß diese Umstellung tatsächlich mit einer Steigerung des Genusses am Essen verbunden ist und nicht, wie gelegentlich von Skeptikern am Therapieansatz kritisiert, der Patient durch die zahlreichen Beobachtungsaufgaben letztlich die Freude am Essen verliert.

Diesen Zielsetzungen dienen folgende Maßnahmen:

---

a) **Einführung in die Ernährungslehre**

1) allgemeine Prinzipien der Ernährungslehre

2) Eiweiß, Fett und Kohlenhydrate

3) Wasserhaushalt, Getränke, Alkohol

4) Vitamine, Mineralstoffe, Spurenelemente, Ballast- und Geschmacksstoffe

b) **Empfehlungen, Tips, Rezeptbeispiele**

c) **Schwierige Situationen bei der Umstellung des Ernährungsverhaltens**

d) **Durchführung von Kochabenden**

Wie weit und wie ausführlich dieses sehr umfängliche Programm im Rahmen der Therapiegruppe behandelt werden kann, hängt von verschiedenen Gesichtspunkten ab, so von der zur Verfügung stehenden Zeit, dem Aufnahmevermögen und dem Interesse der Patienten und den personellen Möglichkeiten (Vorhandensein hierfür hinreichend qualifizierter Diätassistenten, Ökotrophologen und Ernährungsmediziner). Mit diesem Programm ist auch gleichzeitig aufgezeigt, wie die in diesem Manual vorwiegend auf psychologische Elemente ausgerichtete interdisziplinäre Behandlungskonzeption stärker in Richtung auf ernährungsmedizinische und diätetische Inhalte umgestaltet werden kann.

Die Durchführung der oben aufgelisteten ernährungsmedizinischen und diätetischen Maßnahmen lag in unseren bisherigen Behandlungsgruppen hauptsächlich in den Händen des Diätassistenten. Eine Reihe von Maßnahmen wurden in manchen Gruppen aber auch vom Arzt in der Gestaltung übernommen. Bezüglich eines möglichen Einsatzes von Ökotrophologen im Rahmen dieser Programmelemente ist festzustellen, daß sie sicher aufgrund ihrer Ausbildung gute Voraussetzungen zur Einführung in die Ernährungslehre mitbringen. Vorausgesetzt werden müssen allerdings auch die praktischen Kenntnisse und Kompetenzen (s. oben Punkt b) und c)) sowie Erfahrungen in der Ernährungsberatung.

Die einzelnen Maßnahmen des erweiterten ernährungsmedizinischen und diätetischen Behandlungsansatzes sind für sich klarer voneinander abgrenzbar als dies für die Maßnahmen im Rahmen des erweiterten psychologischen Programms (s. Kap. IV.3.2.2) gilt. Die obige Gliederung drückt auch zumindest innerhalb der einzelnen Unterabschnitte von uns als empfehlenswert angesehene zeitliche Aufbauverhältnisse aus. In der Darstellung der einzelnen Maßnahmen versuchen wir in Analogie zu den Übungen des einleitenden Teils jeweils Hinweise zu Zielen und Inhalten, Dauer, Ablauf und Erfahrungen zu geben.

Bei der Durchführung des ernährungsmedizinischen und diätetischen Programms in den verschiedenen Gruppen wurde in den letzten Jahren eine Vielzahl von Materialien erarbeitet. Eine begrenzte Auswahl hiervon wird in dieses Manual mitaufgenommen. Sie finden sich gesammelt im Anhang 3 (Diät). Diese Materialien wurden entweder von Mitarbeitern der Sektion Ernährungsmedizin und Diätetik der Universitätsklinik Freiburg (Leiter Prof. Dr. R. Kluthe) oder von der Projektgruppe Interdisziplinäre Adipositastherapie des Universitätskrankenhauses Hamburg-Eppendorf zusammengestellt oder erarbeitet.

IV.3.2.3 a Einführung in die Ernährungslehre

Zunächst wird hier auf einige allgemeine Prinzipien der Ernährungslehre eingegangen, es folgt die Darstellung der hauptsächlichen Energieträger und Körperbaustoffe (Eiweiß, Fette, Kohlenhydrate), sowie des Flüssigkeitshaushaltes; der Abschnitt schließt mit den Mikronährstoffen (Vitamine, Mineralstoffe, Spurenelemente) und den Begleitstoffen (Ballast- und Geschmacksstoffe). Ausgearbeitete Arbeitspapiere und Materialien (Anhang 3) beziehen sich vor allem auf die Hauptenergielieferanten. Zur Vorbereitung auf die anderen genannten Themen sei auf einschlägige ernährungsmedizinische Lehrbücher verwiesen (z.B. Kasper, H.: Ernährungsmedizin und Diätetik. München: Urban und Schwarzenberg, (4. Aufl.), 1985). Bezüglich der Gestaltung der therapeutischen Maßnahmen, die der Vermittlung der ernährungsmedizinischen Grundlagen dienen, gibt es eine Vielzahl von didaktischen Möglichkeiten, so

— Kurzvorträge ergänzt durch ausgearbeitete Informationspapiere

— Arbeitsbögen, Fragebögen mit anschließendem Gruppengespräch

— bildliche Darstellungen (Fotos, Dias, Folien (Overhead) und Filme)

— Demonstrationen (z.B. mit Lebensmittelattrappen oder Originalverpackungen).

Wichtig ist, daß der Patient bezüglich seiner Kapazität, die Informationen aufzunehmen und zu verarbeiten, nicht überfordert wird, auch wenn dem Therapeuten aus berufsspezifischer Sicht die weitere Vermittlung von Fakten besonders wichtig erscheint. Die Vermittlung sollte immer wieder bemüht sein, den Patienten aktiv in den Lernvorgang einzubeziehen und, wenn möglich, am persönlichen Verhalten und Erleben der Teilnehmer anknüpfen, indem etwa bei den gewählten Beispielen vom Ernährungsprotokoll eines Teilnehmers ausgegangen wird. Bezüglich der zeitlichen Einordnung der Ernährungslehre im Rahmen des Gesamtprogramms der Therapie wurde in Übung 14 (Entscheidung über Umstellung der Ernährung) darauf hingewiesen, daß die Ziele vom Patienten leichter aus den eigenen Ernährungsprotokollen abgeleitet werden können, bzw. die Empfehlungen des Diätassistenten besser verständlich sind, wenn bereits zu diesem Zeitpunkt eine Einführung in die Ernährungslehre durchgeführt wird. Die ausführliche Behandlung des Themas Ernährungslehre ist wegen des in der Anfangsphase der Therapie dicht gedrängten Programms kaum möglich. Man muß sich also therapeutischerseits entscheiden, ob man die Therapieziele bezüglich der Änderung des Ernährungsverhaltens auf später verschiebt (z.B. in die 8. - 10 Sitzung), oder diese Festlegung auf einer zunächst sehr vorläufigen ernährungsmedizinischen Grundlage trifft. Für letzteres spricht, daß dann in der Therapie mehr Zeit für einen Austausch über die Erfahrung und das Eingehen auf Schwierigkeiten bei den geplanten Umstellungen vorhanden ist.

a 1 Allgemeine Prinzipien der Ernährungslehre

Im Rahmen dieser thermatischen Einführung in die Grundlagen der Ernährungslehre sollen die Teilnehmer

— grundlegende Begriffe der Ernährungslehre (z.B. die Bedeutung von Nährstoffen oder Begleitstoffen) kennenlernen

— über Funktionen verschiedener Nährstoffe (z.B. als Baustoffe, Brennstoffe und Schutz- bzw. Reglerstoffe) informiert werden

— sich mit dem Energiegehalt der in den Lebensmitteln enthaltenen Nährstoffe auseinandersetzen.

Diese Einführung sollte gerade wegen ihres starken theoretischen Akzents maximal 30 Minuten dauern. Zur zeitlichen Einordnung wurden bereits im vorangegangenen Abschnitt Anmerkungen gemacht. Als **Arbeitsmaterialien** empfehlen wir:

— Folien, um den Vortrag graphisch zu unterstützen

— das Informationsblatt „Einige Grundinformationen aus der Ernährungslehre" (s. Ernährungsmedizinische und diätetische Arbeitsmaterialien Diät 1, Anhang 3).

— der Fragebogen „Übungsfragen für die Ernährungslehre" (s. Ernährungsmedizinische und diätetische Arbeitsmaterialien, Diät 2, Anhang 3).

Die Durchführung der Übung besteht meist in einem Kurzvortrag, der durch entsprechende Folien oder Dias unterstützt wird. Die Inhalte des Vortrags gehen aus dem oben zitierten Arbeitsmaterial Diät 1 hervor. Es empfiehlt sich, dieses Informationsblatt erst nach dem Vortrag auszugeben, um nicht zuviel Aufmerksamkeit der Patienten durch gleichzeitiges Lesen abzuziehen. Nach dem Vortrag werden Verständnisfragen der Patienten diskutiert.

Die Übung läßt sich, insbesondere wenn mehr Zeit zur Verfügung steht, durch den Einsatz des Arbeitsbogens „Übungsfragen für die Ernährungslehre" (s. Anhang 3, Diät 2) modifizieren. Diese Sammlung von wichtigen Grundfragen aus der Ernährungslehre läßt sich im Rahmen der Einführung in die Ernährungslehre unterschiedlich einsetzen:

— Zur Bestandsaufnahme des vorhandenen (zum Teil schon in der Therapie erworbenen) Ernährungswissens. Auf der Basis dieser Informationen kann der durchführende Therapeut (in der Regel der Diätassistent) in seinen Ausführungen gezielt auf Informationslücken im ernährungsmedizinischen Wissen eingehen. In diesem Falle sollte er diesen Bogen zu Beginn der Übung vom Patienten ausfüllen lassen. Die einzelnen Fragen des Arbeitsbogens werden dann als Schwerpunktthemen aufgefaßt und nach der individuellen Bearbeitung des Bogens durch den Patienten jeweils gemeinsam diskutiert.

— Der Bogen kann aber auch als Feedback-Instrument für den durch den Vortrag und die daran anschließende Diskussion erreichten Wissensstand verwendet werden.

Wie immer man den Fragebogen auch verwenden wird, wichtig ist, nicht ein Klima in der Gruppe zu schaffen, das dem von Klassenarbeiten oder Klausuren während der Schulzeit ähnelt. Indem die Funktion des Bogens erläutert wird und besonders auf den Feedback-Charakter verwiesen wird, ist dies vermeidbar.

a 2 Eiweiß, Fett und Kohlenhydrate

Mit diesen Maßnahmen sollen die wesentlichen Nährstoffe bzw. hauptsächlichen Energielieferanten in Hinblick auf ihr Vorkommen in der Nahrung sowie bezüglich des täglichen Bedarfs behandelt werden. Die Gruppenteilnehmer sollen hier Voraussetzungen erwerben, um diese Gesichtspunkte in die Gestaltung ihrer täglichen Ernährungspläne einbeziehen zu können.

Es sollte pro Therapiesitzung nur jeweils einer der drei Nährstoffe — allerdings am günstigsten in drei aufeinanderfolgenden Therapiesitzungen in der Abfolge Eiweiß, Fett, Kohlenhydrate — behandelt werden. Der Zeitbedarf pro Thema variiert in Abhängigkeit von der Intensität der Gruppenarbeit bzw. der Verwendung von Arbeitspapieren zwischen 20 - 45 Minuten.

Arbeitsmaterialien:

— Folien oder Dias zur Unterstützung der Kurzvorträge

— ernährungsmedizinische und diätetische Arbeitsmaterialien (s. Anhang 3):

- Diät 3: Informationsblatt „Der wichtigste Nährstoff Eiweiß oder Protein"
- Diät 4: Arbeitsbogen zum Thema „Eiweiß"
- Diät 5: Informationsblatt zum Thema „Fett in unserer Nahrung"
- Diät 6: Arbeitsbogen zum Thema „Einsparung von Fett"
- Diät 7: Informationsblatt zum Thema „Die geheimnisvollen Kohlenhydrate"

Die Behandlung der Themen wurde in der Regel mit einem Kurzvortrag des Diätassistenten eingeleitet, unterstützt durch Folien oder Abbildungen. Auch die Verwendung von Lebensmittelattrappen kann zur Veranschaulichung eine große Hilfe sein. Die vorliegenden Informationspapiere zu den Themen Eiweiß, Fett und Kohlenhydrate (s. Anhang 3, Diät 3,5 und 7) wurden meist erst nach dem Vortrag ausgegeben. Im Gruppengespräch sollte hinreichend Zeit für Patientenfragen vorhanden sein.

Im Hinblick auf eine mögliche praktische Anweisung des neuerworbenen Wissens ergeben sich unterschiedliche Möglichkeiten. So können die Patienten aufgefordert werden, allein oder in Kleingruppen den Anteil der jeweils behandelten Nährstoffe für ausgewählte Tage ihres Ernährungsprotokolls zu berechnen. Eine andere Möglichkeit besteht im Einsatz von Arbeitsbögen. Für die Themen Eiweiß und Fett wurden solche Bögen in die Sammlung der ernährungsmedizinischen und diätetischen Materialien (Diät 4 und 6, Anhang 3) aufgenommen. Den Einsatz des zuletzt genannten Bogens empfehlen wir besonders, weil sein Schwerpunkt auf der Einsparung von Fett liegt und damit an ein bei vielen Patienten problematisches Ernährungsverhalten anknüpft.

Die Arbeitsbögen können wiederum unterschiedlich verwendet werden, indem z.B. jeder den Bogen zunächst individuell bearbeitet und dann Lösungsvorschläge in der Gruppe diskutiert werden oder in Form von Kleingruppen gleich gemeinsam Möglichkeiten erarbeitet werden, die abschließend aber nochmals mit dem Diätassistenten durchgesprochen werden sollten.

Erfahrungen:
Die Themen Eiweiß, Fett und Kohlenhydrate treffen in der Regel auf ein großes inhaltliches Interesse der Gruppenteilnehmer. Teilweise laufen die Diskussionen so intensiv ab, daß der Therapeut nicht umhin kommt, die Zeit zu begrenzen. Zum Teil erklärt sich der hohe subjektive Stellenwert, der diesen Hauptthemen der Ernährungslehre beigemessen wird, auch durch das bei vielen Patienten zu Beginn und meist zu diesem Zeitpunkt immer noch bestehende stark somatisch getönte Erklärungskonzept für die eigene Übergewichtigkeit. So wichtig es einerseits ist, gesicherte ernährungsphysiologische Grundlagen zu schaffen und dem Patienten zu helfen, Fehler in der Ernährung zu entdecken, so wichtig ist es gleichzeitig, dem Optimismus mancher Patienten entgegenzutreten, daß bessere Kenntnisse in diesem Bereich allein das Übergewichtsproblem lösen.

a 3 Wasserhaushalt, Getränke, Alkohol

Die Auseinandersetzung mit dem Thema Flüssigkeitsbedarf, Wasserhaushalt und Alkohol soll dazu beitragen, daß die Patienten die Bedeutung einer angemessenen Flüssigkeitszufuhr und die Rolle von Getränken bei der Zufuhr von Energie erkennen. Weiterhin sollen sie sich mit der Rolle eigenen Alkoholkonsums auseinandersetzen. Es kann sich als erforderlich erweisen, das Thema Flüssigkeitsbedarf mehrfach im Verlauf der Therapie zu behandeln und es empfiehlt sich, auch den eigenen Alkoholkonsum in getrennten Übungen zu besprechen. Für eine erste einführende Behandlung des Flüssigkeitsbedarfs und Wasserhaushalts sind ca. 20 - 30 Minuten zu veranschlagen, für das Thema Alkohol mindestens 30 - 45 Minuten.

Zum Flüssigkeitsbedarf und Wasserhaushalt wurde, wie bei den vorangegangenen Themen der Ernährungslehre, meist mit einem Kurzvortrag durch den Diätassistenten oder den Arzt begonnen, u.U. unterstützt durch Folien oder andere Demonstrationsmaterialien. Die wichtigsten Inhalte, die zu diesem Thema vermittelt werden sollten, sind im Informationspapier (Diät 8, Anhang 3) aufgeführt. Die Auseinandersetzung mit den Inhalten kann außer durch die Gruppendiskussion durch Analysen des eigenen Trinkverhaltens auf der Grundlage der Ernährungsprotokolle und durch Erfahrungsaustausch in Kleingruppen darüber vertieft werden.

Die Thematik **Alkoholkonsum** kann ebenfalls durch einen Kurzvortrag oder gleich durch ein Gruppengespräch eingeleitet werden. Angesprochen werden sollten auf alle Fälle folgende Punkte:

— **Hoher Energiegehalt des Alkohols:** 1 g Alkohol entspricht 7 kcal. Die Bedeutung des Alkohols bei der Energiezufuhr wird häufig übersehen. So enthält z.B.

	Gesamtkalorien	Menge des Alkohols	kcal für den Alkoholanteil
1 kl. Flasche Bier	150 kcal	12 g	84
1/4 l trockener Wein	175 kcal	21 g	174
1 kl. Glas Cognak	50 kcal	7 g	49

— **Alkohol als Auslöser ungewollten Essens:** Die Erfahrungen in früheren Gruppen zeigen, daß sich bei einigen Teilnehmern bereits bei der Zuführung kleiner Mengen Alkohols die Schwelle der Selbstkontrolle senkt, d.h., daß nach einem Glas Bier oder einem Gläschen Cognak der mühselig über den Tag aufrecht erhaltene Ernährungsplan fallengelassen wird.

— **Die soziale Bedeutung von Alkohol:** Alkoholkonsum, sofern er nicht mit Alkoholismus im Zusammenhang steht, hat eine hohe soziale Akzeptanz. Stärker als bei anderen Nahrungsmitteln und Getränken ist man hier einem sozialen Druck ausgesetzt („stell Dich doch nicht so an, dieses Gläschen ist doch sicher nicht ausschlaggebend"). Weiterhin wird Alkohol sehr häufig als Verstärker für Erreichtes eingesetzt. Wir haben es auch schon erlebt, daß Patienten sich regelmäßig am Ende eines Tages mit Alkohol für das Einhalten des Ernährungsplans belohnt haben.

— **Gefahr des Alkoholismus:** Dieser entwickelt sich häufig einschleichend und bleibt zunächst unbeachtet, wenn der Betreffende eine überhöhte Menge Alkohol über lange Zeit konsumiert. Auch beim Thema Alkohol empfiehlt es sich, durch die Teilnehmer auf der Grundlage ihrer Ernährungsprotokolle eine Analyse des eigenen Alkoholkonsums durchführen zu lassen und im Gruppengespräch herauszuarbeiten, wie sich Alkohol beim einzelnen auf das Eßverhalten auswirkt. Die klinischen Erfahrungen zeigen, daß ein überhöhter Alkoholkonsum, manchmal auch ein beginnender Alkoholismus, mit Übergewichtigkeit gemeinsam auftreten kann. Auf die Schwierigkeiten der Behandlung eines bereits bestehenden Alkoholismus im Rahmen der Gruppentherapie wurde bereits im Abschnitt IV.3.2.2 g eingegangen.

Beim Gespräch über den persönlichen Alkoholkonsum, an dem als Therapeut auch der Psychologe beteiligt sein sollte, müssen die Hemmungen der einzelnen Teilnehmer, offen darüber zu sprechen, in Rechnung gestellt werden. Auch sollte darauf geachtet werden, daß ein Teilnehmer, der regelmäßig Alkohol trinkt und dies berichtet, nicht aufgrund des Berichts den Status eines Akoholikers mit all den damit verbundenen Diskriminierungen erhält.

a 4 Vitamine, Mineralstoffe, Spurenelemente, Ballast- und Geschmacksstoffe

Weitere wichtige Themen der Ernährungslehre sind die Behandlung von Nährstoffen, die der Mensch zur Aufrechterhaltung seiner physiologischen Funktionen in jedem Falle benötigt, die aber nur in kleinen Mengen zugeführt werden müssen, nämlich Vitamine, Mineralstoffe und Spurenelemente. Darüber hinaus empfiehlt sich eine Behandlung der Begleitstoffe, hier vor allem wegen ihrer Bedeutung im Zusammenhang mit Verdauungsprozessen, die Ballaststoffe sowie die Geschmacksstoffe. Arbeitspapiere wurden zu diesen Inhaltsbereichen nicht ausgearbeitet. Hier verweisen wir auf einschlägige ernährungsmedizinische Fachbücher, so z.B. Kasper, H.: Ernährungsmedizin und Diätetik. München: Urban & Schwarzenberg, (4. Aufl.), 1985.

Bei den **Vitaminen** sollte auf die unterschiedlichen Formen, deren Bedeutung, Vorkommen in Nahrungsmitteln und auf die aufgrund unzureichender Zufuhr resultierenden Mangelerscheinungen eingegangen werden. Weiterhin sollte vermittelt werden, wie Verluste bei Vitaminen durch geeignete Lagerung und Zubereitung vitaminhaltiger Nahrungsmittel verhindert werden können.

Bei den **Mineralstoffen** und **Spurenelementen** empfehlen wir insbesondere, auf die Bedeutung, das Vorkommen sowie mögliche Mangelerscheinungen bei Calcium, Phosphor, Magnesium, Natrium und Chlor, Kalium, Eisen und Jod einzugehen.

Eine besondere Einheit kann u.U. dem Thema **Kochsalzkonsum** gewidmet werden, vor allem, wenn zur Behandlungsgruppe Patienten mit Neigung zu Bluthochdruck gehören.

Das Thema **Ballaststoffe** wird meist, wenn es nicht vom Therapeuten aktiv eingebracht wird, im Zusammenhang mit bei einem Teil der Patienten auftretenden Verdauungsstörungen (vor allem Obstipationen) relevant. Hier sollte der Patient darüber informiert werden, wie er ballaststoffarme gegen ballaststoffreichere Lebensmittel austauschen kann (z.B. durch einen verstärkten Verzehr von Vollkornbrot, Salaten, Gemüse und Obst).

Geschmacksstoffe, ggf. auch Geruchs- und Farbstoffe, sind insbesondere in Hinblick auf ihre Bedeutung für die Anregung des Appetits zu besprechen. Diese Thematik kann auch im Zusammenhang mit einem Erfahrungsaustausch bzw. Vorschlägen über die Verwendung von Gewürzen behandelt werden.

IV.3.2.3 b Empfehlungen, Tips, Rezeptbeispiele

Bereits bei der Behandlung einiger Themen der Ernährungslehre sollte versucht werden, praktische Hinweise zur Gestaltung der täglichen Ernährung zu geben. Dieses soll in diesem Kapitel gezielt erweitert werden. Schon aufgrund des begrenzten Umfangs eines solchen Manuals sind die in den Arbeitspapieren abgedruckten Beispiele für kalorienreduzierte Tageskostpläne, Zwischenmahlzeiten, Rezeptsammlungen oder die Hinweise für die Zubereitung bestimmter Speisen (z.B. Süßspeisen oder Gemüse) nur als Anregungen zu verstehen. Im Handel gibt es zu dieser Thematik ein breites Angebot von Heften, Broschüren und Büchern. Es soll hier nur auf die kostenlos zu beziehenden Broschüren und Faltblätter des Auswertungs- und Informationsdienstes für Ernährung, Landwirtschaft und Forst e.V. (5300 Bonn 2, Konstantinstraße 124) hingewiesen werden.

Für die Motivation der Gruppenteilnehmer und zur Förderung gemeinsamen Handelns in der Gruppe empfiehlt sich allerdings weniger die Überhäufung der Patienten mit schriftlichen Materialien als die eigenständige kreative Erarbeitung und der Austausch von Kostbeispielen, Tips, Rezeptbeispielen und -empfehlungen in der Gruppe.

Einige **allgemeine Tips**, die bei der Zusammenstellung der Tageskost während der Reduktionsphase hilfreich sein können, sind in einem Arbeitspapier (Diät 9, Anhang 3) zusammengestellt. Dieses Papier läßt sich bei Bedarf an die Teilnehmer ausgeben und sollte dann auch kurz besprochen werden. Der einzelne kann im Zusammenhang damit auch kurz überprüfen, wo sein konkretes Ernährungsverhalten von diesen Empfehlungen abweicht.

Man erlebt es sehr häufig, daß Patienten nach **Tageskostbeispielen**, die ihrer gesetzten Energiegrenze entsprechen, fragen. Hier scheinen sich für den Therapeuten sehr bequeme Möglichkeiten durch den Verweis auf entsprechende im Handel zu erwerbende Bücher und Broschüren anzubieten. Wir möchten diesen Weg aus grundsätzlichen Erwägungen heraus aber nur bedingt empfehlen, da dies, wie oben bereits ausgeführt, einer aktiven Beteiligung des Patienten an dem Prozeß der Nahrungsgestaltung nicht besonders förderlich ist. Das im Anhang abgedruckte auf 1000 Kcal angelegte Tageskostbeispiel kann allerdings dazu dienen, einige wichtige Prinzipien bei der Gestaltung der Tageskost, insbesondere die physiologische Ausgewogenheit der Nährstoffrelationen, die Vielfältigkeit, den Geschmack und die gute Sättigung, zu demonstrieren. Zeitlich ist diese Übung nicht festgelegt, sie kann ebenso nach der Festsetzung der Energiegrenze (s. Übung 12 in der einleitenden Therapiephase) wie auch zu wesentlich späteren Zeitpunkten (z.B. nach der Behandlung der wesentlichen Themen der Ernährungslehre) sinnvoll eingesetzt werden.

Alternativ oder ergänzend empfiehlt sich die Erarbeitung von Tageskostplänen durch die Patienten selbst, orientiert an ihrer Energiegrenze. In der Durchführung kann dies als „Hausaufgabe" oder als eine gemeinsame Aufgabe in den Kleingruppen geleistet werden. So entwickelte Tageskostbeispiele sollten vom Diätassistenten geprüft und besonders gut gelungene Beispiele zum gegenseitigen Austausch unter den Mitgliedern angeregt werden (dies kann durch die Gruppenmitglieder selbst übernommen werden). Gerade bei solchen Planungen von Tageskostbeispielen entwickeln die Teilnehmer einen hohen Ehrgeiz und zeigen eine erstaunliche Kreativität. Es empfiehlt sich dann, in den nachfolgenden Sitzungen auch die Erfahrungen beim tatsächlichen Erproben jener Tageskostbeispiele berichten zu lassen und zu diskutieren.

Die meisten Überlegungen im Zusammenhang mit der Entwicklung und dem **Austausch von Tageskostbeispielen** im Rahmen der Gruppe gelten auch für Vorschläge, Empfehlungen und Rezepte für die Gestaltung einzelner — bezogen auf den Energiegehalt, auf Bekömmlichkeit und Geschmack — günstig zusammengestellter Gerichte und Getränke. Auch hier raten wir aus obengenannten Gründen wieder, eher durch die Gruppe selbst solche Vorstellungen entwickeln zu lassen. Eine kleine Sammlung von Gemüse- und Salatgerichten, bei denen besonders auch Ballaststoffe Berücksichtigung finden, ist in der Sammlung der ernährungsmedizinischen und diätetischen Materialien (Diät 11, Anhang 3) abgedruckt. Das Arbeitspapier kann als diätetische Demonstration verwendet werden.

Die Aufgabenstellung zur Selbstentwicklung von Mahlzeiten kann ein breites thematisches Spektrum aufweisen, z.b. Vorschläge zur Gestaltung des Frühstücks, „günstige" Nachspeisen oder kalorienarme Cocktails. Hinweise zur Behandlung des Themas finden sich im vorangegangenen Abschnitt. Ein wichtiges Thema in diesem Zusammenhang ist auch der Informationsaustausch über Gewürze. Die Ausführlichkeit, mit der dieses Thema in der Gruppe Platz findet, richtet sich nach zur Verfügung stehender Zeit und nach Interessen der Teilnehmer.

IV.3.2.3 c Schwierige Situationen bei der Umstellung des Ernährungsverhaltens

Bereits im Kapitel IV.3.2.1 („Maßnahmen zur Aufrechterhaltung des Selbstkontrollansatzes") wurde in einem Abschnitt auf „schwierige Situationen" eingegangen. Hier werden ergänzend einige Probleme angesprochen, wie

— Hunger und Heißhungerattacken

— Sucht nach Süßem

— Ängste vor Festtagen und Ferien.

Wie unter Kap. IV.3.2.1 d ausgeführt, sind Schwierigkeiten bei dem Versuch der Umstellung der Eß- und Ernährungsgewohnheiten nicht die Ausnahme, sondern eher regelhaft, und es ist wichtig, in der Gruppe ein emotionales Klima zu schaffen, das dem einzelnen ermöglicht, offen diese Probleme zu schildern. Die o.g. Schwierigkeiten kommen meistens im wöchentlichen Rückblick zur Sprache. Weiterhin besteht therapeutischerseits die Möglichkeit, sie selbst in der Gruppe anzusprechen. Zeitliche Vorgaben zur Behandlung der Thematik lassen sich nicht machen, da solche Schwierigkeiten in jeder Phase der Therapie auftreten können.

Bei der Behandlung des Themas können unterschiedliche therapeutische Techniken zum Einsatz kommen, z.B. ergänzende Beobachtungen zur Erweiterung der Verhaltensanalyse, teilstrukturierte

Kurzfragebögen, situative Rollenspiele zum Nacherleben und auch zum Erproben von Verhaltensalternativen. Bei der Bearbeitung schwieriger Ernährungssituationen können sowohl der Diätassistent als auch der Psychologe unterschiedliche und sich u.U. gut ergänzende Beiträge leisten.

Hunger und Heißhungerattacken

Während sich die meisten Patienten sehr schnell auf die Energiegrenze ihrer Tageskost einrichten und Hungergefühle nur in der Anfangszeit bestehen, berichten andere Patienten von durchgängig oder zwischenzeitlich immer wieder auftretenden starken Hungergefühlen oder gar Heißhungerattacken. Diese können so stark werden, daß plötzlich das Selbstkontrollsystem zusammenbricht und die Patienten ihre Energieeinschränkung nicht halten können. In manchen Fällen nehmen die Betroffenen dann in kurzer Zeit erhebliche Mengen hochkalorischer Nahrung zu sich. Solche ausgeprägten bulimischen Attacken (gelegentlich mit anschließendem Erbrechen) haben wir allerdings in unseren Gruppen nur selten erlebt. In jedem Fall sind die betroffenen Patienten über den Zusammenbruch ihres Systems und über die Überschreitung ihrer Energiegrenze meistens unglücklich oder ärgerlich. Tritt dieses Verhalten bei einem Patienten häufiger auf, empfiehlt sich eine gezielte Analyse der Ernährungsprotokolle und ggf. eine ergänzende Verhaltensanalyse (vgl. hierzu das Arbeitspapier A IV.3.2.1 d im Anhang 2). Es gibt keine generelle Lösung des Problems Hunger oder Heißhunger, es seien aber einige Möglichkeiten aufgezeigt:

— Die Analyse der Tageskostpläne kann deutlich machen, daß sich der Patient physiologisch ungünstig und unökonomisch ernährt. Durch qualitative Umstellung (z.B. Ersetzen der leicht aufschließbaren Kohlenhydrate durch ballaststoffreiche Lebensmittel) können sich für manche schon deutliche Besserungen der Hungergefühle ergeben.

— Die Analyse der Tageskostpläne kann auch zeigen, daß die Patienten den Empfehlungen, ihre Nahrung in 4 - 5 Mahlzeiten über den ganzen Tag zu verteilen, nicht nachkommen. Sie entwickeln dann u.U. durch die großen zeitlichen Intervalle zwischen den wenigen Mahlzeiten so intensive Hungergefühle, daß der Tagesplan nicht eingehalten werden kann. Deshalb empfehlen wir in solchen Fällen kleine Zwischenmahlzeiten, um so starke Hungergefühle gar nicht erst entstehen zu lassen. In den ernährungsmedizinischen und diätetischen Arbeitsmaterialien (Diät 12) ist eine Sammlung von variablen Zwischenmahlzeiten, deren Energiegehalt immer im Bereich von 100 Kcal liegt, abgedruckt.

— Gelegentlich erbringen die vertieften Verhaltensanalysen auch Hinweise, daß die auftretenden Hungergefühle und die damit verbundenen erheblichen Überschreitungen der Energiegrenze mit bestimmten Auslösebedingungen in Zusammenhang gebracht werden können (z.B. bestimmte soziale Situationen, Feste, Anblick bestimmter Speisen, auch bestimmte Orte). Sie alle können mit Hungergefühl assoziiert sein, oder die Betroffenen reagieren auf bestimmte affektive Zustände wie Ärger oder Traurigkeit mit ungeplantem Essen. Hier können sich je nach Bedingungen verschiedene verhaltenstherapeutische Methoden als hilfreich erweisen, so z.B. Techniken der Reizkontrolle oder die Erarbeitung und Erprobung alternativer Reaktionen (z.B. zur Vermeidung des Essens einen kurzen Spaziergang machen oder jemanden anrufen). Manchmal zeigt die genauere Analyse auch, daß sich hinter den Hungerattacken und dem damit verbundenen Essen eine nur begrenzte Therapiemotivation oder ein Widerstand gegen das Einlassen auf die therapeutischen Maßnahmen verbirgt. Hier sind dann intensive Gespräche, ggf. auch im Einzelkontakt, mit dem Patienten indiziert.

Sucht nach Süßem

Manche Patienten berichten in der Therapie ein geradezu suchthaftes Verlangen nach Süßem oder Süßigkeiten. Dabei zeigen die Ernährungsprotokolle der Baseline-Phase nicht selten, daß ein Großteil der zugeführten Energie durch leicht aufschließbare Kohlenhydrate verbraucht werden. Wir empfehlen diesen Patienten meist nicht den völligen Verzicht auf Süßigkeiten, sondern raten ihm, ein bestimmtes Kontingent (z.B. 100 Kcal) im Tageskostplan hierfür zu reservieren und diese Süßigkeiten dann ganz bewußt zu genießen. Die Verhaltensanalyse kann u.U. spezifische Auslösesituationen aufdecken, die dem Süßigkeitsverzehr vorhergehen und gelegentlich auch alternative Verhaltensmöglichkeiten eröffnen.

Von diätetischer Seite können Informationen und die Erarbeitung von kalorienarmen Süßspeisen als Hilfe angeboten werden. Ein Arbeitsbogen, der hierzu gelegentlich hilfreich in der Gruppenarbeit eingesetzt wurde, findet sich in den ernährungsmedizinischen und diätetischen Arbeitsmaterialien (Diät 13, Anhang 3).

Ängste vor Festtagen und Ferien

Ein Teil der Patienten berichtet in den Therapiesitzungen vor bestimmten Festen, Feiern oder vor Antritt des Urlaubs Befürchtungen, den Therapievertrag nicht aufrecht erhalten zu können oder erhebliche Rückschläge hinnehmen zu müssen, die das bisher Erreichte wieder zunichte machen.

Je nach Situation haben sich hier verschiedene Maßnahmen als sinnvoll erwiesen. Betrifft das Fest die Gesamtgruppe (z.B. Weihnachten, Ostern etc.), so ist eine gemeinsame oder individuelle Vorplanung der für diese Zeit vorgesehenen Speisepläne eine Hilfe. Zusätzlich unterstützt werden kann diese Maßnahme durch eine sorgfältige Analyse von besonders kritischen Situationen und ggf. auch durch das Durchspielen von Verhaltensalternativen sowie durch die gegenseitige Kontaktaufnahme von Patienten während dieser Zeit (am ehesten telefonisch).

Manchmal empfiehlt es sich, in der Therapie für diese Festtage befristet die Energiegrenze anzuheben, um wenigstens das Therapieziel Gewichtskonstanz zu erreichen. Dies hat den Vorteil, daß der Patient dann nicht mit schlechtem Gewissen ißt.

Vor dem Urlaub kann es u.U. sinnvoll sein, ebenfalls das Ziel Gewichtsabnahme befristet außer Kraft zu setzen und lediglich anzustreben, während dieser Zeit nicht zuzunehmen. Es zeigt sich aber auch, daß die meisten Therapieverträge ohne großen Mehraufwand im Urlaub fortgesetzt werden können. Ein im Urlaub erreichter weiterer Rückgang des Gewichts wird von den Patienten meist als Zeichen eines besonderen Erfolges bewertet. Manchmal sind spezielle Verhaltenskontrakte mit den Urlaubspartnern eine Hilfe für den Patienten.

IV.3.2.3 d Durchführung von Kochabenden

Ziele:

Mit der Durchführung von einem oder mehreren gemeinsamen Kochabenden im Rahmen der Therapie werden verschiedene Ziele verfolgt, u.a.

— dem Patienten zu demonstrieren, daß auch bei einer Energiebegrenzung ein vielseitig gestaltetes, mehrere Gänge umfassendes Menü bereitet werden kann

— kalorien- und ggf. auch energiesparende Zubereitungstechniken zu demonstrieren

— ein geselliges Zusammensein einschl. Kontaktmöglichkeiten zu den Partnern zu schaffen

— gelegentlich auch, das Eßverhalten einzelner Patienten in vivo zu beobachten.

Voraussetzungen des Kochabends sind eine geeignete Lehrküche (vgl. hierzu Kapitel II.4). Diese Küche sollte über 3 - 6 Kochzellen mit je 3 - 4 Herdplatten, Spülen, Ablagen, Geräten und Geschirr verfügen. Sie muß so groß sein, damit auch die gleichzeitig eingeladenen Partner an der Zubereitung und am Essen beteiligt werden können. Voraussetzung sind weiterhin ausgearbeitete Menüpläne (s. hierzu ernährungsmedizinische und diätetische Arbeitsmaterialien, Diät 14 a und 14 b im Anhang 3) sowie zuvor eingekaufte Lebensmittel.

Bezüglich der **Häufigkeit** der Durchführung solcher Kochabende haben wir uns wegen des Aufwandes, meistens zum Bedauern der Teilnehmer, auf einen Abend beschränkt, in einigen Gruppen wurden aber zwei oder sogar drei Abende durchgeführt. Als Zeitpunkt empfehlen wir einen Termin, der nicht vor Ende des ersten Drittels der Therapie liegen sollte. Bei mehreren Kochabenden sollten zwischen den Terminen jeweils mindestens zwei bis drei normale Therapiesitzungen liegen. Für die Durchführung eines Kochabends einschließlich Essens sind ca. 3 1/2 - 4 Zeitstunden zu veranschlagen. Der durchführende Therapeut ist der Diätassistent, nach Möglichkeit sollten aber alle anderen Therapeuten an dem Kochabend teilnehmen.

Vorplanungen

Der Termin für den Kochabend sollte den Gruppenteilnehmern rechtzeitig (spätestens 4 Wochen vor Termin) bekanntgegeben werden. Zum gleichen Zeitpunkt sollten die Partner der Patienten eingeladen werden. Die Menüpläne werden entweder vom Diätassistenten ausgearbeitet, von der Gruppe oder von beiden gemeinsam. Spätestens in der Therapiesitzung vor der Durchführung des Kochabends muß die Beschaffung der Lebensmittel organisiert werden. Am besten geschieht dies aufgrund von zuvor zusammengestellten Einkaufszetteln. Da in der Regel die Kosten für den Einkauf von den Patienten getragen werden müssen (pro Person etwa 8.-- bis 10.-- DM), kann es notwendig sein, vorher Geld einzusammeln.

Der **Ablauf** des Abends:

— Begrüßung der Patienten und ihrer Partner durch das Therapeutenteam

— Bekanntgabe des für den Abend vorgesehenen Menüs (ggf. sind 2 oder 3 Menüs als Wahlmöglichkeiten vorgegeben)

— einige Informationen zu den Arbeitsmöglichkeiten der Lehrküche und zu den Geräten

— Einteilung der Anwesenden in Kleingruppen (ca. 4 Patienten, Partner, ggf. auch anwesende Therapeuten), Verteilung der verschiedenen Gänge auf die einzelnen so gebildeten Arbeitsgruppen

— Zubereitung der Speisen entsprechend der ausgearbeiteten Menüpläne

— Tisch decken („festliche Tafel")

— gemeinsames Essen, dabei bestimmt der Patient seine Portionen selbst (der Therapievertrag ist nicht außer Kraft gesetzt)

— gemeinsames Abdecken, Aufwaschen, Aufräumen.

In der darauffolgenden Therapiesitzung sollte hinreichend Zeit für eine intensive Nachbesprechung sein.

Erfahrungen:

Die Durchführung eines Kochabends ist jeweils mit einem erheblichen Arbeitsaufwand für den Diätassistenten verbunden. In der retrospektiven Beurteilung werden diese Kochabende aber immer besonders positiv bewertet. Für viele sind sie die Höhepunkte der Therapie. Insbesondere die Geselligkeitskomponente ist hier ausschlaggebend. Gelegentlich haben wir das Ergebnis auch ausschnittsweise im Videofilm festgehalten, der dann zum Abschluß der Therapie gezeigt wurde.

Das formulierte Therapieziel, aufzuzeigen, welche Variationsmöglichkeiten auch im Rahmen von energiebegrenzten Mahlzeiten gegeben sind, wird fast immer erreicht. Die Menüs erfahren in ihrer geschmacklichen Beurteilung meist ein sehr positives Urteil. Auch diejenigen Patienten, die bisher meinten, sie seien in der Essenszubereitung besonders ungeschickt (dies betrifft häufig Männer), berichten nicht selten, daß sie durch die Kochabende Mut gefaßt hätten, auch andere Gerichte zu versuchen. Für viele Patienten (gerade Frauen) ist das Erlebnis, einmal den Partner (Ehemann), im Gegensatz zu sonstigen häuslichen Gewohnheiten, aktiv an der Mahlzeitgestaltung beteiligt zu sehen und das gemeinsame Erleben, daß dies auch Spaß machen kann, wichtig. Gelegentlich wurde uns von den Patienten in späteren Sitzungen berichtet, daß sich hier in diesem Aspekt das Partnerverhalten zumindest ansatzweise geändert hat.

Für den Therapeuten ergibt sich beim Kochabend eine ungezwungene Möglichkeit, mit den Patienten und ihren Partnern ins Gespräch zu kommen und u.U. die Interaktionen zwischen Patienten und Partnern zu beobachten (solche Beobachtungen dürfen aber nicht systematisch und gezielt angestellt werden, um die Teilnehmer am Kochabend nicht zu irritieren). Eine früher gehegte Hoffnung, der Kochabend biete für die Therapeuten auch Möglichkeiten, aus den Beobachtungen des Eßverhaltens der Patienten wesentliche Aufschlüsse für die Gestaltung der Therapie zu ziehen, hat sich nur in Ausnahmefällen erfüllt. Dies u.a. deshalb, weil der Verhaltensausschnitt viel zu gering ist und die Patienten vermutlich in Anbetracht der vielen anderen Therapieteilnehmer und Therapeuten eine andere Form der Selbstkontrolle ihres Eßverhaltens zeigen können. Außerdem könnte auch hier durch gezielte Verhaltensbeobachtungen therapeutischerseits und den dadurch beim Patienten evtl. ausgelösten Kontrollgefühlen eine mit der angestrebten Geselligkeit nicht zu vereinbarende Stimmung entstehen.

Bezüglich der speziellen Zubereitungsmöglichkeiten in der Lehrküche wird gelegentlich die Kritik laut, wie „so etwas ist nur möglich, wenn man solche Geräte zur Verfügung hat". Meist kann gezeigt werden, daß auch im normalen Haushalt die wesentlichen empfohlenen Zubereitungsprinzipien verwirklicht werden können. Die Tatsache, daß ein begrenzter Kostenbeitrag zur Therapie geleistet werden muß, wird von den meisten Patienten gerne akzeptiert.

IV.3.2.4 Ärztliche Kontrolle und Beratungen

Auf die wichtigen Aufgabenstellungen des Arztes im Rahmen der Eingangsdiagnostik, der begleitenden Kontrolle und der Abschlußuntersuchung wurde im Diagnostikkapitel (s. Kap. III.1, III.5, III.6) bereits ausführlich eingegangen.

In der einleitenden Therapiephase war der Arzt vor allem bei den Übungen, die eine Auseinandersetzung mit den eigenen Risiken des Übergewichts (Übung 3), den derzeitigen Behandlungsverfahren des Übergewichts, deren Erfolge und Risiken (Übung 4), bei der Vermittlung der Ergebnisse der medizinischen Eingangsuntersuchung (Übung 5) sowie bei der Berechnung des täglichen Energiebedarfs des Körpers und der Entscheidung über die Festlegung einer Obergrenze des Energiegehalts der täglich zugeführten Nahrung (Übung 12) beteiligt.

Im Rahmen der bisher dargestellten Maßnahmen der Hauptphase der Therapie werden verschiedene ernährungsmedizinische Maßnahmen und Übungen durchgeführt, die unter Umständen auch vom Arzt gestaltet werden können oder sollten. Dies gilt insbesondere für vertiefende Darstellungen im Bereich der Ernährungslehre (Ernährungsphysiologie). Daneben kommt er auch für die Gestaltung und Durchführung bewegungstherapeutischer Maßnahmen in Frage (s. Kap. IV.3.2.5). Während zumindest bei den zuletzt genannten Aufgaben evtl. auch andere Berufsgruppen (Diätassistent oder Psychologe) die Aufgaben übernehmen könnten, handelt es sich bei den in diesem Kapitel speziell angesprochenen Maßnahmen um solche, die aufgrund der Fachkompetenz speziell auf den Arzt des Teams zukommen. Zur Rolle des Arztes im Behandlungsteam wurden einige Ausführungen in Kapitel IV.2 gemacht. Generell sei noch einmal festgestellt, daß das Ausmaß der Aktivitäten des Arztes von verschiedenen Faktoren abhängig ist, außer von seinem Interesse an der Gruppe z.B. von

— der Häufigkeit der Anwesenheit des Arztes bei den einzelnen Sitzungen (und damit ggf. auch von der für die ärztlichen Tätigkeiten zur Verfügung stehenden Honorarsumme)

— dem Rahmen, in dem die Behandlungsgruppe stattfindet. So dürften die ärztlichen Aktivitäten bei einer in der eigenen Praxis des niedergelassenen Arztes durchgeführten Gruppe sehr viel ausgeprägter sein, als bei seiner Teilnahme an ausgewählten Sitzungen der Gruppentherapie, wenn diese in einem anderen institutionellen Rahmen stattfindet.

— der Frage, ob der Arzt, dem während der Therapie die therapeutische Betreuung obliegt, identisch ist mit dem Arzt, der die Diagnostik vornimmt. Dies kann dann der Fall sein, wenn die durchführende Institution (z.b. eine Krankenkasse) die ärztliche Eingangs- und Abschlußdiagnostik selbst übernehmen will, und dadurch beim Arzt des Therapeutenteams eine Beschränkung auf die ,,therapeutische" Aufgabenstellung verbleibt.

— der Frage, ob der im Therapeutenteam beteiligte Arzt auch der behandelnde (Haus-) Arzt des Patienten ist.

Auf diesen letzten Punkt wurde im Diagnostikkapitel (s. Kap. III) bereits eingegangen. Wir verfolgen die Zielsetzung, den Patienten in seiner bisherigen ärztlichen Betreuung zu belassen. Im Laufe der Therapie notwendige Untersuchungen, Kontrollen und Veränderungen medizinischer Maßnahmen (z.B. Medikation) werden in der Regel nicht vom ärztlichen Therapeuten des Teams, sondern von dem bisher behandelnden Arzt durchgeführt, ggf. aber durch Kontaktaufnahme der beiden Ärzte miteinander initiiert. Eine solche Arbeitsbeziehung verlangt auch, daß der bisherige behandelnde Arzt des Patienten über das Therapiekonzept informiert wird und einen kurzen Bericht über das Behandlungsergebnis erhält, in dem evtl. auch Hinweise über die Nachsorgephase enthalten sein sollen.

Die meisten im weiteren Verlauf der Therapie notwendigen ärztlichen Interventionen sind nicht bestimmten Zeitpunkten der Therapie zuzuordnen, sondern eher kontinuierlicher Art und somit auch nicht vorausplanbar. Die ärztlichen Aufgaben werden hier unter zwei Themengesichtspunkten besprochen

---

a) ärztliche Beratungen bei auftretenden Beschwerden

b) ärztliche Sprechstunden in der Gruppe und ernährungsmedizinische Schwerpunktthemen.

IV.3.2.4 a Ärztliche Beratung bei auftretenden Beschwerden

Generell läßt sich feststellen, daß bei einer über einen so langen Zeitraum verteilten Gewichtsabnahme die Nebenwirkungen der Therapie gering sind. Dennoch berichten die Patienten immer wieder verschiedene körperliche Beschwerden, die zum Teil mit der Gewichtsreduktion in Zusammenhang stehen. Zum Teil fragen auch die Patienten ihrerseits an, ob hier wohl ein Zusammenhang bestehen könne.

Häufiger genannt werden Frieren, Kreislaufbeschwerden (Schwindel), Verdauungsstörungen (Obstipation). Während Frieren und Kopfschmerz meist nur vorübergehend auftreten und bereits der Hinweis auf den passageren Charakter der Beschwerden die Patienten beruhigt, sollten bei fraglichen Blutdruckschwankungen oder zuvor bestehendem Bluthochdruck Kontrollmessungen veranlaßt werden. Über Verdauungsstörungen klagen meist mehrere Patienten der Gruppe; dieses Thema ist auch als eine Art medizinisches Schwerpunktthema gut geeignet (s. unten). Bei Beschwerden über Ödeme sowie Schmerzen in den Gelenken oder der Wirbelsäule sind gezielte Kontrollen angezeigt.

Patienten mit erheblicher Gewichtsabnahme bei vorher lange Zeit bestehendem Übergewicht klagen gelegentlich über die nun entstehenden Hautfalten vor allem am Bauch, am Gesäß oder im Gesicht. Da in diesen Fällen mit keiner oder nur mit einer sehr geringen Rückbildung zu rechnen ist, kann dies ein erhebliches kosmetisches und psychisches Problem für den Patienten darstellen. In der Frage, ob man hier bei besonders extremer Ausprägung dem Patienten zu einer chirurgischen Korrektur raten darf, sind wir uns selbst unsicher. Es dürfte sicher auch abhängig zu machen sein von dem Ausmaß der Dringlichkeit des Wunsches seitens des Patienten. Der Patient sollte im Zusammenhang mit evtl. Operationswünschen aber auch über die Risiken eines solchen Eingriffs (Operationsrisiko, Wundheilungsstörungen etc.) sowie über die Tatsache, daß viele Kliniken eine solche Operation ablehnen, informiert werden. Nur in einem Falle hat einer unserer Patienten nach solchen Gesprächen die Durchführung einer Operation aktiv zu erreichen versucht.

Bei Patienten, die bei Therapiebeginn weitere Risikofaktoren aufweisen (z.B. erhöhten Blutdruck, Diabetes, Fettstoffwechselstörungen, Gicht) oder durch schwere chronische Erkrankungen (z.B. Zustand nach Herzinfarkt oder Nierenerkrankungen) belastet in die

Therapie gehen, kommen besondere **Kontroll- und Beratungsaufgaben** auf den Arzt des Behandlungsteams zu (in Abstimmung mit dem behandelnden Arzt). So kann es z.b. notwendig sein, einem Herzinfarktpatienten, der eine besonders schnelle und drastische Gewichtsabnahme zeigt, eine Verlangsamung des Prozesses dringend nahezulegen, oder bei gut abnehmenden Diabetikern bzw. Patienten mit hohem Blutdruck aufgrund der Zwischenkontrollen, eine Veränderung der Medikation zu veranlassen. Bei **neuauftretenden Erkrankungen** sollte der Arzt des Teams ebenfalls beratend Stellung nehmen, ob der Patient die Therapie fortsetzen kann.

Zeigen die medizinischen Zwischenkontrollen (vgl. Kap. III.5), daß sich bei den gleichzeitig bestehenden anderen Risikofaktoren durch die Therapie bereits erhebliche Verbesserungen der Werte des Patienten ergeben haben, so können solche Informationen ebenso wie die Veränderungen von evtl. erhobenen anthropometrischen Umfangsmaßen in der Gruppe als ein für den Patienten subjektiv sehr wichtiges Feedback für den Erfolg der Behandlung genutzt werden.

Nicht selten haben wir es auch erlebt, daß die Patienten den Arzt des Behandlungsteams auch außerhalb der Therapiesitzungen konsultieren, indem sie ihn z.b. direkt nach Abschluß einer Therapiestunde nochmals um ein Gespräch unter vier Augen bitten. Meist handelt es sich dann um eine medizinische Frage, die sie vor der Gruppe nicht äußern mochten. Auch die telefonische Kontaktaufnahme zwischen zwei Therapiesitzungen ist nicht selten. Manchmal bittet der Patient auch hier um ein ergänzendes Gespräch beim Arzt. Bei diesen Bemühungen des Patienten ist der Gesichtspunkt der Zuständigkeit des Hausarztes mitzuberücksichtigen und ggf. dieser Punkt mit dem Patienten zu besprechen.

IV.3.2.4 b Ärztliche Sprechstunden in der Gruppe und ernährungsmedizinische Schwerpunktthemen

Während die oben geschilderten Beratungsaufgaben kontinuierlich während der Therapie anfallen, kann es sinnvoll sein, bestimmte ärztliche Maßnahmen in etwas stärker strukturierter Form in den Sitzungen zu organisieren.

Besonders wenn der Arzt nur bei einem Teil der Therapiesitzungen anwesend sein kann, ist es sinnvoll, in den Ablaufplan von bestimmten Sitzungen eine Zeit (ca. 30 Minuten) als eine ärztliche Sprechstunde in der Gruppe einzuplanen. Die Patienten haben dann Gelegenheit, ihre Beschwerden vorzutragen. Solche Sitzungen können auch in regelmäßigen Abständen (z.b. alle vier Wochen) über den gesamten Therapieverlauf stattfinden, so daß bei Terminen, bei denen der Arzt nicht anwesend ist, auf diese Sprechstunden verwiesen werden kann.

Unabhängig davon oder in Kombination mit der ärztlichen Sprechstunde kann vor allem bei Themen, die mehrere Patienten betreffen oder interessieren, die Besprechung von **medizinischen Schwerpunktthemen** angeregt werden. Als solche Themen eignen sich u.a.

— Verdauung und Verdauungsstörungen; ein Thema, das auch gut im Zusammenhang mit der Bedeutung der Ballaststoffe behandelt werden kann (Kapitel IV.3.2.3.a 4)

— Ernährungsphysiologische Faktoren, die das Tempo der Abnahme bestimmen; dies interessiert besonders Patienten, die eine für sie nicht erklärbare Unregelmäßigkeit in der Gewichtsabnahme erleben, oder die mit dem Tempo der tatsächlich erzielten Gewichtsreduktion unzufrieden sind

— eigene **Risikobelastung** und **alternative Behandlungsformen** des Übergewichts; diese Themen haben auch, wenn sie bereits in der einleitenden Phase der Therapie behandelt wurden, weiter Aktualität

— **Medikamentenabusus**; dies betrifft am ehesten Laxantien, Diuretika, Schlafmittel, Appetitzügler und Psychopharmaka.

Bei der Behandlung solcher Themen kann der Arzt ähnlich wie bei der Gestaltung der Ernährungslehre evtl. Kurzvorträge mit Abbildungen (Folien, Dias) durchführen. Besonders wichtig ist die Verständlichkeit des Beitrags für den Patienten.

Das ergänzende Gruppengespräch kann gelegentlich auch durch einen Kurzfragebogen (z.B. zu gegenwärtigen Verdauungsschwierigkeiten oder zur Medikamenteneinnahme eingeleitet werden). Damit wird der einzelne Patient zugleich aufgefordert, das Thema nicht abstrakt, sondern konkret auf ihn bezogen zu verstehen. Generell läßt sich sagen, daß für viele Patienten der Arzt, selbst dann, wenn er im Rahmen der Gruppenbehandlung nur relativ wenige Aufgaben übernimmt, eine bedeutende Bezugsperson bleibt. Wichtig ist, daß der Arzt seinen Antworten auf Patientenfragen nicht Attributionen in Richtung auf eine somatische Bedingtheit des Übergewichts („es liegt also doch letztlich an der Art der Verbrennung der Nährstoffe") fördert, sondern daß der Patient versteht, daß Änderungen seiner Gewichtssituation letztlich nur über Verhaltensänderungen bewirkt werden können.

IV.3.2.5 Maßnahmen zur Förderung körperlicher Aktivitäten

Auf die Rolle von Bewegung und Sport bei der Entstehung des Übergewichts sowie auf deren Bedeutung für die Gewichtsabnahme wurde schon bei früheren therapeutischen Maßnahmen eingegangen (z.B. bei den Übungen 4 und 12 der einleitenden Therapiephase sowie in Abschnitt IV.3.2.2 b).

Die positive Energiebilanz eines Menschen kann sowohl durch die Reduktion der Energiezufuhr als auch durch die Erhöhung des Verbrauchs (vor allem durch Bewegung) ausgeglichen werden. In Anhang 3 (Diät 15) ist eine Tabelle abgedruckt, die den Energieverbrauch pro Stunde bei bestimmten Tätigkeiten im Haushalt bzw. Sportarten zeigt. Der Verbrauch ist häufig geringer als die Teilnehmer dies erwartet haben. Eine Gewichtsabnahme kann zwar durch Bewegungsmaßnahmen sinnvoll unterstützt werden, die direkten Auswirkungen eines erhöhten Bewegungspensums auf das Ausmaß der Abnahme sind aber eher gering. Von größerer Bedeutung sind Bewegungsmaßnahmen allerdings für die Nachsorge. Hier können sie, wenn sie regelmäßig praktiziert werden, eine zu hoch angesetzte Energieobergrenze u.U. ausgleichen.

Unter medizinischen Gesichtspunkten ist eine intensive körperliche Aktivität zur Erhöhung der körperlichen Belastbarkeit wünschenswert. Sie hat darüber hinaus u.U. auch „kosmetische Nebeneffekte", wie Förderung der Muskelbildung oder Straffung des Gewebes. Zu letzterem ist allerdings anzumerken, daß Patienten mit starker Hautfaltenbildung nach der Gewichtsabnahme (vgl. IV.3.2.4) nur mit einer geringen Rückbildung der Falten rechnen dürfen. Nach Aussage von Sportwissenschaftlern ist hier am ehesten ein Effekt zu erwarten, wenn die Bewegungsmaßnahmen therapiebegleitend durch Massagen ergänzt werden.

Mindestens ebenso bedeutsam für die Patienten sind die subjektiven Auswirkungen von Bewegung und Sport, hierauf wurde im Zusammenhang mit dem Körpererleben und dem Selbstwertgefühl (IV.3.2.2 b) bereits eingegangen: Steigerung der Aufmerksamkeit, Erleben zunehmender körperlicher Leistungsfähigkeit und Geschicklichkeit, Abnahme von Ängstlichkeit und stärkeres Selbstbewußtsein sind wesentliche psychische Effekte.

Viele der Patienten haben seit Jahren keinen Sport betrieben, und die Sportstunden waren vielleicht bei manchen ein Kindheitstrauma, weil hier den Betroffenen selbst und anderen die Einschränkungen und Behinderungen durch Übergewicht sichtbar wurden; deshalb sollten bei der Planung von mehr Bewegung und Sport die Ziele nicht zu hoch angesetzt werden. Man kann sich sogar fragen, ob es richtig ist, den Begriff Sport zu verwenden, weil er stark mit Leistungssport bzw. Höchstleistungen assoziiert ist. Die entwickelten Konzepte zur Erhöhung des täglichen Bewegungspensums müssen realisierbar sein und an individuellen Interessen des einzelnen anknüpfen. Wichtig ist auch der soziale Aspekt; so bieten Bewegungs- und Sportprogramme gute Möglichkeiten für gemeinsame Unternehmungen mit Partnern, Kindern, Freunden oder anderen übergewichtigen Gruppenmitgliedern. Hier können gemeinsame Aktivitäten helfen, Hemmungen zu überwinden (z.B. ins Schwimmbad zu gehen). Innerhalb des aus vielen Komponenten bestehenden Therapieprogramms haben wir von uns aus nie ein strukturiertes Bewegungs- und Sportprogramm angeboten, wir sahen unsere Aufgaben eher in einer Initiierung entsprechender Aktivitäten außerhalb der Gruppensitzungen. Aufwand, Zeitmangel, Gefahr der „Überfrachtung" des Behandlungskonzepts mit zu vielen Programmelementen, Notwendigkeit eines weiteren Therapeuten waren einige Gründe, kein Programm anzubieten. Ein zweiter Abend in der Woche — und nur ein regelmäßiger Sport- und Bewegungsabend würde die wünschenswerten Effekte bewirken — ist für die meisten Patienten aufgrund ihrer beruflichen und familiären Belastungen kaum realisierbar. Weiterhin würden durch ein solches Angebot alle Teilnehmer auf das gleiche Programm festgelegt, und damit würde dem Grundsatz, mit den Bewegungsmaßnahmen an den individuellen Wünschen und Möglichkeiten anzuknüpfen, nicht Rechnung getragen.

Das Thema Bewegung sollte in den Gruppen vom Arzt oder Psychologen spätestens erstmals am Ende des ersten Drittels der Therapie angesprochen werden und dann mehrmals wieder aufgegriffen werden. Im Gespräch sollten Ideen gesammelt und Information gegeben werden. Manchmal haben wir auch Verhaltensanalysen (zum Bewegungsverhalten) durchgeführt und systematische Planungen zur Erhöhung des Bewegungsausmaßes des einzelnen erarbeitet. Die Planungen sollten in den darauffolgenden Therapiesitzungen auf ihre Umsetzung hin überprüft werden.

Folgende Sport- und Bewegungsarten wurden von den Teilnehmern immer wieder vorgeschlagen, erpobt und z.T. auch regelmäßig durchgeführt:

— Erhöhung des Bewegungsausmaßes im Alltagsleben (Treppensteigen, kurze Wege zu Fuß zurücklegen etc.)

— gemeinsames Wandern mit dem Partner

— Bewegung nach Musik, Tanzen, Radfahren

— gemeinsames Schwimmengehen (eine häufige gemeinsame Aktivität verschiedener Gruppenmitglieder)

— Besuch von Gymnastikgruppen in Sportvereinen

— gelegentlich auch Skilanglauf, Schlittenfahren, Schlittschuhlaufen.

Eine weitere Möglichkeit besteht darin, einen Experten (so z.B. einen Sportlehrer, einen Trainingsleiter eines Sportvereins oder einen Bewegungstherapeuten) zu einem Gruppengespräch einzuladen.

Anregungen zur Erhöhung der körperlichen Aktivität können auch einigen Büchern und Broschüren entnommen werden. Hier sind vor allem die vom Deutschen Sportbund herausgegebenen Bewegungsprogramme zu nennen (Informationen: Deutscher Sportbund, Frankfurt, Otto-Fleck-Schneise 12, 6000 Frankfurt 71) und die Bücher:

— „Experten zur Sache: Fit, elastisch und gesund - das tägliche Training für jedermann". Hamburg: Hoffmann und Campe, 1969 (ohne Autor)

— Wollzenmüller, F., Grünewald, B.: „Die Gesundheitskarriere durch Ausgleichssport". Bertelsmann-Ratgeber, München: Bertelsmann, 1974

IV.3.3 Nachsorgephase

Eigene katamnestische Untersuchungen an den von uns behandelten Patienten zeigen, daß im ersten Jahr nach Therapieende etwa 25 % der in der Therapie erreichten Gewichtsabnahme wieder verloren geht und daß nur ein geringer Anteil der Patienten das Vorhaben verwirklichen kann, weiter abzunehmen (vgl. Forschungsbericht Kap. II.2). Gleichzeitig belegen die Analysen aber auch, daß die Rückfälle von der Art des Behandlungsmodells (Standard-, Co-Therapeuten- oder Praxismodell) und von der Beteiligung der Patienten an den Nachsorgeangeboten abhängig sind (vgl. Forschungsbericht Kap. II.14).

Wie bei jeder anderen Form der Therapie des Übergewichts müssen auch wir bei unserem Behandlungsmodell davon ausgehen, daß die Patienten auch nach Abschluß der Behandlungsphase gefährdet bleiben, in alte Verhaltensmuster zurückzufallen und wieder zuzunehmen.

Die Grundidee, die Therapiegruppe am Ende der Therapie in eine Selbsthilfegruppe zu überführen, wurde bereits bei den ersten von uns behandelten Gruppen verfolgt. Bei dem Versuch der Umsetzung stießen wir allerdings immer wieder auf Schwierigkeiten. Nachsorgekonzepte stellen in der Regel erheblich höhere Ansprüche an die Selbständigkeit der Patienten als dies für die Therapiegruppe gefordert wird. Hier ergibt sich ein besonderes Problem für unseren Therapieansatz, daß nämlich bei einem Behandlungsprogramm, das so stark durch Professionelle mitbestimmt ist (3 Berufsgruppen im Therapeutenteam), nicht davon ausgegangen werden kann, daß ohne gezielte Vorbereitung eine im wesentlichen von Patienten getragene Nachsorge problemlos realisierbar ist.

In den folgenden Abschnitten werden die Vorbereitungen der Patienten auf die Zeit nach der Therapie sowie die Erfahrungen mit einzelnen Maßnahmen beschrieben:

---

1. Maßnahmen zur Vorbereitung der Nachsorge
2. Nachsorgetreffen

IV.3.3.1 Maßnahmen zur Vorbereitung der Nachsorge

Die Vorbereitung auf eine Nachsorge, die sich stark auf von Patienten selbst getragene Initiativen stützt, darf nicht erst am Ende der Therapie eingeleitet werden. Nach unseren Erfahrungen ist es notwendig, bereits in der Anfangsphase der Therapie bei der Erläuterung des Behandlungsmodells Nachsorge als einen zentralen Bestandteil zur Sicherung des Langzeiterfolges hervorzuheben und die Thematik während der gesamten Therapie immer wieder aufzugreifen. Nicht selten kommen hier auch die Anstöße von den Patienten selbst, die aufgrund früherer erfolgloser Therapieerfahrungen die Notwendigkeit einer Stabilisierungsphase sehen.

Die Motivierung zur Teilnahme an Nachsorgemaßnahmen ist zwar ein wichtiger Faktor, sie ist aber für sich allein nicht hinreichend, um das Zustandekommen einer erfolgreich arbeitenden Selbsthilfegruppe in der posttherapeutischen Phase zu gewährleisten. Eine Reihe von Einzelmaßnahmen (meist von uns in der zweiten Hälfte der Therapie eingesetzt) können hier hilfreich wirken.

Informationen über Erfahrungen mit bisherigen Nachsorgegruppen

Als Therapeuten haben wir erst lernen müssen, welche Schwierigkeiten bei der Überführung der Therapiegruppe in Selbsthilfegruppen auftreten können. Wesentliche Informationsquellen waren dabei die Patientenberichte in den in bestimmten zeitlichen Abständen von uns durchgeführten Nachfolgetreffen (z.B. 1, 3, 6 und 12 Monate nach Ende der Therapie), in denen die Patienten auch die zwischenzeitlichen Eigeninitiativen ausführlich schilderten. Die Weitergabe der bei früheren Nachsorgegruppen gesammelten positiven Erfahrungen sowie der aufgetretenen Probleme erscheint uns eine wichtige Vorbereitungsmaßnahme.

Außer diesen Berichten der Therapeuten bietet sich noch eine direktere Möglichkeit an, nämlich Teilnehmer früherer Gruppen, die sich bereits in der Nachsorgephase befinden, zu einer laufenden Therapiesitzung einzuladen, mit der Bitte, über die selbstgesammelten Erfahrungen und Probleme bei der Verwirklichung ursprünglich gesetzter Ziele zu berichten.

Konsequente Verwirklichung der Prinzipien Selbstkontrolle und Verselbständigung der Gruppe

Auf das Risiko, die Gruppe durch das breitgefächerte Angebot therapeutischer Hilfen in ihrer Entwicklung zur Selbständigkeit zu behindern, wurde bereits an mehreren Stellen zuvor eingegangen. Bei jeder vom Therapeutenteam angebotenen Maßnahme sollte deshalb überlegt werden, wie weit die einzelne Maßnahme nicht auch von Gruppenteilnehmern selbst übernommen und durchgeführt werden kann. Dieses Prinzip sollte in der Therapie um so konsequenter zum Einsatz kommen, je länger die Therapie dauert. Dieser Gedanke entspricht auch dem Grundverständnis eines Selbstkontrollansatzes, der letztlich darauf zielt, die Anwesenheit des Therapeuten überflüssig zu machen (vgl. hierzu auch Kap. IV.3.2.1).

Konkrete Planungen und Üben

Zwar können die Mitglieder der Therapiegruppe von den Erfahrungen früherer Gruppen für die Planung ihrer eigenen Nachsorgegruppe lernen, die konkrete Gestaltung wird aber bei jeder Gruppe anders aussehen. Wir empfehlen, im letzten Drittel der Therapie Besprechungen zur konkreten Planung der Nachsorge durchzuführen. Hier sollten so wichtige organisatorische Fragen wie Ort, Zeitpunkt und Frequenz der Treffen, Zahl der Nachsorgegruppen sowie Ablauf und Inhalte künftiger Sitzungen besprochen werden. Es sollte sich mindestens ein Mitglied bereiterklären, organisatorische Verantwortung zu übernehmen. Aufgrund früherer Erfahrungen kann es hilfreich sein, in diesen Planungssitzungen einige Prinzipien der Gruppenarbeit zu erläutern, auf eventuell auftretende Gruppenkonflikte hinzuweisen und Lösungsmöglichkeiten in solchen Fällen aufzuzeigen. Konkret geübt werden können solche Prinzipien der Gruppenarbeit z.B. dadurch, daß ein oder zwei Teilnehmer in Therapiesitzungen die Gestaltung des wöchentlichen Rückblicks übernehmen. Im Anschluß daran besprechen die Therapeuten (evtl. unter Zuhilfenahme von Videoaufnahmen) das Gruppen- und Gruppenleiterverhalten.

Eine Möglichkeit, die Gruppe Schritt für Schritt zu verselbständigen, kann darin bestehen, im letzten Drittel der Therapie die zeitlichen Abstände zwischen den einzelnen Therapiesitzungen zu erhöhen (z.B. auf einen 14-tägigen Rhythmus) und die Gruppe zu ermutigen, zwischenzeitlich schon erste Erfahrungen mit Treffen ohne Therapeuten zu sammeln. Die jeweils nächste Therapiesitzung kann dann dazu genutzt werden, die Erfahrungen bei diesen selbstorganisierten Treffen zu besprechen.

Ferner ist es möglich, einige Wochen vor Ende der Therapie eine Erprobungsphase für die Nachsorge (z.B. von 3-4 Wochen) einzulegen. In den verbleibenden letzten Therapiesitzungen besteht dann Gelegenheit, ausführlich über die Erfahrungen und aufgetretenen Probleme in der Gruppe zu diskutieren. Manchmal lassen sich diese Erprobungsphasen gut mit ohnehin anstehenden Urlaubs- und Ferienzeiten kombinieren.

Bilanz am Ende der Therapie

Wir empfehlen regelmäßig in einer der letzten Therapiesitzungen, sich hinreichend Zeit für eine persönliche Bilanz der Teilnehmer zu nehmen. Bei dieser Sitzung sollten Punkte wie

— Erreichen von Therapiezielen

— die Zufriedenheit mit den Therapieergebnissen

— fördernde und hemmende Faktoren der Therapie

besprochen werden. Der Einstieg in eine solche Bilanzrunde kann durch Zuhilfenahme eines Kurzfragebogens oder des umfänglicheren Fragebogens zum Therapieverlauf (Anhang 1, Diag. 6) unterstützt werden. Dadurch ist der einzelne vor Beginn des Gruppengesprächs gezwungen, sich selbst gegenüber Rechenschaft über Therapieverlauf und -ergebnis abzulegen. Alternativ zum Fragebogen können auch Themenfragen für die Runde vorgegeben werden (z.B. „was habe ich erreicht?", „was hat geholfen?").

Bezogen auf die **erreichten Gewichtsabnahmen** ist die Zufriedenheit der Teilnehmer in der Regel meist hoch. Als Vergleichsmaßstäbe dienen dabei nicht nur die eingangs selbst gesetzten Ziele, sondern die durchschnittliche Abnahme in der Gruppe. Hier kann es notwendig sein, korrigierend einzugreifen, da nicht alle Patienten die gleichen Ausgangsbedingungen haben. So sind zur Bewertung des Gewichtserfolgs z.B. Faktoren wie Körpergröße, Ausmaß des zu Therapiebeginn bestehenden Übergewichts, noch vorhandenes Übergewicht etc. mitzuberücksichtigen.

Als besonders **hilfreiche Maßnahmen**, obwohl in der Therapie nicht selten wegen des Aufwands beklagt, werden die Selbstkontroll- bzw. Selbstbeobachtungsaufgaben eingeschätzt, vor allem das Aufschreiben und Berechnen der täglich zugeführten Energiemenge. Dies wird auch als wesentliches Hilfsmittel zur Überwindung bei aufgetretenen Krisen genannt. Die Wiederaufnahme des Registrierens nach zwischenzeitlichem Entgleiten der Selbstkontrolle ist für viele Patienten gleichbedeutend mit dem erfolgreichen Versuch, die Krise in den Griff zu bekommen. Solche Erfahrungen werden auch immer wieder in Nachsorgesitzungen berichtet und weisen darauf hin, wie Krisen in der Zeit nach Ende der Therapie vom Patienten selbst bewältigt werden können.

In der Bilanz der Therapie wird bei einem Teil der Patienten sichtbar, daß sich ihre zu Beginn der Therapie formulierten Ziele verändert haben. Dies kann sowohl für qualitative wie quantitative Aspekte gelten. Es liegt in der von uns intendierten Richtung, wenn statt der ausschließlichen Ausrichtung auf Gewichtsabnahmen jetzt auch Änderungen des Eß- und Ernährungsverhaltens, Veränderungen im sozialen Umfeld oder des Selbstwertkonzepts als wichtige in der Therapie verwirklichte Ziele genannt werden. Diese Umakzentuierung bietet gleichzeitig auch Möglichkeiten, Teilnehmern, die nicht in dem Ausmaße abgenommen haben, wie ursprünglich angestrebt, aber jetzt Fortschritte in anderen Bereichen sehen können, die Möglichkeit, ihre Teilnahme an der Therapiegruppe als Erfolg zu bewerten.

Ziele in der Nachsorgephase

Zur Vorbereitung einer Nachsorgegruppe gehören neben der Bilanz auch eine Auseinandersetzung über die Zielsetzungen in der posttherapeutischen Phase. So sollte sich der einzelne entscheiden, ob er bei Therapieende seine Gewichtsreduktion als beendet ansehen oder weiter abnehmen will. Trifft letzteres zu, stellt sich die Frage, in welchem Tempo er seine weitere Abnahme plant.

Unabhängig, ob der Teilnehmer für die Zeit nach der Therapie weiter abnehmen will oder das Ziel einer Gewichtskonstanz verfolgt, ergibt sich die Notwendigkeit, sich mit der Obergrenze der täglichen Energiezufuhr für die Zeit nach Therapieende auseinanderzusetzen. Bei der Heraufsetzung der täglichen Energiezufuhr empfehlen wir einen stufenweisen Übergang. Mit der Festlegung einer Grenze der täglichen Energiezufuhr wird regelmäßig die Frage aufgeworfen, ob regelmäßiges Abwiegen und Berechnen des Energiegehaltes notwendig sind. Strenggenommen muß diese Frage bejaht werden. Andererseits ist es für viele Patienten bereits während der Therapie schon schwer, diese Maßnahme konsequent durchzuhalten. Unter Umständen empfiehlt es sich, den Patienten zu möglichst präzisen Schätzungen des Energiegehaltes seiner Nahrung aufzufordern und ihm zu raten, in regelmäßigen Abständen (z.B. an 1 - 2 Tagen pro

Woche) diese Schätzungen durch genaue Berechnungen zu überprüfen. Denjenigen, die dabei große Diskrepanzen feststellen, dürfte dadurch die Wichtigkeit einer exakten Energiebestimmung deutlich werden. Unter Umständen kann es sinnvoll sein, mit dieser Umstellung bereits im letzten Drittel der Therapie Erfahrungen zu sammeln (vgl. Kap. IV.3.2.1 a).

Mehr als die Hälfte der Patienten wünscht nach unseren Befragungsergebnissen am Ende der Therapie, das Gewicht weiter zu reduzieren. Dieses Ziel ist mit Blick auf die Tatsache, daß die Patienten nur etwa 40 % des vorhandenen prozentualen Übergewichts in der Therapiezeit reduzieren können, durchaus sinnvoll, es fragt sich aber, ob die Therapeuten die Teilnehmer darüber informieren sollten, daß nach den bisherigen Erfahrungen nur ein kleiner Teil der Patienten dieses Ziel erfolgreich umsetzen kann. Mit einer solchen Information sollten keineswegs vorhandene Initiativen gebremst werden, sondern eher Enttäuschungen verhütet werden. So können die Teilnehmer u.U. auch das Halten des Gewichts oder eine nur geringgradige Zunahme sowie das selbständige Bewältigen von zwischendurch auftauchenden Krisen als Erfolge in der posttherapeutischen Phase einzuschätzen lernen.

Auch für die anderen im Therapievertrag festgelegten Zielsetzungen (Eß- und Ernährungsverhalten und Verstärker) sollten für die Nachsorgephase Entscheidungen gefällt werden, ob die während der Therapie beschlossenen Zielsetzungen weiterverfolgt werden und wie regelmäßig der Patient deren Umsetzung überprüfen will.

IV.3.3.2 Nachsorgetreffen

Die Ergebnisse mit den verschiedenen Nachsorgekonzepten früherer Gruppen finden sich ausführlich in einem Abschnitt des Forschungsberichts (s. Kap. II. 14) dargestellt.

Aufgrund der gesammelten Erfahrungen favorisieren wir für die Nachsorge unserer Therapiegruppen eine Kombination aus Patientenselbsthilfegruppen und therapeutengestütztem Angebot. Die Gruppen werden im oben geschilderten Sinne zur Selbstinitiative aufgefordert. Gleichzeitig bieten wir für die Übergangsphase des ersten Jahres (z.B. 1, 3, 6 und 12 Monate nach Ende der Therapie) ergänzende therapeutische Sitzungen an. Zu diesen Sitzungen wird jeder, der an der Therapie teilgenommen hat, eingeladen, unabhängig davon, ob er an einer Selbsthilfegruppe teilnimmt oder nicht. Diese ergänzenden therapeutischen Sitzungen können unterschiedliche Funktionen erfüllen: Für die Selbsthilfegruppen stellen sie eine Möglichkeit des Feedbacks und der Beratung für zwischenzeitlich aufgetretene Probleme dar, für andere Patienten, die nicht an den selbstorganisierten Treffen der Gruppe teilnehmen, können sie die Funktion einer Auffrischung übernehmen, sind aber auch eine Möglichkeit, für sie zur Selbsthilfegruppe wieder Kontakt herzustellen.

Für die Zeit nach Ablauf des ersten Jahres kann man unabhängig von den Selbsthilfeaktivitäten entweder in größeren zeitlichen Abständen von einigen Monaten weitere therapeutische Treffen vereinbaren, oder — und dies hat sich als gut praktikabel erwiesen — für mehrere Gruppen einen regelmäßigen gemeinsamen Beratungstermin anbieten (z.B. 1 mal pro Monat für 3 Gruppen). Diese Treffen haben dann häufig stark den Charakter einer Selbsthilfegruppenberatung.

In den letzten Jahren kamen bei den meisten Therapiegruppen selbstorganisierte Nachfolgetreffen zustande, an denen sich anfänglich etwa drei Viertel der Patienten der Gruppe beteiligten. In der Folgezeit ist meist eine Schrumpfung auf eine „Kerngruppe" von nicht mehr als 50 % der ehemaligen Teilnehmer zu beobachten. Nach unserem Eindruck nehmen auf den Selektionsprozeß Merkmale der Gruppenzusammensetzung wie eine zu große Verschiedenartigkeit der Interessen, der Therapievorstellungen, des Alters und der Schulbildung Einfluß. Während der Therapie mag eine größere Heterogenität in diesen Merkmalen unter der Leitung des Therapeutenteams von der Gruppe noch akzeptiert werden, in der Nachsorge kann sie die Gruppe überfordern. In solchen Fällen kann es u.U. ratsam sein, für eine Therapiegruppe die Bildung von mehr als einer Nachsorgegruppe vorzuschlagen.

Das Verhalten der Therapeuten im Rahmen der offen genannten weiteren therapeutischen Sitzungen sollte sich an dem inzwischen stattgefundenen Verselbständigungsprozeß der Gruppe orientieren, d.h. sie sollten nicht automatisch ihre Leiterfunktion wie zur Zeit der Therapie übernehmen, sondern sich eher als eingeladene Berater verstehen. Die organisatorische Leitung sollte in den Händen derer bleiben, die auch in den Selbsthilfegruppen diese Funktion innehaben. Diese Abstinenz ist nach unseren Erfahrungen sowohl für die ehemaligen Patienten wie auch für die Therapeuten zunächst ungewohnt, sie ist aber wichtig, um deutlich zu machen, daß zwar vom Therapeutenteam ergänzende Hilfe und Beratung gewährt werden, diese aber nicht als eine Wiederaufnahme der Therapie zu verstehen ist. Damit wird gleichzeitig der Wert der selbstorganisierten Treffen herausgestellt.

Für die Termine im Rahmen der Selbsthilfegruppen (ohne anwesende Therapeuten) empfiehlt sich ein zeitlicher Abstand von höchstens 14 Tagen zwischen den Treffen, besser sind wöchentliche Termine. Das zunächst schwierig erscheinende Problem des Tagungsortes können die meisten Gruppen nach kurzer Zeit lösen. Lokale, Räume der Kirchengemeinde oder Wohnungen von Teilnehmern dienen als Treffpunkte. Einige Gruppen machten gute Erfahrungen mit einem turnusmäßigen Wechsel des Treffpunkts, in anderen Gruppen konnten an den Selbsthilfetreffen auch die Partner der ehemaligen Patienten teilnehmen. Manchmal waren die Treffen mit anderen sozialen Aktivitäten gekoppelt, so z.B. vorheriges oder nacheriges Besuchen eines Hallenbades oder einer gemeinsamen Veranstaltung.

V. Institutionelle Einsatzmöglichkeiten der interdisziplinären Adipositastherapie

Das Konzept der interdisziplinären Adipositastherapie wurde im universitären Rahmen (Universität Hamburg/Universität Freiburg) entwickelt und erprobt. Aufgrund der im Vergleich zu alternativen Behandlungsmöglichkeiten sehr guten Behandlungsergebnisse stellt sich die Frage, an welcher Stelle des Gesundheitsversorgungssystems eine solche Therapie mit ihren besonderen Erfordernissen ihren sinnvollen Platz finden kann.

Die Zielgruppe des Angebots sind nach wie vor erheblich Übergewichtige mit mehrfach erfolglosen anderen Behandlungsversuchen und mit u.U. bereits bestehenden Sekundärfolgen (z.B. mit erhöhtem Blutdruck und Blutzucker, Wirbelsäulenbeschwerden oder Verschleißerscheinungen der Gelenke). Innerhalb des Spektrums der verschiedenen Angebote zur Therapie der Übergewichtigkeit erhebt der entwickelte Ansatz den Anspruch, eine Alternative zu den herkömmlichen stationären Reduktionsdiäten zu sein (auf Kostenvergleiche dieser beiden Behandlungen wurde im Rahmen des Forschungsberichts (s. Kap. III.2) ausführlich eingegangen).

Gegenüber anderen psychologisch fundierten und lerntheoretisch orientierten Gruppenprogrammen wie das der Gesundheitsberatungszentren der AOK Mettmann, der Agrarsozialen Gesellschaft e.V. oder der Bundeszentrale für gesundheitliche Aufklärung (diese Programme sind in Kurzform im Anhang des Forschungsberichts dargestellt) unterscheidet sich die interdisziplinäre Gruppentherapie durch eine größere Intensität, Vielfältigkeit und personellem Aufwand. Gleichzeitig ist sie auf ein vergleichsweise schwieriger zu behandelndes Klientel ausgerichtet. Damit stehen diese Angebote nicht in Konkurrenz, sondern stellen sinnvolle Ergänzungen dar. Im Sinne einer differentiellen Indikationsstellung (welche Behandlungsmethode eignet sich für welche Art und welchen Grad der Störung) könnte man sagen, daß bei eher mäßigen Formen des Übergewichts sowie bei Patienten mit gut ausgeprägten Fähigkeiten, sich selbst zu helfen, die weniger aufwendigen und z.T. auch stärker präventiv ausgerichteten Programme vorrangig Anwendung finden sollten. Reichen diese Angebote von der Behandlungsstärke nicht aus, bietet sich der interdisziplinäre Behandlungsansatz an.

Therapeutische Angebote durch stationäre Reduktionsdiäten werden durch unser Behandlungsangebot nicht zwangsläufig überflüssig, da zunächst einmal geklärt werden muß, wie groß der Anteil der Patienten ist, der bereit ist, anstelle des Kuraufenthalts ein an die Eigenaktivitäten höhere Ansprüche stellendes ambulantes Programm wie das von uns entwickelte zu wählen. Auch sind Verknüpfungen der beiden Angebotstypen u.U. denkbar. So könnte es sich als erfolgversprechend erweisen, Patienten mit einem besonders stark ausgeprägten Übergewicht (z.B. von 100 % Übergewicht) und mit zunächst nur geringer Eigeninitiative durch eine initiale rasche Gewichtsreduktion in der Klinik für eine sich an den Kuraufenthalt anschließende Fortsetzung der Therapie im Rahmen des interdisziplinären Ansatzes zu motivieren. Dabei muß allerdings für die stationäre Phase bereits eine psychologische Betreuung gefordert werden.

Grundsätzlich sehen wir verschiedene Möglichkeiten, das entwickelte interdisziplinäre Therapieangebot der betroffenen Gruppe Übergewichtiger zugänglich zu machen. Es könnte sowohl als ambulantes Angebot im Rahmen von Institutionen

— der gesetzlichen Krankenkassen

— der Gesundheitsbehörden

— von Polikliniken

— von öffentlichen Beratungsstellen

— oder Beratungsstellen von Verbänden wie der Deutschen Gesellschaft für Ernährung e.V.

sowie in **freier Praxis** niedergelassener Ärzte, Psychologen und Diätassistenten angeboten werden.

Wichtige Voraussetzungen sind die Bereitschaft qualifizierter Vertreter der drei Beratungsgruppen, miteinander in einem Therapieansatz zu kooperieren sowie eine Lösung der bei der Finanzierung auftretenden Probleme (dies gilt besonders für interdisziplinäre Angebote in der freien Praxis, s. hierzu Kap. II.2). Bei der Durchführung von Gruppen in freier Praxis stellen sich darüber hinaus einige auch für die einzelnen Berufsgruppen spezifische Probleme. Bei Psychologen ist die Frage der Anerkennung als Heilberuf nach wie vor umstritten. Zwischen niedergelassenen Ärzten und Psychologen bestehen z. T. gute kooperative Beziehungen, z. T. harte Konkurrenz und in einigen Bereichen gibt es sogar Empfehlungen seitens der Kassenärztlichen Vereinigungen, ihre Mitglieder sollten nicht mit Psychologen kooperieren (vgl. auch Forschungsbericht Kap. III.1 und III.3).

Daß trotz aller hier nur kurz angedeuteten Barrieren und Probleme zum gegenwärtigen Zeitpunkt praktikable Lösungen gefunden werden können, zeigen Erfahrungen der beiden ehemaligen Forschungsteams in Freiburg und Hamburg. Mit den lokalen Allgemeinen Ortskrankenkassen (AOK) wurden auf der Grundlage des Forschungsberichts Gespräche über die Durchführung entsprechender Gruppenangebote im Rahmen des Angebotsspektrums der Kasse geführt. Entscheidend für den Erfolg der Verhandlung waren neben den guten Gewichtergebnissen die vorgelegten Kostenanalysen. Mit den Arbeitsgruppen „Interdisziplinäre Adipositastherapie" in der Abteilung für Rehabilitationspsychologie (Freiburg) und an der Universitätsklinik Hamburg-Eppendorf wurden für die Durchführung von Gruppen (mit maximal 15 Teilnehmern) Behandlungspauschalen vereinbart. Die zu erbringende Leistung besteht in der Durchführung von mindestens 22 therapeutischen Sitzungen sowie 4 weiteren Nachbetreuungssitzungen innerhalb des ersten Jahres nach Ende der Therapie. Das Angebot garantiert die Anwesenheit des Psychologen an allen Sitzungen, die des Diätassistenten in mindestens 12 - 15 Sitzungen und die des Arztes in mindestens 8 Sitzungen. Den Versicherten wird das Angebot in regelmäßigen Abständen über das Informationsheft der AOK bekanntgemacht. Die niedergelassenen Ärzte werden durch ein Informationsblatt der Kassenärztlichen Vereinigung Freiburg auf diese, allerdings auf AOK-Patienten begrenzte, Übergewichtsgruppen im Sinne einer Empfehlung hingewiesen. Die von der Kasse gezahlte Behandlungspauschale wird in beiden Fällen von den Universitäten verwaltet. Die Gelder reichen aus, um die Therapeutenhonorare, die Therapiesupervision und die Dokumentations- und Verwaltungskosten zu tragen. Aus Gesprächen mit Kollegen andernorts ist uns bekannt, daß auch dort bei den Krankenkassen ein Interesse an solchen Gruppenangeboten besteht. Wir glauben allerdings, daß die Vertragsmodalitäten zum gegenwärtigen Zeitpunkt jeweils regional ausgehandelt werden müssen. Wenn dieses Manual dazu beiträgt, die Voraussetzungen zur Durchführung solcher meist fehlender ambulanter Angebote zur Behandlung schwer Übergewichtiger zu schaffen, hat es seine Zielsetzung erreicht.

Anhang 1: Sammlung diagnostischer Instrumente (Diag)

In der nachfolgenden Sammlung finden sich die hauptsächlichen diagnostischen Verfahren, die in den Kapiteln III.4, III.5, III.6, III.7 beschrieben wurden. Sie stellen zum Teil Weiterentwicklungen der in der Evaluation eingesetzten Untersuchungsverfahren dar, z.T. handelt es sich um neue Instrumente:

1. Therapieeingangsbogen
2. Therapieeingangsinterview
3. Ernährungsprotokollbogen
4. Registrierbogen zum Eßverhalten (Base-line-Bogen)
5. Leitfaden für Interviews mit Therapieabbrechern
6. Fragebogen zum Therapieverlauf
7. Fragebogen für die Zeit nach der Therapie (6-, 12-, 24-Monate-Follow-up)
8. Protokoll der Therapiesitzung
9. Ergebnisrückmeldebogen

Diag. 1

☐☐☐☐☐   Name: ....

Universität Freiburg   Datum: ....
"Interdisziplinäre Adipositastherapie"

Therapieeingangsbogen

Mit vorliegendem Fragebogen möchten wir einige für die Durchführung der von Ihnen angestrebten Übergewichtsbehandlung wichtige Fragen klären. Bitte beantworten Sie alle Fragen so gut Sie es können. Selbstverständlich erhält niemand - außer dem Therapeutenteam - Einblick in das, was Sie uns mitteilen.

I. <u>Angaben zum Gewicht und Gewichtsverlauf</u>

1. Wie hoch ist Ihr jetziges Gewicht?   ..... kg
2. Wie groß sind Sie?   ..... cm
3. Seit wann besteht Ihr Übergewicht?   seit 19.....
4. Steht der Beginn Ihres Übergewichts Ihrer Ansicht nach in Zusammenhang mit einem bestimmten Ereignis?
   ja ☐   nein ☐
   Wenn ja, mit welchem Ereignis? ....
   ....
5. Was war in den vergangenen 12 Monaten
   a) Ihr höchstes Gewicht?   ..... kg
   b) Ihr niedrigstes Gewicht?   ..... kg
6. Wie hoch ist das Gewicht Ihres Partners?   ..... kg
7. Wie groß ist Ihr Partner?   ..... cm
8. Welche anderen Familienangehörigen sind ebenfalls übergewichtig (z.B. Eltern, Geschwister, Kinder)? Bitte alle nennen!
   ....
   ....

9. Welche Versuche haben Sie bisher unternommen, um Ihr Übergewicht zu verringern?

Art des Versuchs	wann	erreichte Gewichtsabnahme	Zufriedenheit mit dem Erfolg
(z.B. Brigitte-Diät	1976	7 kg	ja/nein)
a)	....	...... kg	ja/nein
b)	....	...... kg	ja/nein
c)	....	...... kg	ja/nein
d)	....	...... kg	ja/nein

Diag. 1

II. <u>Gründe für das Übergewicht und die Teilnahme an der Therapie</u>

Bitte kreuzen Sie an, welche der nachfolgenden Aussagen auf Sie zutreffen

a) <u>Ich bin übergewichtig,</u>   <u>trifft zu</u>

1) weil ich ein guter Kostverwerter bin   o
2) weil ich im allgemeinen zu viel esse   o
3) weil ich zu viel Spaß am Essen habe   o
4) weil ich ein Feinschmecker bin   o
5) weil ich mir das Einhalten einer Diät zu schwer fällt   o
6) weil ich mich schwer beim Anblick von Essen beherrschen kann   o
7) weil ich mehr Hunger als andere Menschen habe   o
8) weil meine Drüsen nicht richtig arbeiten   o
9) weil meine Eltern mich falsch erzogen haben   o
10) weil meine Eltern mich falsch ernährt haben   o
11) weil andere mich immer wieder zum Essen verführen   o
12) weil in unserer Familie oder in der Kantine falsch gekocht wird   o
13) weil ich mich zu wenig bewege   o
14) weil ich keinen Sport mache   o
15) weil ich bei persönlichen Problemen zu viel esse   o
16) weil ich zu wenig darauf achte, was ich esse   o
17) weil mein Beruf (bzw. Tätigkeit im Haushalt) mit so viel Streß verbunden ist   o
18) weil es wohl mein Schicksal ist, nicht schlank zu sein   o
19) weil ich unter einem Zwang, zu essen, stehe   o
20) wegen früherer Erkrankungen   o
21) wegen meiner Schwangerschaft(en)   o
22) wegen körperlicher Umstellungen (z.B.Klimakterium)   o
23) weil ich mich mit Kalorien nicht genug auskenne   o
24) weil ich zu unregelmäßig esse   o
25) weil ich zu schnell esse   o
26) weil ich mich bisher zu wenig um mein Gewicht gekümmert habe   o

Diag. 1

b) <u>Ich will abnehmen</u>,   <u>trifft zu</u>

1) weil mein Aussehen mir nicht gefällt   o
2) weil ich mir mal wieder neue Kleider   o
   kaufen möchte
3) weil ich mich schäme, so auszusehen   o
4) weil das gut für mein Selbstbewußtsein ist   o
5) weil ich mir beweisen möchte, daß ich mit   o
   dem Problem fertig werde

6) weil dies meine Familie von mir erwartet   o
7) weil Bekannte und Freunde dies erwarten   o
8) weil ich aus beruflichen Gründen abnehmen   o
   muß
9) weil mein Arzt mir dazu geraten hat   o

10) weil ich mir Sorgen um meine Gesundheit   o
    mache
11) weil meine körperliche Belastbarkeit einge-   o
    schränkt ist
12) weil ich körperliche Beschwerden habe   o
13) weil ich als Übergewichtiger in verschie-   o
    denen Lebensbereichen benachteiligt bin
14) weil mich mein Übergewicht seelisch bedrückt   o

c) Wieviel möchten Sie jetzt in der Therapie abnehmen?   .... kg

d) Was möchten Sie in der Therapie außer einer Gewichtsabnahme
   erreichen?
   ....
   ....

Diag. 1

III. Eßverhalten und Ernährungsgewohnheiten

1. Beschreiben Sie bitte das Essen und Trinken des <u>gestrigen Tages</u>. Bitte geben Sie an, um welche Uhrzeit Sie die Mahlzeiten eingenommen haben sowie was und wieviel Sie gegessen und getrunken haben.

Uhrzeit	Nahrungsmittel und Getränke	Menge
	Beispiel für ein Frühstück	
8.30	Brötchen	1
	Butter	1 Teelöffel
	Honig	2 Teelöffel
	Ei	1
	Kaffee	2 Tassen
	Dosenmilch	2 Teelöffel
	Zucker	2 Würfel

Diag. 1

2. War dies ein typischer Tag bezogen auf
   Ihre Mahlzeiten?   ja ☐ nein ☐

3. Nehmen Sie außer den oben genannten Mahlzeiten gewöhnlich noch zwischendurch etwas zu sich (Essen und Getränke)?
   ja ☐ nein ☐
   Wenn ja, was, in welchen Mengen, wie häufig?

Menge	Nahrungsmittel	Häufigkeit
Beispiel:		
1 Packung	Erdnüsse	jeden Tag
1 Glas	Cola	2mal am Tag
3	Schnäpse	in einer Woche

4. Welche Ihrer gestrigen Mahlzeiten war für Sie am wichtigsten?
   Bitte Namen der Mahlzeit angeben: ....
   Wo haben Sie diese Mahlzeit eingenommen?

   o zu Hause

   o in der Kantine

   o am Arbeitsplatz

   o im Restaurant

   o bei Freunden

   o ....

5. Welche Mahlzeiten nehmen Sie regelmäßig außer Haus ein?
   ....
   ....

Diag. 1

6. Die nachfolgenden Aussagen beziehen sich auf die von Ihnen genannte <u>wichtigste Mahlzeit</u>. Bitte kreuzen Sie diejenige Aussage an, die für diese Mahlzeit zutreffen.

trifft zu

1. Ich esse allein ○
2. Ich esse mit meinem Partner/meiner Familie ○
3. Ich esse mit Kollegen/Freunden ○
4. Ich sehe fern, <u>während</u> ich esse ○
5. Ich lese, während ich esse ○
6. Ich trinke Alkohol, während ich esse ○
7. Ich bin <u>vor</u> dem Essen müde ○
8. Ich bin vor dem Essen angespannt ○
9. Ich bin vor dem Essen unzufrieden ○
10. Ich bin vor dem Essen traurig ○
11. Ich bin vor dem Essen entspannt ○
12. Ich bin vor dem Essen guter Stimmung ○
13. Ich bin vor dem Essen ärgerlich ○
14. Ich bin <u>nach</u> dem Essen müde ○
15. Ich bin nach dem Essen angespannt ○
16. Ich bin nach dem Essen unzufrieden ○
17. Ich bin nach dem Essen traurig ○
18. Ich bin nach dem Essen entspannt ○
19. Ich bin nach dem Essen guter Stimmung ○
20. Ich bin nach dem Essen ärgerlich ○
21. Ich esse aus Zeitmangel im Stehen ○
22. Ich esse langsam ○
23. Ich esse schnell ○
24. Ich schlinge es in mich hinein ○
25. Ich esse und bin gar nicht hungrig ○
26. Ich esse, weil es so gut aussieht ○
27. Ich esse, weil noch etwas übrig ist ○
28. Ich esse, weil man mich auffordert, mehr zu essen ○
29. Ich merke gar nicht, was ich esse ○
30. Ich bin nach dem Essen noch hungrig ○

Diag. 1

7. Wieviele Kalorien enthält schätzungsweise Ihre täglich zugeführte Nahrung (einschließlich Getränke) <u>insgesamt</u>? .... Kalorien

8. Welche Situationen verführen Sie zu übermäßigem Essen?
   (Sie können mehrere Antworten ankreuzen!)
   o Sorgen, Ärger, Aufregungen
   o Zeitdruck, Streß
   o Einsamkeit
   o Langeweile
   o Essen in Gesellschaft (Einladungen, Feste)
   o Freizeit, Urlaub
   o Wochenende
   o Zufriedenheit, Entspannung
   o besonderes Nahrungsangebot (z.B. Lieblingsspeisen)
   o ....

9. In welchen Situationen können Sie am ehesten auf Essen verzichten?
   (Sie können mehrere Antworten ankreuzen!)
   o Sorgen, Ärger, Aufregungen
   o Zeitdruck, Streß
   o Einsamkeit
   o Langeweile
   o Essen in Gesellschaft (Einladungen, Feste)
   o Freizeit, Urlaub
   o Wochenende
   o Zufriedenheit, Entspannung
   o ....

10. Kreuzen Sie bitte bei den nachfolgenden Aussagen jeweils an, ob diese für Sie zutreffen oder nicht.

	(1) trifft gar nicht zu	(2) trifft eher nicht zu	(3) trifft eher zu	(4) trifft völlig zu
Mein Wissen über Fragen der Ernährung schätze ich als gut ein	o	o	o	o
Ich bin mit der Handhabung von Kalorientabellen vertraut	o	o	o	o
Wenn ich etwas zum Essen sehe, muß ich meistens zugreifen	o	o	o	o
Ich esse unregelmäßig	o	o	o	o
Ich bin ein schneller Esser	o	o	o	o
Bei mir zur Hause bewahre ich an mehreren Plätzen Nahrungsmittel auf	o	o	o	o
Ich esse zu Hause immer an demselben Platz	o	o	o	o

Diag. 1

IV. Fragen zur Gesundheit

1. Welche <u>körperlichen Erkrankungen</u> haben Sie bisher gehabt (bitte jeweils Zeit und Dauer angeben) und bei welchen Erkrankungen sehen Sie einen Zusammenhang mit Ihrem Übergewicht (bitte ankreuzen)?

Erkrankung	Jahr	Dauer	Sehen Sie einen Zusammenhang mit <u>Übergewicht</u>
z.B. Nierenentzündung	1978	3 Wochen	ja/<u>nein</u>
....	.....	....	ja/nein
....	.....	....	ja/nein
....	.....	....	ja/nein

2. Nehmen Sie zur Zeit <u>Medikamente</u> und Hausmittel ein? ja ☐ nein ☐

   Wenn ja, welche, wie häufig und in welchen Mengen?

Arzt bzw. Name des Medikaments oder Hausmittels	Häufigkeit	Menge
z.B. Valium, Leinsamen	täglich "	1 Tabl. 5 mg 1 Eßlöffel
....	....	....
....	....	....
....	....	....

3. Wann wurde bei Ihnen zum letzten Mal der <u>Blutdruck</u> gemessen? Monat .... 19...

   a) Der Wert war zu hoch ☐
   zu niedrig ☐
   normal ☐

   b) Erinnern Sie sich, wie hoch der Wert war (z.B. 120/80)? ___/___

   c) Haben (oder hatten) Blutsverwandte von Ihnen (z.B. Eltern, Geschwister, Kinder) einen hohen Blutdruck, Gicht, Zuckerkrankheit oder Nierenerkrankungen?

   Wenn ja, wer und welche Krankheit?

Person	Erkrankung
z.B. Vater	Gicht
1.	....
2.	....
3.	....

   d) Haben Sie in letzter Zeit versucht, <u>salzärmer</u> zu essen? ja ☐ nein ☐

4. Wieviele <u>alkoholische Getränke</u> nehmen Sie zu sich?

   Bier: .... Flaschen pro Tag
   Wein: .... Zahl der Gläser pro Tag
   Liköre, Schnäpse: .... Zahl der Gläser pro Tag

Diag. 1

5. Treiben Sie <u>Sport</u> oder betätigen Sie sich
   körperlich?
                                     ja ☐   nein ☐
   a) Wenn ja, nennen Sie bitte die Sportart oder die Art Ihrer
      körperlichen Betätigung, wie häufig pro Woche und wie lange
      Sie sich bewegen

Sportart	Häufigkeit	Dauer
z.B. Radfahren	1 x pro Woche	1 Std.
1.	....	....
2.	....	....
3.	....	....

   b) Kommen Sie dabei regelmäßig ins Schwitzen und haben Sie
   erhöhten Pulsschlag?
                             ja ☐   nein ☐

   c) Wenn nein, was hält Sie von sportlicher Betätigung ab?
   ....
   ....
   ....

6. <u>Rauchen</u> Sie?   ja   ☐
                       nein   ☐
                       ehemals Raucher ☐

<u>Für Raucher</u>

a) Wieviele Zigaretten rauchen
   Sie täglich im Schnitt?   ....
b) Wieviele Zigarren, Zigarillos
   oder Pfeifen rauchen Sie täglich?   ....
c) Seit wann rauchen Sie?   Seit 19.....

d) Gibt es Situationen, in denen Sie besonders viel rauchen?
   Wenn ja, beschreiben Sie diese bitte.
   ....
   ....
   ....

e) Beschreiben Sie bitte alle Versuche, die Sie unternommen haben,
   mit dem Rauchen aufzuhören oder weniger zu rauchen.
   ....
   ....
   ....

<u>Für ehemalige Raucher</u>

f) Wieviele Zigaretten haben Sie täglich
   im Schnitt geraucht?   ....
g) Wieviele Zigarren, Zigarillos oder
   Pfeifen haben Sie täglich geraucht?   ....
h) Wie lange haben Sie geraucht?   von 19.... bis 19....

V. Partner und Familie

Diag. 1

Für die Behandlung Ihres Übergewichts können auch familiäre und partnerschaftliche Gesichtspunkte eine Rolle spielen.

1. Wenn ich von meinem Partner spreche, beziehe ich mich auf
   - (1) Ehepartner
   - (2) Freund oder Verlobter
   - (3) Freundin oder Verlobte
   - (4) Vater
   - (5) Mutter
   - (6) Kind(er)
   - (7) eine andere Person, wen? ....

2. Die Freunde meines Partners mag ich im Großen und Ganzen

   1 — 2 — 3 — 4
   sehr   gar
   gerne   nicht

3. Mein Partner und ich machen in der Freizeit

   1 — 2 — 3 — 4
   fast   fast
   alles   gar nichts
   gemeinsam   gemeinsam

4. In Erziehungsfragen habe ich

   1 — 2 — 3 — 4
   sehr   sehr
   häufig   selten

   eine andere Meinung als mein Partner.

5. Bei finanziellen Fragen (Anschaffungen, Haushalt) bin ich

   1 — 2 — 3 — 4
   fast   fast
   immer   nie

   mit meinem Partner einer Meinung.

6. Mein Partner und ich haben

   1 — 2 — 3 — 4
   sehr   sehr wenig
   ähnliche   ähnliche

   Vorstellungen, wie aufgeräumt unsere Wohnung sein soll.

7. Mein Partner ist mit dem Beruf, den ich ausübe

   1 — 2 — 3 — 4
   sehr   gar nicht
   einver-   einverstanden
   standen

8. Wenn ich es mal kritisch überlege, passen mein Partner und ich

   1 — 2 — 3 — 4
   ausge-   eher
   zeichnet   schlecht

Diag. 1

9. Hat sich Ihre Partnerbeziehung in den letzten 6 Monaten verändert? Bitte alle zutreffenden Antworten ankreuzen.
   - o sie hat sich verbessert
   - o sie hat sich verschlechtert
   - o ich denke an Trennung
   - o mein Partner denkt an Trennung
   - o ich habe mich von meinem Partner getrennt
   - o mein Partner hat sich von mir getrennt

10. Mein Partner und meine Familie werden durch mein Übergewicht

    1 — 2 — 3 — 4
    sehr   gar nicht
    stark
    belastet.

11. Wie reagiert Ihr Partner, wenn Sie zu viel essen?
    ....
    ....

12. Ich fühle mich bisher durch meinen Partner und meine Familie bei meinem Problem Übergewicht

    1 — 2 — 3 — 4
    sehr   gar nicht
    gut
    unterstützt.

    a) Worin besteht diese Hilfe? ....
    ....
    b) Was vermissen Sie? ....
    ....

13. Wie reagierten Ihr Partner und Ihre Familie in der Vergangenheit, wenn Sie keinen Erfolg bei Gewichtsabnahmeversuchen hatten?
    ....

14. Fühlen Sie sich zur Zeit von Ihrem Partner und Ihrer Familie unter Druck gesetzt, abzunehmen?

    1 — 2 — 3 — 4
    sehr   gar nicht
    stark

15. Was erhofft sich Ihr Partner davon, daß Sie an unserer Therapie teilnehmen?
    ....
    ....

16. Bei der geplanten Therapie wünsche ich mir, daß mein Partner und meine Familie

    1 — 2 — 3 — 4
    möglichst   möglichst
    ganz heraus-   stark
    gehalten   einbezogen
    werden   werden

Diag. 1

VI. Fragen zur Person

1. Geschlecht
   - [ ] männlich
   - [ ] weiblich

2. Alter .... Jahre

3. Familienstand
   - [ ] allein lebend
   - [ ] mit anderen gemeinsam lebend

4. Schulabschluß
   - [ ] keinen Schulabschluß
   - [ ] Volksschule
   - [ ] Mittlere Reife
   - [ ] Abitur, Fachabitur

5. Berufsschulabschluß
   - [ ] keinen
   - [ ] Lehre
   - [ ] Fachhochschule
   - [ ] Studium

6. Beruf (Bitte genaue Bezeichnung des derzeit ausgeübten Berufes).
   ....

7. Wie ist Ihre berufliche Situation zur Zeit?
   - [ ] vollzeit berufstätig
   - [ ] teilzeit berufstätig
   - [ ] Hausfrau
   - [ ] Schule/Studium/Umschulung
   - [ ] Rentner/Pensionär
   - [ ] arbeitslos/ohne Beschäftigung
   - [ ] arbeitsunfähig/krankgeschrieben

VII. Sonstiges

Gibt es noch Dinge (wie persönliche Probleme oder Lebensumstände), die für die geplante Behandlung wichtig sein könnten?

ja [ ]   nein [ ]

Wenn ja, bitte kurz schildern: ....
....
....

Wir danken Ihnen für Ihre Mühe.

Diag. 2

| | | | | |

Name: ....

Datum: ....

Universität Freiburg
"Interdisziplinäre Adipositastherapie"

Therapieeingangs-Interview

Interviewerinstruktion:

Das Interview hat folgende Funktionen:
- persönliche Kontaktaufnahme mit dem Patienten
- Nachexploration des Therapieeingangsbogens
- Erfassung weiterer Inhaltskomplexe, die im Fragebogen gar nicht oder nur begrenzt erfaßt werden konnten

Bevor Sie einen Untersuchungsblock explorieren, sollten die Antworten zu den entsprechenden Fragen im Therapieeingangsfragebogen zur Kenntnis genommen werden (falls sich in den Nachexplorationen gegenüber dem Fragebogen zusätzliche Informationen ergeben, bitte im Fragebogen vermerken).
Die Abfolge der einzelnen Inhaltsblöcke ist dem Interviewer weitgehend freigestellt. Es sollte nur sicher gestellt werden, daß alle Themen angesprochen werden.
Bitte notieren Sie stichwortartig zu den einzelnen Untersuchungskomplexen die Antworten des Patienten. Nehmen Sie selbst anschliessend auf den vorgegebenen klinischen Skalen Einschätzungen vor.
Einleitend bitte dem Patienten die Funktion des Interviews kurz erläutern.

A. <u>Therapiemotivation</u> (Therapieeingangsfragebogen S. 2-3).

1. Welche Wünsche und Erwartungen haben Sie an die Therapie?
....
....
....

2. Können Sie nochmal versuchen, in der Rangfolge ihrer Wichtigkeit die drei Ziele zu nennen, die für Sie neben einer Gewichtsabnahme am bedeutsamsten sind?

1. ....
2. ....
3. ....

Diag. 2

3. Was denken Sie, wie kam es in Ihrem Falle dazu, daß Sie übergewichtig wurden? Lag es eher an bestimmten körperlichen Voraussetzungen, an Familiengewohnheiten oder an anderen Faktoren wie Erziehung etc.?
....
....
....

4. Im Zusammenhang mit Übergewichtigkeit wird gelegentlich auch der Begriff "Fettsucht" gebraucht. Würden Sie sich persönlich in bezug auf das Essen als süchtig bezeichnen?

   ja ☐   nein ☐

5. Sehen Sie sich durch das Übergewicht zur Zeit oder in der weiteren Zukunft gefährdet?

   ja ☐   nein ☐

   Wenn ja, worin besteht die Gefährdung?
....
....
....

B. <u>Bisherige Bemühungen zur Veränderung</u> (siehe Therapieeingangsbogen S. 1, Frage 9)

1. Welche Bemühungen haben Sie bisher zur Veränderung Ihrer Übergewichtigkeit unternommen? Wie gingen diese Versuche aus?
....
....
....
....
....

2. Was hat Ihnen in der Vergangenheit tatsächlich geholfen?
....
....

3. Warum schlugen bestimmte Therapieversuche letztlich fehl?
....
....

Diag. 2

C. <u>Soziale Unterstützung und soziale Kontrolle</u> (Partner, Familie, Freunde und Kollegen)
   (Therapieeingangsbogen S. 10-11)

   1. Gibt es jemanden in Ihrem Leben, der Ihrer Meinung nach für die Entwicklung Ihres Übergewichts mitverantwortlich ist?
      ja ☐   nein ☐
      Wenn ja, bitte erläutern.
      ....
      ....

   2. Wem gegenüber fühlen Sie sich besonders verpflichtet abzunehmen? Wer erwartet von Ihnen ein Abnehmen?
      ....
      ....
      ....

   3. Wie denkt Ihr Partner über Ihr Übergewicht?
      ....
      Ihre Familie: ....
      Ihre Freunde: ....
      Ihre Kollegen: ....

   4. Von wem erwarten Sie am ehesten Hilfe und Unterstützung bei der Gewichtsabnahme? Wie sieht diese aus?
      ....
      ....
      Falls Partner genannt wird, von wem außerdem?
      ....

   5. Haben Sie das Gefühl, daß Ihre Partnerschaft durch Ihr Übergewicht belastet ist?
      ja ☐   nein ☐
      Wenn ja, bitte kurz erläutern.
      ....
      ....
      ....

Diag. 2

D. Analyse des Eßverhaltens:
(Therapieeingangsbogen S. 4-7)

1. Schildern Sie möglichst genau alle Speisen und Getränke, die Sie gestern zu sich genommen haben.

   Anmerkung: Wenn der gestrige Tag bereits im Therapieeingangsbogen beschrieben wurde, wird nur diese Beschreibung nachexploriert.

Uhrzeit	Nahrungsmittel und Getränke	Menge

Diag. 2

2. Sind Sie rückblickend mit Ihrem gestrigen Eßverhalten zufrieden?   ja ☐   nein ☐
Wenn nein, was würden Sie gerne ändern?
....
....
....
....
....

3. Gibt es Situationen, in denen Sie Ihr Eß- und Trinkverhalten besonders problematisch finden?
                         ja ☐   nein ☐
Wenn ja, versuchen Sie solche Situationen möglichst genau zu beschreiben (Interviewer bitte nachexplorieren).
....
....
....
....
....
....
....
....
....

4. Wie genau achten Sie im allgemeinen darauf, was Sie zu sich nehmen?
....
....

5. Was denken Sie, welcher Sinn darin liegt, so genau zu beobachten, was man ißt, bei welcher Gelegenheit man etwas zu sich nimmt und wie man sich fühlt?
....
....

Diag. 2

E. Therapiegruppe
   1. Die von uns durchgeführte Behandlung wird in einer Gruppe mit anderen ebenfalls übergewichtigen Patienten durchgeführt. Welche Erfahrungen haben Sie mit Gruppen?
   ....
   ....
   ....

   2. Was erwarten Sie von der Gruppe während der Therapie?
   ....
   ....
   ....

   3. Wo sehen Sie für sich Schwierigkeiten in der Gruppe?
   ....
   ....
   ....

F. Weitere Probleme
   Hier kann der Interviewer auf ihm wichtige Themen eingehen, die entweder bisher im Leitfaden nicht angesprochen wurden oder aber sich als spezifische Problematik des Patienten im Interview herausgestellt haben (weitere Probleme mit dem Übergewicht, finanzielle Situation, Erkrankungen usw.): Siehe auch Therapieeingangsbogen S. 12. VII.

   Bitte stichwortartig notieren:
   ....
   ....
   ....
   ....
   ....
   ....
   ....
   ....
   ....

Diag. 2

| Klinische Ratings |

Leidensdruck/psychische Belastung durch das Übergewicht
```
    1---------2----------3----------4
 sehr gering              sehr stark
```

Ernsthaftigkeit der bisherigen Änderungsversuche
```
    1---------2----------3----------4
 sehr gering              sehr stark
```

Ernsthaftigkeit des jetzigen Therapieversuches/Therapiemotivation
```
    1---------2----------3----------4
 sehr gering              sehr stark
```

Störungskonzept
```
    1---------2----------3----------4         ☐
    organisch            psychosozial      nicht
    medizinisch                            beurteilbar
```

Für die Entstehung des Übergewichts werden eher
```
    1---------2----------3----------4
    die eigene           andere
    Person               Personen
verantwortlich gemacht
```

Genauigkeit der Beschreibung des Eßverhaltens
```
    1---------2----------3----------4
```

Fähigkeit zur Selbstbeobachtung und Selbstbeurteilung
```
    1---------2----------3----------4
 sehr gering              sehr stark
```

Ausmaß, in dem das eigene Eßverhalten problematisiert wird
```
    1---------2----------3----------4
 sehr gering              sehr stark
```

Ausmaß, in dem Partner, Familie und andere Personen eine
Therapieteilnahme erwarten
```
    1---------2----------3----------4
       kaum              sehr stark
```

Diag. 2

Soziale Unterstützung durch Partner, Familie und andere Personen

1----------2----------3----------4
sehr gering   sehr stark

Einstellung des Partners gegenüber Therapie

1----------2----------3----------4
skeptisch   befürwortend

Belastung der Partnerschaft durch Übergewicht

1----------2----------3----------4
sehr gering   sehr stark

Partnerbeziehung

1----------2----------3----------4
wenig stabil   sehr stabil

Gruppenerfahrung

1----------2----------3----------4
keine   sehr große

Skepsis gegenüber Gruppe

1----------2----------3----------4
sehr gering   sehr stark

Gruppenfähigkeit/Integrationsfähigkeit

1----------2----------3----------4
sehr gering   sehr stark

Vermutete Selbstsicherheit der Patienten in der Gruppe

1----------2----------3----------4
sehr gering   sehr stark

Sprachliche Ausdrucksmöglichkeiten des Patienten

1----------2----------3----------4
sehr gering   sehr gut

Vermutetes Verständnis von Therapiekonzept und Aufgaben

1----------2----------3----------4
sehr gering   sehr gut

Selbsthilfepotential

1----------2----------3----------4
sehr gering   sehr stark

Diag. 2

Erwartete Gewichtsabnahme
```
   1---------2---------3---------4
   sehr wenig            sehr viel
```

Selbstkontrolle als <u>Therapieziel</u>
```
   1---------2---------3---------4
   kaum erreich-         gut erreichbar
   bar
```

Regelmäßigkeit der Teilnahme an den Therapiesitzungen
```
   1---------2---------3---------4
   sehr                  regelmäßig
   unregelmäßig
```

Therapieabbruch
```
   1---------2---------3---------4
   sehr unwahr-          sehr
   scheinlich            wahrscheinlich
```

"Schwieriger Patient" im Verlauf der Therapie
```
   1---------2---------3---------4
   gar nicht             sehr
   schwierig             schwierig
```

Kontakt zum Patienten (im Erstgespräch)
```
   1---------2---------3---------4
   sehr schlecht         sehr gut
```

Sympathie (aufgrund des Erstgesprächs)
```
   1---------2---------3---------4
   sehr gering           sehr stark
```

Angenommene Schwierigkeiten mit diesem Patienten im Verlauf der Therapie:
....
....

Welche Schwierigkeiten hatten Sie mit dem Patienten während des Interviews?
....
....

Universität Freiburg
"Interdisziplinäre Adipositastherapie"

Diag. 3

ERNÄHRUNGSPROTOKOLLBOGEN

Name: .... Datum: ....

Uhrzeit	Nahrungsmittel und Getränke	Menge q | kcal	Ort	Anlaß für das Essen oder Trinken
		Summe kcal:		

Ich bin mit meinem Eßverhalten heute insgesamt   zufrieden   o
                                                           nicht zufrieden   o
vor allem weil:

Besondere Ereignisse (Schwierigkeiten, Probleme, schöne Erlebnisse):

Diag. 4

Registrierbogen zum Eßverhalten "Interdisziplinäre Adipositastherapie"
Bitte füllen Sie diesen Bogen unmittelbar nach jeder Mahlzeit aus

	Datum:					Datum:				
Uhrzeit	1.Mahl-zeit	2.Mahl-zeit	3.Mahl-zeit	4.Mahl-zeit	5.Mahl-zeit	1.Mahl-zeit	2.Mahl-zeit	3.Mahl-zeit	4.Mahl-zeit	5.Mahl-zeit
1. Ich esse allein										
2. Ich esse mit meinem Partner/meiner Familie										
3. Ich esse mit Kollegen/Freunden										
4. Ich sehe fern, während ich esse										
5. Ich lese, während ich esse										
6. Ich trinke Alkohol, während ich esse										
7. Ich bin vor dem Essen müde										
8. Ich bin vor dem Essen angespannt										
9. Ich bin vor dem Essen unzufrieden										
10. Ich bin vor dem Essen traurig										
11. Ich bin vor dem Essen entspannt										
12. Ich bin vor dem Essen guter Stimmung										
13. Ich bin vor dem Essen ärgerlich										
14. Ich bin nach dem Essen müde										
15. Ich bin nach dem Essen angespannt										
16. Ich bin nach dem Essen unzufrieden										
17. Ich bin nach dem Essen traurig										
18. Ich bin nach dem Essen entspannt										
19. Ich bin nach dem Essen guter Stimmung										
20. Ich bin nach dem Essen ärgerlich										
21. Ich esse aus Zeitmangel im Stehen										
22. Ich esse langsam										
23. Ich esse schnell										
24. Ich schlinge es in mich hinein										
25. Ich esse und bin gar nicht hungrig										
26. Ich esse, weil es so gut aussieht										
27. Ich esse, weil noch etwas übrig ist										
28. Ich esse, weil man mich auffordert, mehr zu essen										
29. Ich merke gar nicht, was ich esse										
30. Ich bin nach dem Essen noch hungrig										

☐☐☐☐☐

Diag. 5

Universität Freiburg
"Interdisziplinäre Adipositastherapie"

Name: ....
Datum: ....

Leitfaden für Interviews mit Therapieabbrechern

Interviewer: .... Ort: ....
Therapeut: .... Interview telefonisch ja ☐ nein ☐
Therapiegruppe: .... Sonstige Mitteilungen des Patienten - <u>bitte beifügen</u>

Ziel des Interviews Gründe für Therapieabbruch, Erfahrungen in der Therapie und nicht erfüllte Erwartungen

---

<u>Gründe für Therapieabbruch</u>

1. Wann und wieviele Wochen nach Therapiebeginn haben Sie abgebrochen?   Datum ....   Wochen ....

2. Können Sie die Gründe nennen, die Sie veranlaßten, die Therapie abzubrechen?
   ....
   ....
   ....

3. Bitte zusätzlich Gründe ankreuzen (max. 2)

   ☐ Mangelnde Motivation
   ☐ Andere Erklärungskonzepte zur Entstehung des Übergewichts
   ☐ Ablehnung des therapeutischen Konzepts (z.B. Eßregeln)
   ☐ Integrationsprobleme in die Gruppe
   ☐ Konflikte mit anderen Teilnehmern

   ☐ Umzug an einen anderen Wohnort
   ☐ Krankheit
   ☐ Klinik- oder Kuraufenthalt
   ☐ Schwangerschaft
   ☐ Außergewöhnliche berufliche Ereignisse (Versetzung etc.)
   ☐ Familiäre Belastungen (Scheidung, Todesfall etc.)
   ☐ Gravierende zusätzliche Probleme, z.B. Alkohol- und Medikamentenabhängigkeit

Diag. 5

4. Gab es zur Zeit des Therapieabbruchs besondere Ereignisse, persönlich wichtige Veränderungen, welche?

   Krankheit .... ☐ ☐
   Beruf .... ☐ ☐
   Partner .... ☐ ☐
   Übergewicht .... ☐ ☐
   sonstiges .... ☐ ☐

   Sehen Sie dies(e) Ereignis(se) im Zusammenhang mit Ihrem Therapieabbruch? (ja bitte in der 2. Spalte ankreuzen)

5. Wurde Umgebung (Familie, Partner, Kollegen usw.) informiert?   ja ☐   nein ☐

6. Wie hat Ihre Umgebung auf den Therapieabbruch reagiert (Familie, Partner, Kollegen usw.)?
   ....
   ....

7. Hatten Sie Nachteile oder Schwierigkeiten durch die Teilnahme an der Therapie?   ja ☐   nein ☐
   Wenn ja, welche?

Fragen zum Gewicht

8. Wie ist Ihr jetziges Gewicht?   _____ kg

9. Wie war es bei Therapiebeginn?   _____ kg

10. Hat sich das Gewicht seit dem Therapieabbruch bis heute verändert? ....

11. Wollen Sie noch abnehmen?   ja ☐   nein ☐
    Wenn ja, wieviel? ....
    ....
    Wenn nein, warum nicht? ....
    ....

Diag. 5

Erwartungen an die Therapie

---

12. Gründe für Teilnahme an der Therapie ....
....

13. Erwartungen an Gruppenmitglieder ....
....

14. Erwartungen an Psychologen ....
....

15. Erwartungen an Arzt ....
....

16. Erwartungen an Diätassistentin ....
....

17. Was hat Ihnen in der Therapie gefehlt? ....
....

18. Was hat Ihnen gefallen? ....
....

19. Glauben Sie, daß Ihnen eine Einzeltherapie mehr geholfen hätte?   ja ☐   nein ☐

    Wenn ja, warum? ....

Jetzige Situation ohne Therapie

---

20. Gibt es heute noch Personen, die von Ihnen wünschen, daß Sie abnehmen?   ja ☐   nein ☐

21. Halten Sie eine Kaloriengrenze ein?   ja ☐   nein ☐
    wieviel? .... kcal

22. Wie erklären Sie sich aus heutiger Sicht die Entwicklung Ihres Übergewichts? ....
....
....

Diag. 5

23. Würden Sie sagen, daß sich Ihre Einstellung heute gegenüber dem Dicksein verändert hat? ja ☐ nein ☐
Wenn ja, inwiefern? ....
....
wodurch bedingt? (Gruppe, Medien usw.) ....
....

24. Würden Sie zu einem anderen Zeitpunkt solch eine Therapie noch einmal versuchen? ja ☐ nein ☐
warum? ....
....

25. Würden Sie anderen diese Therapie empfehlen? ja ☐ nein ☐
Warum? ....
....

26. Dürfen wir Sie in einem Jahr noch einmal zu Ihrem Gewicht befragen? ja ☐ nein ☐

Adresse: ....

Weitere (abschließende) Bemerkungen:

....
....
....
....

Diag. 6

☐☐☐☐☐

Universität Freiburg
"Interdisziplinäre Adipositastherapie"

Name: ....

Datum: ....

Fragebogen zum Therapieverlauf

Mit dem vorliegenden Fragebogen möchten wir jetzt, nachdem Sie die Therapie beendet haben, einige Informationen zum Therapieerfolg und zum Verlauf erheben. Ihre Antworten können uns wichtige Hinweise für die Gestaltung künftiger Therapiegruppen geben.

Bitte beantworten Sie alle Fragen so gut Sie es können. Selbstverständlich erhält niemand - außer dem Therapeutenteam - Einblick in das, was Sie uns mitteilen.

1. Sind Sie <u>insgesamt</u> mit dem Verlauf der Therapie und Ihrem Therapieerfolg zufrieden?

    1---------2---------3---------4
    sehr zufrieden   gar nicht zufrieden

2. Worin sehen Sie den größten Fortschritt, den Sie in der Therapie gemacht haben?
   ....
   ....
   ....

3. Was haben Sie in der Therapie nicht erreicht?
   ....
   ....

4. Wieviel Kilogramm haben Sie in der Therapie abgenommen?
   ...... kg

   Wieviel Kilogramm wollten Sie in der Therapie abnehmen? ...... kg

5. Welche der nachfolgenden Aussagen zu Ihrem Gewicht trifft auf Sie zu (bitte Zutreffendes ankreuzen)?

   ☐ Ich glaube, ich kann mein Gewicht halten
   ☐ Ich glaube, ich werde weiter abnehmen
   ☐ Ich glaube, ich werde mein altes Gewicht schnell wieder erreichen

   Wenn Sie weiter abnehmen wollen, wieviel Kilogramm? ...... kg

Diag. 6

6. Hat ein anderes Familiemitglied oder jemand aus der Bekanntschaft versucht, mit Ihnen abzunehmen?
   ja ☐   nein ☐
   Wenn ja, wer und wieviel wurde abgenommen?
   (z.B. der Ehepartner hat 5 kg abgenommen)
   1. wer: .... kg: ....
   2. wer: .... kg: ....
   3. wer: .... kg: ....

7. Haben Sie während der Therapie aufgeschrieben, was Sie gegessen haben und berechnet, wieviel Kalorien dies beinhaltet?
   ja ☐   nein ☐
   ☐ ja, regelmäßig während der ganzen Zeit
   ☐ ja, aber nur in bestimmten Abschnitten der Therapie
   welche?: ....
   ☐ ja, aber sehr unregelmäßig
   ☐ nein, kaum

   Wie hilfreich war diese Maßnahme für Ihren Therapieerfolg?
   1---------2---------3---------4
   kaum   sehr
   hilfreich   hilfreich

   Welche Schwierigkeiten gab es dabei?
   ....
   ....

8. Auf wieviele Kcal haben Sie laut Therapievertrag den täglichen Energiegehalt Ihres Essens und Trinkens begrenzt?
   auf höchstens _____ Kcal/Tag

   Diese Begrenzung habe ich
   1---------2---------3---------4
   fast nie   regelmäßig
   eingehalten

   Wie hilfreich war diese Begrenzung für Sie während der Therapie?
   1---------2---------3---------4
   wenig   sehr
   hilfreich   hilfreich

   Welche Schwierigkeiten gab es bei der Einhaltung dieser Begrenzung?
   ....
   ....

Diag. 6

9. Welche Eßverhaltensweisen wollten Sie laut Therapievertrag ändern und wie gut ist Ihnen dies gelungen?

geplante Eßverhaltensänderungen	kaum gelungen	teilweise gelungen	gut gelungen
a)			
b)			
c)			
d)			
e)			
f)			

Wie wichtig war für Ihren Therapieerfolg die Umstellung dieser Eßverhaltensweisen?

```
        1---------2---------3---------4
   gar nicht                      sehr wichtig
   wichtig
```

Welche Schwierigkeiten traten bei der Veränderung des Eßverhaltens auf?
....
....
....

10. Welche Änderung der Ernährung wollten Sie laut Therapievertrag vornehmen?

geplante Änderungen der Ernährung	kaum gelungen	teilweise gelungen	gut gelungen
a)			
b)			
c)			
d)			
e)			
f)			

Wie wichtig war für Ihren Therapieerfolg die Umstellung der Ernährung?

```
        1---------2---------3---------4
   gar nicht                      sehr wichtig
   wichtig
```

Diag. 6

Welche Schwierigkeiten traten bei der Veränderung der Ernährung auf?

....

....

11. Welche Belohnungen (Verstärker) wollten Sie laut Therapievertrag für die Einhaltung der Therapie einsetzen? Wie regelmäßig haben Sie diese eingesetzt?

geplante Belohnung	Die Verstärker habe ich		
	kaum eingesetzt	unregel- mäßig eingesetzt	regel- mäßig eingesetzt
a)			
b)			
c)			
d)			
e)			

Wie wichtig waren für Ihren Therapieerfolg die Belohnungen und Verstärkungen?

1---------2---------3---------4
gar nicht   sehr wichtig
wichtig

Welche Schwierigkeiten traten bei der Anwendung von Belohnungen auf?

....

....

....

12. Können Sie Essen nach der Therapie besser oder weniger gut genießen?

1---------2---------3---------4
sehr viel   sehr viel
weniger gut   besser

13. Erleben Sie in den Monaten während der Therapie Veränderungen in Ihrem Gesundheitszustand?

ja ☐ nein ☐

Wenn ja, welche? ....

....

14. Hat sich in der Therapie das Ausmaß Ihrer Bewegungen (Sport, Spazierengehen usw.) verändert?

ja ☐ nein ☐

Wenn ja, welche zusätzlichen Aktivitäten unternehmen Sie heute gegenüber früher? ....

....

....

Diag. 6

15. Haben Sie in den Monaten während der Therapie neue Interessen entwickelt? ja ☐ nein ☐
Wenn ja, welche?
....
....
....

16. Gab es in den Monaten während der Therapie Veränderungen in Ihrem Berufsleben? ja ☐ nein ☐
Wenn ja, welche?
....
....

17. Hat sich Ihre Partnerbeziehung in den Monaten während der Therapie verändert?
    ☐ sie ist gleich geblieben
    ☐ sie hat sich verbessert
    ☐ sie hat sich verschlechtert
    ☐ ich denke an Trennung
    ☐ mein Partner denkt an Trennung
    ☐ ich habe mich von meinem Partner getrennt
    ☐ mein Partner hat sich von mir getrennt
    ☐ ich habe einen neuen Partner gefunden

18. Haben Sie evtl. bei Therapiebeginn bestehende persönliche Probleme im Verlauf der Therapie ansprechen können? ja ☐ nein ☐
Wenn nein, woran lag das?
....
....

Wenn ja, bei welchen dieser Probleme haben Sie in der Therapie eine Hilfe erhalten?
....
....

19. Hat sich während der Therapie Ihr Tabakwarenkonsum verändert? ja ☐ nein ☐
    ☐ ich rauche jetzt mehr
    ☐ ich rauche jetzt weniger
Wieviele Zigaretten rauchen Sie jetzt täglich im Schnitt?
....

20. Hat sich während der Therapie Ihr Alkoholkonsum verändert? ja ☐ nein ☐
    ☐ ich trinke jetzt mehr Alkohol als vorher
    ☐ ich trinke jetzt weniger Alkohol als vorher

Diag. 6

Wieviele <u>alkoholische Getränke</u> nehmen Sie zur Zeit zu sich?

Bier: .... Flaschen pro Tag
Wein: .... Zahl der Gläser pro Tag
Liköre, Schnäpse: .... Zahl der Gläser pro Tag

21. Welche Maßnahmen und Übungen der Therapie waren für Sie
    a) besonders wichtig:
    ....
    ....
    ....

    b) wenig hilfreich/überflüssig:
    ....
    ....
    ....

22. Das Therapeutenteam setzte sich aus den Berufsgruppen Psychologe, Diätassistent und Arzt zusammen. Bitte nehmen Sie in den nachfolgenden Fragen kurz zu diesen drei Berufsgruppen Stellung.

    a) Der <u>Psychologe</u>:
    war für mich durch folgende Maßnahmen hilfreich:
    ....
    ....
    ....

    Von ihm hätte ich mir eigentlich gewünscht, daß
    ....
    ....
    ....

    b) Die <u>Diätassistentin</u>:
    war für mich durch folgende Maßnahmen hilfreich:
    ....
    ....
    ....

    Vor ihr hätte ich mir eigentlich gewünscht, daß
    ....
    ....
    ....

Diag. 6

c) Der <u>Arzt</u>:
war für mich durch folgende Maßnahmen hilfreich:
....
....
....
....

Von ihm hätte ich mir eigentlich gewünscht, daß
....
....
....

23. Wie gut sind Sie mit den anderen Gruppenmitgliedern zurecht gekommen?

   1---------2---------3---------4
   sehr   sehr gut
   schlecht

Wo waren Ihnen die anderen Gruppenmitglieder hilfreich?
....
....
....

Was hat Sie bei anderen Gruppenmitgliedern u.U. gestört?
....
....
....

Planen Sie, zu den Gruppenmitgliedern weiter Kontakt zu halten?
ja ☐ nein ☐

24. Bei der Therapie haben mich mein Partner und meine Familie

   1---------2---------3---------4
   sehr gut   gar nicht

unterstützt.
Worin bestand diese Hilfe? ....
....
Was haben Sie vermißt? ....
....

25. Mein Partner und meine Familie wurden durch meine Therapie

   1---------2---------3---------4
   sehr stark   gar nicht

belastet.

Diag. 6

27. Sind Ihr Partner und Ihre Familie mit dem Therapieerfolg zufrieden?

    1---------2---------3---------4
    sehr   gar nicht
    zufrieden   zufrieden

    Wenn zufrieden, welche anderen Erwartungen hatten Partner und Familie?
    ....
    ....

28. Wie reagiert Ihr Partner oder Ihre Familie heute, wenn Sie einmal zuviel essen?
    ....
    ....

29. Worin sehen Sie aus heutiger Sicht die Entstehung Ihres Übergewichts?
    ....
    ....
    ....

30. Welche Situationen <u>verführen</u> Sie auch heute zu übermäßigem Essen?
    ....
    ....
    ....

    In welchen Situationen können Sie heute am ehesten auf Essen <u>verzichten</u>?
    ....
    ....
    ....

31. Welche weitere <u>Kritik</u> an der Therapie bzw. welche weiteren <u>Anregungen</u> können Sie geben?
    ....
    ....
    ....
    ....
    ....
    ....
    ....

    Wir danken Ihnen für Ihre Mitarbeit!

Diag. 7

☐☐☐☐

Universität Freiburg
"Interdisziplinäre Adipositastherapie"

Name: ....
Datum: ....

Fragebogen für die Zeit nach der Therapie

Seit Beendigung Ihrer Therapie sind _____ Monate*⁾ vergangen.
Wir sind sehr interessiert, zu erfahren, wie es Ihnen inzwischen
ergangen ist. Deshalb bitten wir Sie, die nachfolgenden Fragen zu
beantworten. Ihre Antworten können uns wichtige Hinweise für die
Gestaltung künftiger Therapiegruppen geben.

Bitte beantworten Sie alle Fragen so gut Sie es können.
Selbstverständlich erhält niemand - außer dem Therapeutenteam -
Einblick in das, was Sie uns mitteilen.

---

1. Wiegen Sie sich momentan?

   ☐ täglich
   ☐ 2-3 mal wöchentlich
   ☐ 1 mal wöchentlich
   ☐ monatlich
   ☐ nie

2. Wie hoch ist Ihr Gewicht zur Zeit? .... kg

3. Wie hat sich Ihr Gewicht in der Zeit seit Beendigung der
   Therapie <u>insgesamt</u> verändert?

   Wie hoch war Ihr Gewicht

   o am Ende der Therapie .... kg
   o 1 Monat nach Ende der Therapie .... kg
   o 3 Monate nach Ende der Therapie .... kg
   o 6 Monate nach Ende der Therapie .... kg
   o 12 Monate nach Ende der Therapie .... kg **)
   o 24 Monate nach Ende der Therapie .... kg **)

4. Sind Sie mit dem weiteren Gewichtsverlauf nach der Therapie

   1---------2---------3---------4
   gar nicht   sehr
   zufrieden   zufrieden

---

*⁾ bitte vor Versand an den Patienten eintragen
**⁾ falls es sich um die 6- (oder 12-)Monate-Katamnese handelt,
bitte entsprechende Antwortkategorien für darüber hinaus reichen-
de Zeiträume streichen.

Diag. 7

5. Haben Sie in der Zeit nach der Therapie <u>aufgeschrieben</u>, was Sie gegessen haben und <u>berechnet</u>, wieviel Kalorien dies beinhaltet?
                                  ja ☐   nein ☐
   ☐ ja, regelmäßig während der ganzen Zeit
   ☐ ja, aber nur zu bestimmten Zeiten
       wann? ....
   ☐ ja, aber sehr unregelmäßig
   ☐ nein, kaum
       warum nicht? ....
   ....

6. Auf wieviele Kcal haben Sie nach der Therapie den täglichen Energiegehalt ihres Essens und Trinkens begrenzt?
                          auf höchstens .... Kcal/Tag
                              ☐ keine Begrenzung
   Diese Begrenzung habe ich
               1---------2---------3---------4
               fast nie   regelmäßig
   eingehalten.

7. Welche Veränderungen Ihres <u>Eßverhaltens</u>, die Sie in der Therapie angestrebt haben (Therapievertrag), gelingen auch weiterhin?

   a) _____

   b) _____

   c) _____

   d) _____

   Welche der angestrebten Veränderungen des Eßverhaltens gelingen Ihnen <u>nicht</u> oder <u>nur selten</u>?

	bitte kurz begründen, warum
a)	
b)	
c)	
d)	

Diag. 7

8. Welche Änderungen der Ernährung, die Sie in der Therapie angestrebt haben (Therapievertrag), gelingen Ihnen auch weiterhin?

   a)
   b)
   c)
   d)

   Welche der angestrebten Veränderungen der Ernährung gelingen Ihnen nicht oder nur selten?

	Bitte kurz begründen
a)	
b)	
c)	
d)	

9. Haben Sie sich selbst weiterhin für die Umstellung der Eßverhaltensweisen und der Ernährung belohnt?

   ☐ regelmäßig
   ☐ unregelmäßig
   ☐ nie
   Wenn ja, wie ....
   ....

10. Haben Sie noch Kontakte zu den Mitgliedern Ihrer Therapiegruppe?

    ja ☐   nein ☐
    Wenn ja, wie sehen diese aus?
    ....
    ....

11. Hat sich aus Ihrer Therapiegruppe eine Selbsthilfegruppe gebildet?

    ja ☐   nein ☐   mir nicht bekannt ☐
    Nehmen Sie an den Treffen teil?

    ☐ ja, regelmäßig
    ☐ ja, aber unregelmäßig
    ☐ nein, warum nicht: ....
    ....

Diag. 7

Falls Sie an den Treffen der Selbsthilfegruppe teilnehmen, worin sehen Sie den Nutzen der Treffen?
....
....

12. Hat sich Ihre Partnerbeziehung seit Therapieende verändert? Bitte alle zutreffenden Antworten ankreuzen.

    ☐ sie ist gleich geblieben
    ☐ sie hat sich verbessert
    ☐ sie hat sich verschlechtert
    ☐ ich denke an Trennung
    ☐ mein Partner denkt an Trennung
    ☐ ich habe mich von meinem Partner getrennt
    ☐ mein Partner hat sich von mir getrennt
    ☐ ich habe einen neuen Partner gefunden

13. Gab es seit Ende der Therapie Veränderungen in Ihrem Berufsleben?

    ja ☐ nein ☐

    Wenn ja, welche?
    ....
    ....

14. Haben Sie seit Therapieende eine andere Form der Übergewichtsbehandlung versucht?

    ja ☐ nein ☐

    Wenn ja, was haben Sie unternommen? Mit welchem Erfolg?
    ....
    ....

15. Weitere besondere Ereignisse seit Therapieende, Bemerkungen und Anregungen zur Therapie:
    ....
    ....
    ....
    ....
    ....
    ....

Wir danken Ihnen für Ihre Unterstützung!

Diag. 8

Universität Freiburg
"Interdisziplinäre Adipositastherapie"

Protokoll der Therapiesitzung

1) Protokollant: 2) Datum d. Sitzung:

                                                3) _____. Sitzung

4) Anwesende Therapeuten: ( ) Psychologe
                                ( ) Arzt
                                ( ) Diätass.

5) Patientendaten

Name d. Pat.	anwesend	falls fehlend entschuld.	augenbl. Gewicht	Gewichtsabnahme der letzten Woche	Gewichtsabnahme seit Therapiebeginn
(z.B. B. Meier	x		70 kg	1 kg	5 kg)
1.					
2.					
3.					

6) Durchgeführte therapeutische Maßnahmen:

1. ....
2. ....
3. ....
4. ....
5. ....
6. ....

Diag. 8

6 a) <u>Aufnahme der therapeutischen Maßnahme</u> (Akzeptanz, Widerstände, Modifikationen)
....
....
....
....

7) <u>Besondere Informationen zum Therapieverlauf einzelner Patienten:</u>

Patient	Information
(z.B. Pat. A.	hat sich vom Partner getrennt

8) <u>Weitere Besonderheiten der Sitzung</u> (Fortschritte, Schwierigkeiten etc.):
....
....
....
....
....

Diag. 9

Universität Freiburg
"Inderdisziplinäre Adipositastherapie"

Ergebnis-Rückmeldebogen

Datum: ☐☐☐☐☐

I. Zur behandelnden Einrichtung und zum Behandlungsteam

1. Kontaktanschrift der Arbeitsgruppe (Name, Institution, Anschrift, Tel.)
   ....
   ....

2. Beteiligte Therapeuten

	Geschlecht m | w	Alter (Jahre)	Dauer der Berufspraxis (Jahre)	an wievielen Sitzungen der Therapie teilgenommen	die wievielte interdiszipl. Therapie des Therapeuten war dies
☐ Psychologe	☐ ☐	☐☐	☐☐	☐☐	☐
☐ Arzt	☐ ☐	☐☐	☐☐	☐☐	☐
☐ Diätassist./ Ökotrophol.	☐ ☐	☐☐	☐☐	☐☐	☐
weitere Therapeuten (z.B. andere ☐ Berufsgruppen oder 2. Psychol. Welche ___	☐ ☐	☐☐	☐☐	☐☐	☐

3. In welchem Rahmen wurde die Therapie angeboten:

   ☐ als Angebot einer Krankenkasse. Welche ....

   ☐ als Angebot eines Krankenhauses. Welches ....

   ☐ als Angebot eines Gesundheitsamtes

   ☐ als Angebot einer niedergelassenen Praxis:
      o eines Arztes, Fachrichtung? ....
      o eines Psychologen
      o eines Diätass./Ökotrophologen

   ☐ andere Organisationsform. Welche? ....
   ....

Diag. 9

4. Falls mehrere Therapieformen nach dem Modell der interdisziplinären Therapie durchgeführt wurden, laufende Nummer dieser Therapiegruppe. ☐☐

II. Zur Gruppenzusammensetzung

1. Zahl der Patienten, die aufgrund der Eingangsdiagnostik abgelehnt wurden ☐☐

2. Zahl der Patienten, die die Behandlung begonnen haben. ☐☐

3. Anzahl der Patienten   männl. ☐☐   weibl. ☐☐

4. Alter: durchschnittl. ☐☐   variierend von ☐☐ bis ☐☐

5. Schulbildung (z.B. vorwiegend Volksschule):
   ....

6. durchschnittl. prozentuales Übergewicht bei Therapiebeginn (nach Broca) ☐☐ % variierend von ☐☐ % bis ☐☐ %

7. Richtete sich das Angebot an spezielle Zielgruppen? ☐ ja
   Wenn ja, welche? (z.B. Alter, Begleiterscheinungen) ☐ nein
   ....
   ....

8. Der Zugang der Patienten erfolgte
   ☐ vorwiegend über Selbstanmeldungen
   ☐ vorwiegend durch Überweisungen. Durch wen? ....
   ....
   ☐ durch Selbstanmeldungen und Überweisungen in etwa zu gleichen Teilen

III. Ergebnisse der Gruppe

1. a) Zahl der Therapieabbrecher*⁾ ☐☐
   b) Vorwiegende Gründe des Abbruchs ....
   ....

2. Gewichtsabnahme bei Therapieende
   durchschnittl. ☐☐ kg variierend von ☐☐ kg bis ☐☐ kg
   Angaben bezogen auf wieviele Patienten ☐☐

*⁾ definiert als Patienten, die entweder mehr als 50 % der Sitzungen oder die letzten 5 Sitzungen nicht teilnahmen (Ausnahme: krankheitsbedingt)

Diag. 9

```
3. a) Follow-up      durch-  ☐   geplant ☐   nicht      ☐
                     geführt                 vorgesehen
   b) 1. Follow-up
```

Zahl der   durchschnittl.
Monate nach   Gewichtsabnahme   variierend   Angaben bezo-
Therapieende   gegenüber   gen auf wie-
                  Therapiebeginn   von   bis   viele Patienten

☐☐   ☐☐ kg   ☐☐ kg   ☐☐ kg   ☐☐

c) 2. Follow-up

Zahl der   durchschnittl.
Monate nach   Gewichtsabnahme   variierend   Angaben bezo-
Therapieende   gegenüber   gen auf wie-
                  Therapiebeginn   von   bis   viele Patienten

☐☐   ☐☐ kg   ☐☐ kg   ☐☐ kg   ☐☐

d) 3. Follow-up

Zahl der   durchschnittl.
Monate nach   Gewichtsabnahme   variierend   Angaben bezo-
Therapieende   gegenüber   gen auf wie-
                  Therapiebeginn   von   bis   viele Patienten

☐☐   ☐☐   ☐☐   ☐☐   ☐☐

4. Welche weiteren wichtigen Ergebnisse erbrachte die Therapie?
   ....
   ....

IV. Weitere Angaben zur Therapie

1. Dauer der Therapie: ☐☐   Zahl der Sitzungen
2. Wurden spezielle Untersuchungsmethoden eingesetzt?
                                              ja ☐   nein ☐
   Wenn ja, welche: ....
   ....
3. Wurde der Behandlungsablauf gegenüber der veröffentlichten
   Konzeption wesentlich verändert?
                                              ja ☐   nein ☐
   Wenn ja, wie: ....
   ....
4. Wurde eine Nachsorge eingeleitet?   ja ☐   nein ☐
   Wenn ja, welche Form wurde gewählt? (z.B. Selbsthilfegruppen,
   weitere therapeutische Sitzungen in größeren Abständen, postali-
   sche Betreuung etc.)
   ....

Diag. 9

5. Wie wurde die Therapie finanziert (ggfs. Mehrfachnennungen):

☐ vereinbarte Pauschale mit der Krankenkasse

DM pro Gruppe ☐☐☐☐☐   DM pro Patient ☐☐☐☐☐

☐ Abrechnung der Institution (z.B. Krankenhaus mit der Kasse)

☐ Eigenbeitrag der Patienten. In Höhe von ☐☐☐☐☐ DM
an der Gesamttherapie

☐ Keine anfallenden Kosten (z.B. da Angebot der Krankenkasse oder des Gesundheitsamtes)

☐ Andere Kostenregelungen. Welche? ....
....

6. Weitere Anmerkungen zur Therapie: ....
....
....
....

Wir danken für Ihre Unterstützung!

Bitte senden Sie den Bogen an: Arbeitsgruppe
Interdisziplinäre Adipositastherapie
Psychologisches Institut der
Universität Freiburg
Abt. Rehabilitationspsychologie
Belfortstraße 16
7800 Freiburg

Anhang 2: Sammlung der Arbeitspapiere (A)

In der nachfolgenden Sammlung finden sich die in den Kapiteln IV.3.1, IV.3.2.1 und IV.3.2.2 genannten Arbeitspapiere. Ihre Kennzeichnung zeigt für die einleitende Therapiephase an, im Rahmen welcher therapeutischer Übungen und Maßnahmen sie verwendet wurden. Die in der Hauptphase eingesetzten Papiere enthalten die Kapitelkennzeichnungen.

Arbeitspapier zur

A 3 Übung 3 „Bedeutung des Übergewichts als Risikofaktor"

A 4 Übung 4 „Informationen über alternative Behandlungsverfahren des Übergewichts, deren Erfolge und Risiken"

A 6 Übung 6 „Lerntheoretische Grundlagen des Selbstkontrollansatzes"

A 7 Übung 7 „Führen einer Gewichtskurve"

A 8a Übung 8 „Beschaffung und Benutzung von Diätwaagen"

A 8b Übung 8 „Ernährungsprotokollbogen"

A 8c Übung 8 „Beispiel eines Ernährungsprotokolls"

A 9 Übung 9 „Empfehlungen zur Beschaffung von Nährwerttabellen"

A 10a Übung 10 „Protokollbogen zur Erfassung des Eßverhaltens"

A 10b Übung 10 „Auswertungsblatt für das Eßverhalten"

A 11 Übung 11 „Fragebogen zum Verstärkerverhalten"

A 12 Übung 12 „Energiebedarf des Menschen"

A 15 Übung 15 „Beobachtungen zum Belohnungsverhalten"

A 16a Übung 16 „Beispiel eines Therapievertrages"

A 16b Übung 16 „Bisheriger Gruppentherapievertrag"

Arbeitspapier zu Kapitel

A IV.3.2.1 a „Selbstkontrollbogen zur Veränderung des Eßverhaltens"

A IV.3.2.1 d „Beschreibung von Situationen, die zu nicht-geplantem Essen verführen"

A 3

Arbeitspapier zur Übung 3
"Bedeutung des Übergewichts als Risikofaktor"

1. Was ist ein behandlungsbedürftiges Übergewicht?

Ein behandlungsbedürftiges Übergewicht liegt vor, wenn das Gewicht einer Person das Normalgewicht um mehr als 20 % überschreitet.

Das Normalgewicht (NG) errechnet sich dabei nach folgender Formel:

$$\text{Normalgewicht (in kg)} = \text{Körperlänge (in cm)} - 100$$

Beispiel: Frau A. ist 170 cm groß, dann ist ihr Normalgewicht

$$170 - 100 = 70 \text{ kg}$$

Wenn dieses Normalgewicht von Frau A. um 20 % (dies entspricht 14 kg) überschritten wird und somit Frau A. mehr als 84 kg wiegt, sprechen wir von einem behandlungsbedürftigen Übergewicht.

Anmerkung: Gelegentlich wird bei der Berechnung des Normalgewichts für Frauen nochmals 10 % abgezogen.

2. Was sind die Gründe für die Entstehung von Übergewicht?

Übergewicht entsteht, wenn über längere Zeit mehr Energie zugeführt als verbraucht wird. Zuviel Essen und Bewegungsmangel sind damit die Hauptursachen für die Entwicklung von Übergewicht. Hormonelle Ursachen (z.B. eine Unterfunktion der Schilddrüse) sind sehr selten. Auch die Annahme, daß Übergewichtige die zugeführte Nahrung besser nutzen - also bessere "Kostverwerter" sind, konnte nicht überzeugend belegt werden.
Übergewicht tritt in bestimmten Familien gehäuft auf. Das scheint dafür zu sprechen, daß Übergewicht zum Teil erblich bedingt ist. Allerdings kann ein gehäuftes Auftreten von Übergewichtigkeit in einzelnen Familien auch durch deren Ernährungsgewohnheiten erklärt werden.

3. Worin liegt das gesundheitliche Risiko des Übergewichts?

Bei einem behandlungsbedürftigen Übergewicht ist zu beachten, daß
a) verschiedene Erkrankungen häufiger auftreten als bei Normalgewichtigen,
b) bereits bestehende Erkrankungen ungünstiger verlaufen und häufiger zum Tod führen.

zu a):
Bei Übergewichtigen treten <u>folgende Krankheiten häufiger</u> als bei Normalgewichtigen auf
- Nierensteine (ca. 6mal so häufig)
- Gallensteine (ca. 4mal so häufig)
- Asthma und Exzeme (ca. 3mal so häufig)
- weiterhin sind häufiger hoher Blutdruck, Zuckerkrankheit (Diabetes), Venenleiden, Hautkrankheiten, Fettleber, Wirbelsäulenschäden, Störungen des Bewegungsapparates (vor allem Gelenkbeschwerden)

zu b):
Ungünstiger - d.h. häufiger zum Tode führend - ist der Krankheitsverlauf durch Übergewichtigkeit u.a. bei folgenden Krankheiten:
- bei Zuckerkrankheit (4mal so häufig)
- bei Unfällen (2-3mal so häufig)
- bei chronischen Nieren- und Leberleiden (doppelt so hoch)
- bei Gefäß- und Kreislauferkrankungen (fast doppelt so häufig)

Als die <u>häufigsten und wichtigsten Komplikationen</u> des Übergewichts gelten:
- erhöhter Blutdruck
- erhöhter Blutzucker
- erhöhte Blutfettwerte

Zusammengestellt durch: Arbeitsgruppe Interdisziplinäre Adipositastherapie. Psychologisches Institut, Universität Freiburg.

A 4

Arbeitspapier zur Übung 4
"Informationen über alternative Behandlungsverfahren des Übergewichts, deren Erfolge und Risiken"

Behandlungsverfahren	Vorgehensweise	Erfolge und Risiken
1. **Medizinische Verfahren** a) medikamentöse Behandlung	• Die Medikamente greifen auf unterschiedliche Weise in den Prozeß der Nahrungsaufnahme und Nahrungsverwertung ein, z.B. – durch Einwirken auf bestimmte Bereiche des Gehirns (Appetitzügler) – durch Erhöhung des Grundumsatzes (Schilddrüsenhormone) – durch die Beeinflussung der Nahrungsaufnahme des Darms	– meist nur kurzfristige Anfangserfolge, hohe Rückfallquote – hohe Zahl von Komplikationen (bis zu Todesfällen), vor allem: • Beeinträchtigung des Herz-Kreislaufsystems • Nervosität • Suchtgefahr
	• Aufnahme von kalorienarmen oder kalorienlosen Ballast- und Quellstoffen, mit denen Hungergefühle vermieden werden sollen	– kaum längerfristig wirksam – verschiedene Komplikationen, z.B. Darmverstopfungen
b) chirurgische Methoden (heute selten zur Anwendung kommend)	• operative Entfernung fettreichen Gewebes (z.B. der sog. "Fettschürze" im Bereich des Bauches)	– nur sehr kurzfristige anhaltende Gewichtsabnahmen – Operationsrisiko – Wundheilungsstörungen
	• Ausschaltung eines Teils des Dünndarms (Jejuno-Ileostomie) oder Abtrennung des oberen Magenteils durch eine Naht (Magen-Bypass). Zum Teil kann diese Ausschaltung von Teilen des Dünndarms und des Magens wieder rückgängig gemacht werden	– erhebliche Gewichtsabnahmen, die aber meist nicht gehalten werden können, wenn die Ausschaltung rückgängig gemacht wird – hohes Operationsrisiko – viele Folgewirkungen und Komplikationen (einschl. Todesfällen): häufige Durchfälle, Stoffwechselentgleisungen usw.
2. **Diätetische Behandlung** a) Nulldiät	Keine Zufuhr von Kalorien über einen Zeitraum bis 6 Wochen, nur Flüssigkeitsaufnahme, Vitamine und "Spurenelemente". Als "modifiziertes Fasten" wird zur Verringerung der Stickstoffverluste zusätzlich ein Eiweißpulver (z.B.Modifast) zugeführt. Durchführung der Maßnahme: meist stationär, gelegentlich auch ambulant	– schnelle anfängliche Gewichtsabnahme – hohe Rückfallquote nach Beendigung der Maßnahme – zahlreiche gesundheitliche Komplikationen (bis zu Todesfällen), besonders: Herz- und Kreislaufbeschwerden
b) Diäten bei einseitiger Zusammensetzung der Ernährung	Ernährung durch überwiegend fettreiche (z.B. Atkins-Diät) oder eiweißreiche (Hollywood-Diät) Nahrungsmittel	– meist nur geringe anfängliche Gewichtsabnahme, kaum Dauererfolge – häufige Abbrüche der Diät wegen der Einseitigkeit der Nahrung – verschiedene gesundheitliche Komplikationen, gelegentlich Vitaminmangelzustände

Zusammengestellt durch: Arbeitsgruppe Interdisziplinäre Adipositastherapie. Psychologisches Institut, Universität Freiburg.

A 4

Fortsetzung des Arbeitspapiers zur Übung 4

Behandlungsverfahren	Vorgehensweise	Erfolge und Risiken
3. Bewegungsprogramme	Unterschiedlich gestaltete Programme: Trimm-Dich und Fitness-Programme, Gymnastikgruppen etc.	- nur geringe Gewichtsabnahmen - eher zur Unterstützung einer diätetischen oder Gruppenbehandlung geeignet - wichtig zum Halten des Gewichts - Gesundheitliche Risiken sollten vorher ärztlicherseits ausgeschaltet werden
4. Psychologisch begründete Verfahren a) Psychoanalytische Methoden	Bearbeitung von persönlichen Konflikten, die als Ursache des Übergewichts angesehen werden, in der Erwartung, daß, wenn diese Konflikte gelöst werden können, das Symptom "Übergewicht" an Bedeutung verliert	- kaum Gewichtsabnahme - langwieriges (und kostspieliges) Behandlungsverfahren - nur wenige Patienten werden zur Behandlung zugelassen
b) Verhaltenstherapeutische Methoden (hier nur kurz besprochen, da ein Eckpfeiler der weiteren Behandlung)	Eine Vielzahl von Techniken, gemeinsame Grundlage: Als wesentliche Ursache des Übergewichts wird falsches Eßverhalten angesehen, das über bestimmte Prinzipien des Lernens verändert werden kann	- Gewichtserfolge bei den einzelnen Techniken unterschiedlich, bei "Selbstkontrollverfahren" (s. später) relativ gute Langzeitergebnisse - nur wenig Komplikationen bekannt
c) Selbsthilfegruppen	• Betroffene Patienten treffen sich in der Gruppe und versuchen, mit gegenseitigem Erfahrungsaustausch und Unterstützung sich weitgehend selbst zu helfen. Gelegentlich haben die Gruppen professionelle Berater (Ärzte, Psychologen, Diätassistenten) • Weight-Watcher: Sonderform der Selbsthilfegruppen: kommerzielles geführtes Unternehmen	- Billigste Behandlung des Übergewichts - Gewichtserfolge kaum wissenschaftlich untersucht, da die Erforschung von Selbsthilfegruppen schwierig ist. Wahrscheinlich schaffen nur gut motivierte und solche Patienten, die relativ gut ihr Übergewicht beherrschen, eine regelmäßige und erfolgreiche Teilnahme - Selbsthilfegruppen sind eine wichtige Möglichkeit der Nachsorge - dauerhafte Gewichtserfolge wissenschaftlich nicht belegt - relativ hohe Behandlungskosten, die der Patient selbst tragen muß

A 6

Arbeitspapier zur Übung 6:
"Lerntheoretische Grundlagen des Selbstkontrollansatzes"

1. Übergewicht als Folge "falschen Verhaltens"

Übergewicht entsteht i. a. dadurch, daß dem Körper mehr Energie zugeführt wird als er verbraucht. Diese ungünstige Bilanz ist – sieht man von seltenen Krankheitsursachen ab – die Folge "falscher Verhaltensweisen":
- Übergewichtige essen im allgemeinen zu viel und falsch
- Übergewichtige bewegen sich häufig zu wenig

Wissenschaftliche Untersuchungen und klinische Erfahrungen zeigen, daß Übergewichtige häufig
- schnelle Esser sind,
- Nebentätigkeiten (z.B. Fernsehen, Lesen) während des Essens ausführen,
- sich durch einfach erreichbare Speisen auch dann leicht zum Essen verführen lassen, wenn sie keinen Hunger haben,
- wenn sie sich etwas Gutes tun wollen, sich mit Essen belohnen,
- eine Vorliebe für kalorienreiche Speisen (z.B. Süßspeisen) haben,
- bei Belastungen ("Streß") und Sorgen sich durch Essen ablenken,
- selbst geringe körperliche Belastungen vermeiden, indem sie bei kurzen Wegen das Auto oder den Fahrstuhl benutzen.

Diese Verhaltensweisen mögen bei Normalgewichtigen auch vorkommen, sie scheinen aber bei Übergewichtigen häufiger zu sein und stellen für sie ein besonderes Risiko dar.
Wir vertreten die Ansicht, wenn Übergewicht durch solche oder ähnliche "falsche" Verhaltensweisen entsteht und aufrechterhalten wird, muß ein sinnvoller Therapieansatz auf diese Verhaltensweisen einwirken.

2. Lernen "falschen" Eßverhaltens

Die angemessenen, aber auch "falschen" Eßverhaltensweisen und Ernährungsgewohnheiten eines Menschen sind nicht erblich bedingt, sondern werden durch unsere Umwelt geformt – sind also das Ergebnis eines Lernvorgangs, der bereits in der frühesten Kindheit beginnt.
Nachfolgend 3 Beispiele für solche Lernvorgänge:
- Wenn ein Säugling jedesmal dann die Flasche erhält, wenn er weint – unabhängig davon, ob er hungrig ist oder nicht, kann dies zwei Folgen haben: zum einen kann dies zu einer direkten Überernährung des Kindes führen, zum anderen entwickelt das Kind die Gewohnheit (lernt) bei unangenehmen Gefühlszuständen wie Traurigkeit oder Ärger zur Beruhigung zu essen.
- Von einem Kind wird häufig erwartet, daß es unabhängig von seinem Hunger den Teller "anständig" leer ißt, nur dann kann es sich des Lobes der Eltern oder der gutschmeckenden Nachspeise gewiß sein
- Besuche, Feste oder Ferien sind eng mit gutem Essen gekoppelt. Die gelungene Weihnachtsgans oder die Geburtstagstorte sind häufig gleichbedeutend mit guter Stimmung, Zufriedenheit und Glück. Ein Problem wird dies erst, wenn es für diese Menschen kaum noch andere Möglichkeiten gibt, sich wohlzufühlen.

Der Erwerb von Eßverhaltensweisen ist nicht auf die Kindheit und Jugendzeit beschränkt, sondern findet auch im Erwachsenenalter statt. So lernt jemand z.B. durch Auslandsreisen neue Gerichte kennen und schätzen, oder jemand spürt, daß er seine Nervosität am Arbeitsplatz durch Knabbern von Erdnüssen oder Kartoffelchips beruhigen kann.

Zusammengestellt von: Arbeitsgruppe Interdisziplinäre Adipositastherapie
Psychologisches Institut der Universität Freiburg.

A 6

Fortsetzung Arbeitspapier zur Übung 6

In der Psychologie des Lernens gibt es verschiedene Vorstellungen wie Verhaltensweisen gelernt werden:

- **Reaktionen auf Signalreize (klassische Konditionierung)**
Auf bestimmte Reize (z.B. den Anblick oder Geruch eines guten Essens) läuft vielen Menschen im wahrsten Sinne des Wortes fast reflexartig das Wasser im Mund zusammen. Dies kann als eine natürliche Reaktion - als eine Vorbereitung auf die Nahrungsaufnahme verstanden werden. Wenn man den Anblick des Essens nun regelmäßig zeitlich eng mit einer bestimmten Musik (Signalreiz) koppelt, kann es nach einer Weile passieren, daß bereits das Erklingen der Musik den Speichelfluß auslöst. Mit diesem Prinzip könnte also erklärt werden, wie bestimmte Situationen fast automatisch mit Essen in Verbindung gebracht werden.

- **Lernen durch Belohnung**
Folgt einem Verhalten eine Belohnung (Verstärkung), so besteht die Wahrscheinlichkeit, daß dieses Verhalten künftig häufiger in ähnlichen Situationen auftritt. Wird das Verhalten hingegen nicht beachtet, wird es künftig eher seltener auftreten. Eine Belohnung oder Verstärkung kann sowohl in materiellen Dingen bestehen (z.B. in Geld oder Geschenken) oder in "sozialen" Verstärkern
(z.B. Lob und Anerkennung des Partners). Die Verstärkung kann von anderen Personen oder durch den Betroffenen selbst erfolgen. Im letzten Fall spricht man von Selbstverstärkung. So kann also ein Mensch ein neues Verhalten (auch anderes Eßverhalten) lernen, indem andere oder er selbst dieses Verhalten regelmäßig verstärken (Beispiel: Lob für langsameres Essen durch den Partner). Durch Bestrafung wird ein Verhalten auch verändert. Aber es wird meist nur kurzfristig unterdrückt. So unterläßt man es zwar in Gegenwart des Partners, die Sahnetorte zu essen, weil dieser ärgerlich wird, tut dies dann aber bei nächster Gelegenheit heimlich.

- **Lernen am Modell**
Ein drittes Prinzip des Lernens ist das Lernen am Modell oder das Imitationslernen. Bestimmte - besonders komplizierte - Verhaltensweisen erwirbt der Mensch durch die Beobachtung anderer (Vorbilder). Wirkungsvolle Modelle sind Personen, die für den Beobachter von besonderer Bedeutung sind (z.B. Eltern, Partner, bekannte Persönlichkeiten).So schaut das Kind dem Vater den Gebrauch von Messer und Gabel ab oder übernimmt das hastige Essen der Mutter. Die Werbung nutzt das Prinzip des Modellernens, um auf die Geschmacksvorlieben von Verbrauchern Einfluß zu nehmen (indem z.B. in einem Werbespot ein bekannter Schauspieler den Vorzug einer bestimmten Schokolade anpreist).

Mit diesen 3 Lernprinzipien kann die Entstehung menschlicher Eßverhaltensweisen und Ernährungsgewohnheiten gut erklärt werden. Sie bilden aber auch gleichzeitig die Grundlage einer Verhaltensänderung, denn ein einmal gelerntes Verhalten läßt sich in der Regel auch wieder verändern, "verlernen".
In der Verhaltenstherapie von Eßstörungen wurden eine Reihe von Methoden entwickelt, falsche Eßverhaltensweisen zu verändern. Ein besonders wirkungsvolles Verfahren, das wir in unserem Programm verwenden, ist der Selbstkontrollansatz.

A 6

Fortsetzung Arbeitspapier zu Übung 6

3. Wesentliche Schritte eines Selbstkontrollprogramms

   Ein Selbstkontrollprogramm umfaßt 3 wesentliche Schritte:
   a) Selbstbeobachtung
   b) Selbstbewertung
   c) Selbstverstärkung

   zu a) Selbstbeobachtung
   Bevor ein störendes oder problematisches Verhalten geändert wird, muß es genau erfaßt und beschrieben werden, denn häufig können Menschen dieses Verhalten nur recht ungenau beschreiben, weil es z.T. unbewußt abläuft. So merken viele Menschen gar nicht, wie hastig Sie essen, oder daß Sie beim Fernsehen Nüsse knabbern. Deshalb werden wir Sie im Rahmen unseres Programms bitten, über Zeiträume für jede Mahlzeit genau Buch zu führen, was Sie, wieviel Sie und wie Sie gegessen haben, über die Begleitumstände des Essens und wie Sie sich gefühlt haben.

   zu b) Selbstbewertung
   Diese Beobachtungen werden wir gemeinsam mit Ihnen auswerten. Weiterhin werden wir Ihnen aus psychologischer, diätetischer und medizinischer Sicht Informationen zur Verfügung stellen, damit Sie beurteilen können, welche Probleme sich aus Ihrem Eßverhalten und Ihren Ernährungsgewohnheiten ergeben und wie sie geändert werden können. Dann können Sie entscheiden, ob und in welchem Ausmaß Sie diese Verhaltensweisen ändern möchten. Die angestrebten Änderungen (z.B. eine bestimmte Kalorienzahl nicht zu überschreiten, bestimmte für Sie besonders gefährliche Speisen zu vermeiden oder weniger schnell zu essen) legen wir in einem sog. "Therapievertrag" mit Ihnen fest.

   zu c) Selbstverstärkung
   Da sich, wie wir berichtet haben, Verhalten am ehesten dann ändert, wenn es belohnt (verstärkt) wird, ist es wichtig, daß das Einhalten der im Therapievertrag festgelegten Verhaltensänderungen (z.B. langsamer zu essen) auch regelmäßig belohnt (verstärkt) wird. Diese Verstärkungen können auch andere (z.B. die Therapeuten, der Partner, andere Familienmitglieder) übernehmen, besonders wichtig und wirksam ist es allerdings, wenn Sie lernen, sich selbst diese Verstärkungen zu geben. Welche Selbstverstärker besonders gut für Sie geeignet sind, werden wir in einer späteren Übung mit Ihnen zusammen herausfinden.

   Der Vorteil des Selbstkontrollprogramms - und das ist auch der Grund für seine gute Wirksamkeit - liegt darin, daß Sie im Verlauf der Behandlung Ihr eigener Therapeut werden und nicht so stark von der Hilfe anderer abhängig sind. Wenn Sie die Prinzipien der Selbstkontrolle erlernen, können Sie sich am Ende der Therapie selbst helfen.

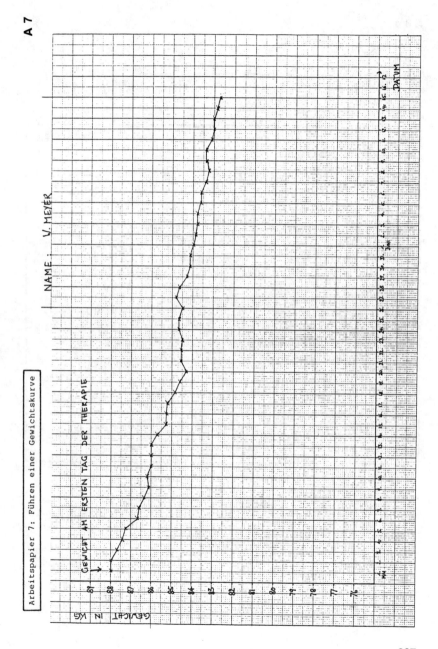

Arbeitspapier 7: Führen einer Gewichtskurve

A 8 a

Arbeitspapier zur Übung 8:
"Beschaffung und Benutzung von Diätwaagen"

Bei der Beschaffung und Benutzung Ihrer Diätwaage sollten Sie auf folgende Punkte achten:

- Die Waage sollte eine hinreichende Genauigkeit besitzen, d.h. die Skala sollte mindestens eine 5-Gramm-(besser noch eine 2-Gramm-)Einteilung besitzen.
- Die Waage sollte nur eine Skala haben. Diese sollte übersichtlich und blendfrei sein. Der Zeiger sollte nicht dicker als die Teilstriche der Einheiten und nicht zu lang sein. Der Abstand zwischen Zeiger und Skala soll möglichst gering sein.
- Die Waage kann als Wand- oder Tischwaage konstruiert sein. Tischwaagen haben den Vorteil, daß sie zum Eßplatz transportiert werden können. Die Waage sollte eine gute Standfestigkeit besitzen und leicht zu reinigen sein.
- Vor dem Wiegen ist auf eine exakte Nulleinstellung zu achten. Der Ablesefehler ist am geringsten, wenn sich Skala und Augen auf gleicher Höhe befinden.
- Im Handel sind Waagen, die die geforderten Eigenschaften haben, zwischen 20 - 50 DM erhältlich

erstellt von: R. von der Wroge, Arbeitsgruppe "Interdisziplinäre Therapie der Adipositas", Universitätskrankenhaus, Hamburg-Eppendorf.

A 8 b

Arbeitspapier zur Übung 8:
"Ernährungsprotokollbogen"

Name: .... Datum: ....

Uhrzeit	Nahrungsmittel und Getränke	Menge q	Kcal	Ort	Anlaß für das Essen oder Trinken
		Summe Kcal:			

Ich bin mit meinem Eßverhalten heute insgesamt zufrieden o
nicht zufrieden o
vor allem weil:

Besondere Ereignisse (Schwierigkeiten, Probleme, schöne Erlebnisse):

erstellt von der Sektion für Ernährungsmedizin und Diätetik,
Universitätsklinik Freiburg.

Arbeitspapier zu Übung 8: **A 8 c**
"Beispiel eines Ernährungsprotokolls"
Name: ..A. Meier................   Datum: ..16.05.84......

Uhrzeit	Nahrungsmittel und Getränke	Menge g	kcal	Ort	Anlaß für das Essen oder Trinken
7.30	2 Tassen Kaffee	300 ml	-	zu Hause/ Küche	
	1 gestr. TL Zucker	5 g	20		
	2 TL Kondensmilch 7,5 % Fett	10 g	14		
	1 Brötchen	45 g	133		
	2 gestr. TL Butter	10 g	78		
	1 TL Konfitüre	10 g	27		
10.00	1 kl. Banane (ohne Schale)	125 g	124	am Arbeitsplatz	
12.00	1 Schweineschnitzel natur (Hals)	125 g	385	Kantine	
	1 TL Öl	3 g	28		
	1 EL Sauce (Fertigprodukt)	30 g	16		
	Rosenkohl	150 g	78		
	1 gestr. TL Butter	5 g	39		
	Zwiebeln	5 g	3		
	2 kl. Kartoffeln	100 g	86		
	2 Kugeln Himbeereis	50 g	69		
	1 Glas Apfelsaft	200 ml	94		
15.30	2 Tassen Kaffee	300 ml	-	am Arbeitsplatz	Geburtstag eines Kollegen
	1 gestr. TL Zucker	5 g	20		
	2 TL Kondensmilch 7,5 % Fett	10 g	14		
	1 Stück Apfelkuchen	150 g	248		
18.30	2 Scheiben Roggenvollkornbrot	80 g	191	zu Hause/ Küche	
	2 gestr. TL Butter	10 g	78		
	1 gr. Scheibe gekochten Schinken ohne Fettrand	50 g	108		
	Camembert 45 % Fett i. Tr.	30 g	90		
	1/3 1 Fl. helles Bier	330 g	149		
20.15	1 Beutel gesalzene Erdnüsse	110 g	651	Wohnzimmer	spannender Fernsehfilm
	Mineralwasser	700 ml	-		

(TL = Teelöffel, EL = Eßlöffel)   Summe kcal 2743

Ich bin mit meinem Eßverhalten heute insgesamt   zufrieden o
vor allem **weil**: ich mehr gegessen habe, als geplant.   nicht zufrieden ✗
Besondere Ereignisse (Schwierigkeiten, Probleme, schöne Erlebnisse):
- Ärger mit Kollegin vormittags; Post von meinem Freund

erstellt von der Sektion für Ernährungsmedizin und Diätetik,
Universitätsklinik Freiburg.

A 9

Arbeitspapier zur Übung 9:
"Empfehlungen zur Beschaffung von Nährwerttabellen"

Die Nährwerttabelle dient der Bestimmung des Energiegehaltes Ihrer Nahrung. Im Handel ist eine Vielzahl von Nährwerttabellen erhältlich. Bei der Anschaffung Ihrer Tabelle sollten Sie darauf achten, daß möglichst viele der folgenden Bedingungen erfüllt sind:

- Die Tabelle sollte ein handliches Format haben
- Die Anordnung von Nahrungsmitteln und Nahrungsmittelgruppen sollte übersichtlich und gut verständlich gestaltet sein
- Es sollten zur Bestimmung einer heute üblichen Normalkost eine ausreichende Anzahl der auf dem Markt befindlichen Nahrungsmittel enthalten, aber auch nicht zu umfangreich sein.
- Die Tabelle sollte die Berechnung des Energiegehalts in Kilokalorien (kcal) und in Kilojoule (kJ) ermöglichen und nach Möglichkeit über den Nährwertgehalt hinaus auch Angaben über gebräuchliche Meßeinheiten (wie z.B. 1 Eßlöffel oder 1 Tasse) enthalten.
- Die Tabelle sollte auch eine qualitative Bestimmung der Zusammensetzung der Nahrung nach Eiweiß-, Fett- und Kohlenhydranteilen enthalten. Angaben zu Vitamingehalt, Mineral- und Ballaststoffen sind wünschenswert.

Einige bewährte Tabellen

- "Die kleine Nährwerttabelle" der Deutschen Gesellschaft für Ernährung e.V., herausgegeben von W.Wirths, Umschau Verlag, Frankfurt
- "Die große Nährwerttabelle", herausgegeben von H.D. Cremer, Gräfe und Unzer Verlag, München 1980/1981
- "Kalorien mundgerecht", herausgegeben von der Ernährungsberatung der Nestle Gruppe Deutschland, Umschau Verlag, Frankfurt 1983
- "Kalorien und Joule", herausgegeben von M. Bormio, Falken Verlag 1976

Zusammengestellt von: Sektion für Ernährungsmedizin und Diätetik, Universitätsklinik Freiburg.

A 10 a

1. Arbeitspapier zur Übung 10:
"Protokollbogen zur Erfassung des Eßverhaltens"

Registrierbogen zum Eßverhalten

Bitte füllen Sie diesen Bogen unmittelbar nach jeder Mahlzeit aus

	Datum:						Datum:					
	1.Mahl-zeit	2.Mahl-zeit	3.Mahl-zeit	4.Mahl-zeit	5.Mahl-zeit	6.Mahl-zeit	1.Mahl-zeit	2.Mahl-zeit	3.Mahl-zeit	4.Mahl-zeit	5.Mahl-zeit	6.Mahl-zeit
Uhrzeit												
1. Ich esse allein												
2. Ich esse mit meinem Partner/meiner Familie												
3. Ich esse mit Kollegen/Freunden												
4. Ich sehe fern, während ich esse												
5. Ich lese, während ich esse												
6. Ich trinke Alkohol, während ich esse												
7. Ich bin vor dem Essen müde												
8. Ich bin vor dem Essen angespannt												
9. Ich bin vor dem Essen unzufrieden												
10. Ich bin vor dem Essen traurig												
11. Ich bin vor dem Essen entspannt												
12. Ich bin vor dem Essen guter Stimmung												
13. Ich bin vor dem Essen ärgerlich												
14. Ich bin nach dem Essen müde												
15. Ich bin nach dem Essen angespannt												
16. Ich bin nach dem Essen unzufrieden												
17. Ich bin nach dem Essen traurig												
18. Ich bin nach dem Essen entspannt												
19. Ich bin nach dem Essen guter Stimmung												
20. Ich bin nach dem Essen ärgerlich												
21. Ich esse aus Zeitmangel im Stehen												
22. Ich esse langsam												
23. Ich esse schnell												
24. Ich schlinge es in mich hinein												
25. Ich esse und bin gar nicht hungrig												
26. Ich esse, weil es so gut aussieht												
27. Ich esse, weil noch etwas übrig ist												
28. Ich esse, weil man mich auffordert, mehr zu essen												
29. Ich merke gar nicht, was ich esse												
30. Ich bin nach dem Essen noch hungrig												

Zusammengestellt: Arbeitsgruppe Interdisziplinäre Adipositastherapie,
Psychologisches Institut, Universität Freiburg.

2. Arbeitspapier zur Übung 10:
"Auswertungsblatt für das Eßverhalten"

A 10 b

Mahlzeit	1.	2.	3.	4.	5.	6.	
Art der Mahlzeit	1.Früh-stück	2.Früh-stück	Mittag	Nach-mittag	Abendbrot	Spätmahl-zeit	Summe
1. Ich esse allein							
2. Ich esse mit meinem Partner/meiner Familie							
3. Ich esse mit Kollegen/Freunden							
4. Ich sehe fern, während ich esse							
5. Ich lese, während ich esse							
6. Ich trinke Alkohol, während ich esse							
7. Ich bin vor dem Essen müde							
8. Ich bin vor dem Essen angespannt							
9. Ich bin vor dem Essen unzufrieden							
10. Ich bin vor dem Essen traurig							
11. Ich bin vor dem Essen entspannt							
12. Ich bin vor dem Essen guter Stimmung							
13. Ich bin vor dem Essen ärgerlich							
14. Ich bin nach dem Essen müde							
15. Ich bin nach dem Essen angespannt							
16. Ich bin nach dem Essen unzufrieden							
17. Ich bin nach dem Essen traurig							
18. Ich bin nach dem Essen entspannt							
19. Ich bin nach dem Essen guter Stimmung							
20. Ich bin nach dem Essen ärgerlich							
21. Ich esse aus Zeitmangel im Stehen							
22. Ich esse langsam							
23. Ich esse schnell							
24. Ich schlinge es in mich hinein							
25. Ich esse und bin gar nicht hungrig							
26. Ich esse, weil es so gut aussieht							
27. Ich esse, weil noch etwas übrig ist							
28. Ich esse, weil man mich auffordert, mehr zu essen							
29. Ich merke gar nicht, was ich esse							
30. Ich bin nach dem Essen noch hungrig							

Zusammengestellt von: Arbeitsgruppe Interdisziplinäre Adipositastherapie,
Psychologisches Institut, Universität Freiburg.

A 11

Arbeitspapier zur Übung 11:
"Fragebogen zum Verstärkerverhalten"

Die nachfolgenden Fragen beziehen sich auf Ihre Interessen und Wünsche, auf die Art, wie Sie sich und andere belohnen.

1. Was macht Ihnen in Ihrer Freizeit am meisten Spaß?

2. Wenn Sie sich selbst etwas Gutes tun wollen, was könnte das sein?

3. Wenn Sie jemanden anders (z.B. ihrem Partner, Freund(in) oder Kollegen(in)) etwas Gutes tun wollen, was tun Sie?

4. a) Wessen Lob und Anerkennung aus Ihrer Familie, aus Ihrem Freundes-, Bekannten- und Kollegenkreis ist Ihnen am wichtigsten?

   b) Was wird bei Ihnen von anderen gelobt?

   c) Wie können Sie Lob und Anerkennung erreichen?

5. Wenn Sie heute überraschend einen Geldbetrag von 50 DM geschenkt bekommen mit der Aufforderung, sich damit eine Freude zu bereiten, was würden Sie mit dem Geld anfangen?

6. Wenn Sie bestimmte Situationen oder Aufgaben erfolgreich gelöst haben, kommen Ihnen dann Gedanken wie "das habe ich gut gemacht" oder " ich kann stolz auf mich sein" oder ähnliche? Was spielt sich in solchen Momenten in Ihren Gedanken ab?

7. In unserer Gruppentherapie haben Sie sich bestimmte Ziele gesetzt (z.B. abzunehmen oder ihre Ernährungsgewohnheiten zu ändern). Welche Belohnungen könnten bei Ihnen dazu beitragen, daß Sie diese Ziele erreichen?

Zusammengestellt von: Arbeitsgruppe Interdisziplinäre Adipositastherapie, Psychologisches Institut, Universität Freiburg.

Arbeitspapier zur Übung 12:
"Energiebedarf des Menschen"

A 12

Wenn der Mensch mehr Energie in Form von fester oder flüssiger Nahrung zu sich nimmt, als er zur Aufrechterhaltung der Arbeit seiner Organsysteme (z.B. des Herzen, der Atmung, der Verdauung), seiner Körperwärme und seiner Bewegungen benötigt, spricht man von einer positiven Energiebilanz. Wenn die zugeführte Energie dagegen niedriger ist als die verbrauchte, liegt eine negative Energiebilanz vor.

Bei positiver Energiebilanz speichert der Körper den größten Teil der nicht verbrauchten Energie in Form von Fettgewebe. Eine länger andauernde positive Bilanz führt zur Gewichtszunahme.

Bei einer negativen Energiebilanz werden die vorhandenen Speicher abgebaut, es kommt zur Gewichtsabnahme. Der tägliche Energiebedarf eines Menschen ist von verschiedenen Faktoren abhängig z.B. von der Körpergröße, dem augenblicklichen Gewicht, der körperlichen Arbeit, Alter, Geschlecht und Außentemperatur.

Die nachfolgenden Berechnungen einer täglichen Energiezufuhr eines Erwachsenen berücksichtigt die Körpergröße, das Gewicht und unterschiedliche körperliche Tätigkeiten.

Das Normalgewicht berechnet sich nach der Formel

| Normalgewicht (in kg) = Körperlänge (in cm) - 100 |

Wenn Frau A. 170 cm groß ist, so ergibt sich für das Normalgewicht = 170 - 100 = 70 kg

Die Tagesenergiezufuhr, die man benötigt, um sein Gewicht in etwa zu halten, kann man nun dadurch erreichen, indem man das "Normalgewicht" mit der Zahl der Kalorien malnimmt, die bei dem zutreffenden Ausmaß körperlicher Tätigkeit verbraucht werden.

Am Beispiel von Frau A. wurde für 4 unterschiedliche Grade körperlicher Tätigkeit die jeweils notwendige Tagesenergiezufuhr errechnet.

Grad der körperlichen Tätigkeit	typische Berufe	kcal pro kg Normalgewicht	Tagesenergiezufuhr am Beispiel von Frau A.
1. Bettruhe		20 - 25	1400 - 1750
2. Leichte körperliche Tätigkeit	Buchhalter, Lehrer, Uhrmacher, Friseur, Näherin, Hausfrau (mit arbeitserleichternden Geräten)	30	2100
3. Mittelschwere körperliche Tätigkeit	Briefträger, Schlosser, Metzger, Hausfrauen mit Kindern (ohne arbeitserleichternde Geräte)	35	2450
4. Schwere körperliche Tätigkeit	Bauzimmerer, Wegbauarbeiter, Winzer	50	3500

Diese Berechnungen gelten für einen normalgewichtigen Menschen, der bei der jeweiligen Tagesenergiezufuhr in etwa sein Gewicht hält.

Wenn Sie in der Therapie abnehmen wollen, muß die tägliche Energiezufuhr deutlich unter den in der Tabelle angegebenen Werten liegen.

Eine genaue Vorhersage der Schnelligkeit der Gewichtsabnahme ist schwierig, Erfahrungen mit anderen übergewichtigen Patienten zeigen aber, daß, wenn die tägliche Energiezufuhr um 1000 - 1200 kcal unter den angegebenen Werten liegt (dies entsprich bei Frau A. bei leichter körperlicher Tätigkeit 900-1110 kcal und bei mittelschwerer Tätigkeit 1250 - 1450 kcal), ungefähr 500 - 1000 gr pro Woche abgenommen werden. In der Anfangszeit der Therapie ist die wöchentliche Abnahme größer als im weiteren Verlauf der Therapie. Bei einer 20 Wochen dauernden Therapie sollte Frau A. nach den obigen Berechnungen mindestens 10 kg und höchstens 20 kg abnehmen.

Zusammengestellt von: Sektion für Ernährungsmedizin und Diätetik, Universitätsklinik Freiburg.

A 15

> Arbeitspapier zur Übung 15:
> "Beobachtungen zum Belohnungsverhalten"

1. Beobachten und notieren Sie bitte in der kommenden Woche:
   a) Die Situationen, in denen <u>Sie</u> und irgendeine <u>andere</u> Ihnen wichtige Person (z.B. Partner, Freund, Kollege) Essen und Getränke als Belohnung oder Anerkennung für etwas, was erreicht wurde (z.B. eine Arbeitsleistung) einsetzen.
   Überlegen Sie bitte auch, welche andere Möglichkeiten der Belohnung oder Anerkennung es gegeben hätte.

   b) Alle Situationen - nicht nur solche im Zusammenhang mit Essen - in denen Ihr Partner (oder eine andere Ihnen wichtige Persong) Ihnen Anerkennung, Lob oder Belohnungen erteilt. Beobachten Sie auch,
   - wie diese Anerkennung aussieht,
   - wie Sie sie erleben und
   - was Sie vermissen.

2. Überlegen Sie in der kommenden Woche und notieren Sie bitte:
   a) Wie Sie selbst das Einhalten Ihrer einzelnen im Therapievertrag festgelegten Therapieziele belohnen können.

   b) <u>Ob</u> Sie wünschen, daß Ihr Partner (oder eine andere Ihnen wichtige Person) das Einhalten der Therapieziele unterstützen soll und wie die Unterstützung aussehen sollte und erreicht werden kann.

3. Führen Sie mit sich in der nächsten Woche folgendes kleine Experiment durch:
   Wählen Sie eines Ihrer bereits im Therapievertrag festgelegten Therapieziele aus. Unmittelbar nach jeder Mahlzeit (bzw. am Abend) überprüfen Sie bitte, ob Sie tatsächlich das gesetzte Ziel eingehalten haben. Ist dies der Fall, so sprechen Sie in Gedanken einen der folgenden Sätze zu sich:

   - Das ist mir gut gelungen
   - Es war nicht leicht, aber ich habe es geschafft
   - Gut, weiter so

   Notieren Sie jeweils anschließend Ihre Gedanken und Gefühle bei der Durchführung des Experiments.

Zusammengestellt von: Arbeitsgruppe Interdisziplinäre Adipositastherapie, Psychologisches Institut, Universität Freiburg.

Arbeitspapier zur Übung 16:
"Beispiel eines Therapievertrages"

A 16 a

A) **Abwiegen, Aufschreiben und Begrenzung der täglichen Energiezufuhr**

Ich werde <u>ab sofort</u>
- vor <u>jeder</u> Mahlzeit die für den Verzehr vorgesehenen Lebensmittel und Getränke genau abwiegen (notfalls möglichst genau das Gewicht schätzen) und das Ergebnis im Ernährungsprotokoll festhalten.
- Den Nährwertgehalt der täglich zugeführten Lebensmittel und Getränke auf <u>höchstens</u> ☐☐☐☐ kcal begrenzen.
- Täglich den Energiegehalt der tatsächlich verzehrten Speisen und Getränke genau berechnen und den Wert aufschreiben.

Datum: _____   _____
(Unterschrift)

B) <u>Änderung des Eßverhaltens</u>

Ich werde <u>ab sofort</u> die folgenden bisherigen Eßverhaltensweisen umstellen:
- Ich verzichte künftig darauf, während der Einnahme des Abendbrotes fernzusehen oder zu lesen.
- Ich versuche, mein Eßverhalten zu verlangsamen, indem ich beim Essen bewußt langsam kaue und indem ich nach jedem Bissen das Besteck hinlege, um eine kleine Pause einzulegen
- In Situationen, in denen ich mich einsam fühle, vermeide ich künftig zu essen und versuche dafür auf andere Art (indem ich z.B. jemanden anrufe, ein Buch lese oder einen Spaziergang mache) über die Situation hinwegzukommen.

Datum: _____   _____
(Unterschrift)

C) <u>Änderung der Ernährung</u>

Ich werde <u>ab sofort</u> versuchen meine Ernährung in folgenden Punkten einzustellen:
- Ich werde mein Essen auf mehrere kleine Mahlzeiten verteilen
- Ich werde anstelle von fetten Käse- und Wurstsorten fettarme Lebensmittel auswählen
- Ich versuche möglichst Zucker und zuckerhaltige Lebensmittel zu vermeiden und bevorzuge künftig ballastreiche Lebensmittel wie Vollkornbrot, Gemüse und Salate
- Ich trinke pro Tag mindestens 1 1/2 - 2 Liter energiefreie oder energiearme Getränke (wie z.B. ungesüßter Tee, Mineralwasser, mit Süßstoff gesüßte Limonade).

Datum: _____   _____
(Unterschrift)

D) <u>Belohnung und Verstärkung</u>

- Ich werde nach jeder Mahlzeit kurz überprüfen, ob es mir gelungen ist, meine verschiedenen Ziele zu erreichen. Sollte dies zutreffen, spreche ich in Gedanken den Satz: "Das habe ich gut geschafft."
- Ich habe mit meinem Partner vereinbart, daß ich ihm jeden Abend die Einhaltung der oben formulierten Therapieziele berichte. Er hat versprochen, mir aufmerksam zuzuhören.
- Jedes Mal, wenn es mir gelungen ist, eine Woche durchgehend den Therapievertrag ganz oder nur mit geringen Ausnahmen einzuhalten, werde ich mir - außer der Reihe - einen kleinen Wunsch erfüllen, indem ich mir z. B. etwas Kleineres kaufe oder etwas unternehme.

Datum: _____   _____
(Unterschrift)

Zusammengestellt von: Arbeitsgruppe Interdisziplinäre Adipositastherapie, Psychologisches Institut der Universität Freiburg.

A 16 b

Arbeitspapier zur Übung 16:
"Bisheriger Gruppentherapievertrag"

Essensregeln

1) Ich werde ab heute .... Kalorien zu mir nehmen.
2) Ich werde möglichst viele Leute über meine Abnahmekur informieren.)*
3) Ich werde mir zu Hause einen festen Eßplatz zulegen und nur dort essen.
4) Neben meinem Eßplatz lege ich zum Essen eine Plastikfolie mit dem Foto von meiner jetzigen Figur und von der Figur, die ich mir wünsche. Bevor ich anfange zu essen, werfe ich immer einen Blick darauf.)*
5) Ich esse ohne Nebenbeschäftigungen wie: ....
   ....
   ....
6) Alle Nahrungsmittel werden nur an einem Platz aufbewahrt.
7) Ich verpflichte mich, mein Essen über 5 kleine Mahlzeiten über den ganzen Tag zu verteilen
8) Ich verpflichte mich, nach jedem Bissen das Besteck hinzulegen.
9) Ich verpflichte mich, nach dem ersten Bissen eine Pause von 2 Minuten einzulegen.
10) Ich verpflichte mich, bei jeder Mahlzeit einen kleinen Rest auf dem Teller liegen zu lassen.)*
11) Ich verpflichte mich, beim Essen bewußt langsam zu kauen.
12) ....
    ....

Ich werde jeden Tag in ein Buch eintragen, was ich gegessen habe und die Kalorien dazu eintragen.

Ich werde meinen Vertrag zu Hause, für mich sichtbar, hinhängen.

Freiburg/Hamburg, den ....
                                  ....
                                       (Unterschrift)

)* Diese Regeln wurden in der Vergangenheit relativ selten eingehalten und sollten evtl. weggelassen werden.

Zusammengestellt von: Arbeitsgruppe Interdisziplinäre Adipositastherapie, Psych. Institut der Universität Freiburg

A IV.3.2.1.a

Arbeitspapier zu Abschnitt IV.3.2.1.a.
"Selbstkontrollbogen zur Veränderung des Eßverhaltens"

A IV.3.2.1.a

Name ....
Kalorienmenge lt. Vertrag ....
Tag ....
Gewicht .... kg

Zeit / Menge / Nahrungsmittel

(1) I. Frühstück
　um ....
　o zuhause
　o Arbeit

(2) II. Frühstück
　um ....
　o zuhause
　o Arbeit

(3) Mittagessen
　um ....
　o zuhause
　o Arbeit

(4) Nachmittag
　um ....
　wo ....

(5) Abendbrot
　um ....
　wo ....

(6) Spätmahlzeit
　um ....
　wo ....

Mahlzeit

	(1)	(2)	(3)	(4)	(5)	(6)

1. Ich habe an meinem festen Eßplatz gegessen.
2. Neben dem Eßplatz liegt das Foto.
3. Ich habe vor Beginn des Essens einen Blick auf das Foto geworfen.
4. Ich esse ohne Nebenbeschäftigung.
5. Ich habe nach dem 1. Bissen eine Pause von 2 Min. eingelegt.
6. Ich habe nach jedem Bissen das Besteck weggelegt.
7. Ich habe einen kleinen Rest übrig gelassen.
8. Ich habe bewußt langsam gekaut.

Anzahl der x :

Anzahl der x gesamt:

9. Ich habe 3 Mahlzeiten am heutigen Tag eingenommen
10. Ich habe die Kalorienmenge nicht überschritten
11. Ich habe alles, was ich gegessen habe, aufgeschrieben und die Kalorien eingetragen
12. Alle Nahrungsmittel sind an einem Platz aufbewahrt

Tägl. Kalorienberechnung
(1) ....
(2) ....
(3) ....
(4) ....
(5) ....
(6) ....
Summe

Summe der Punkte für die Belohnung ☐

Zusammengestellt von: Arbeitsgruppe Interdisziplinäre Adipositastherapie, Psych. Inst. der Universität Freiburg und Universitäts-klinik Hamburg-Eppendorf.

A IV.3.2.1.d

Arbeitspapier zu Abschnitt IV.3.2.1.d
"Beschreibung von Situationen, die zu nicht-geplantem Essen verführen"

Mit Hilfe dieses Bogens sollen solche Situationen beschrieben werden, die Sie zu ungewolltem oder nicht geplantem Essen verführt haben. Benutzen Sie für jede solcher Situationen einen Extrabogen und führen Sie die Beschreibung nach Möglichkeit unmittelbar nach dem Auftreten der Situation durch.

Beschreiben Sie möglichst genau

1. die Situation vor dem Essen:
   a) Zeitpunkt ...
   b) Ort ...
   c) gerade ausgeübte Tätigkeit/Beschäftigung ...
   d) Stimmungslage/Gefühle/Gedanken ...
   ....
   e) Hungergefühle? ...
   f) anwesende Personen, deren Verhalten ...
   ....
   g) Was war(en) der(die) Anlaß (Anlässe) zu essen? ...
   ....
   h) Wie oder wodurch hätte in diesem Moment das Essen noch vermieden werden können? ...
   ....
   i) Was hätten Sie anstatt dessen machen können? ...
   ....

2. die Situation während des Essens:
   a) Was und wieviel wurde gegessen (geschätzte kcal)? ...
   ....
   b) Wie wurde gegessen (z.B. schnell, nebenbei, usw.)? ...
   ....
   c) Stimmungslage/Gefühle/Gedanken dabei ...
   ....
   d) Welche Bedeutung hatten die anwesenden Personen während des Essens und wie verhielten sie sich? ...
   ....
   e) Wodurch wurde das Essen beendet? ...
   ....

3. die Situation nach dem Essen:
   a) Was war für Sie rückblickend der tiefere Grund Ihres Essens? ...
   ....
   b) Welche negativen Folgen hatte dieses ungewollte Essen? ...
   ....
   c) Welche positiven Seiten hatte das Essen für Sie? ...
   ....
   d) War dies eine seltene (Ausnahme-)Situation, oder kommt sie häufiger vor? ...
   ....
   e) Für wie wichtig halten Sie die Vermeidung solcher Situationen für Ihren Therapieerfolg? ...
   ....
   f) Wie könnten Sie sich selbst (oder andere Ihnen) in solchen oder ähnlichen Situationen am ehesten helfen? ...
   ....

Zusammengestellt von: Arbeitsgruppe Interdisziplinäre Adipositastherapie,
Psycholgisches Institut, Universität Freiburg.

Anhang 3: Auswahl ernährungsmedizinischer und diätetischer Materialien (Diät)

Die nachfolgende Sammlung enthält die in Kapitel IV.3.2.3 genannten ernährungsmedizinischen und diätetischen Arbeitsmaterialien. Sie wurden entweder von Mitarbeitern der Sektion Ernährungsmedizin und Diätetik der Universitätsklinik Freiburg oder der Arbeitsgruppe „Interdisziplinäre Adipositastherapie" in der Universitätsklinik Hamburg-Eppendorf entwickelt.

Diät 1	Einige Grundinformationen aus der Ernährungslehre
Diät 2	Übungsfragen für Ernährungslehre
Diät 3	Informationsblatt: „Der wichtigste Nährstoff Eiweiß oder Protein"
Diät 4	Arbeitsbogen zum Thema „Eiweiß"
Diät 5	Informationsblatt zum Thema „Fett in unserer Nahrung"
Diät 6	Arbeitsbogen zum Thema „Einsparung von Fetten"
Diät 7	Informationsblatt zum Thema „Die geheimnisvollen Kohlenhydrate"
Diät 8	Informationspapier zum Thema „Flüssigkeitsbedarf und Wasserhaushalt"
Diät 9	Allgemeine Tips zur Zusammenstellung einer gemischten Reduktionskost
Diät 10	Tageskostbeispiel: Reduktionskost 1000 Kcal/4200 kJ
Diät 11	Beispiele für Gemüse- und Salatgerichte
Diät 12	100 Kcal — Zwischenmahlzeiten
Diät 13	Arbeitsbogen „kalorienarme Süßspeisen"
Diät 14a	Vorschlag für die Gestaltung eines Menüs im Rahmen des Kochabends
Diät 14b	Kochabend
Diät 15	Energieverbrauch bei Hausarbeit und Sport

Ernährungsmedizinisches und diätetisches Arbeitsmaterial 1
zu Kap. IV.3.2.3.a_1

Diät 1

Einige Grundinformationen aus der Ernährungslehre

```
                           N A H R U N G
              ┌────────────────┴────────────────┐
           NÄHRSTOFFE                      BEGLEITSTOFFE
    ┌──────────┴──────────┐
Makronährstoffe  +  Mikronährstoffe
(Bed. gr. Mengen)   (Bed. kl. Mengen)      Ballaststoffe
                                           Geruchsstoffe
Eiweiß              Vitamine               Geschmacksstoffe
Fett                Mineralstoffe          Farbstoffe
Kohlenhydrate       Spurenelemente         Genußstoffe
Wasser
```

Aufgaben der Nährstoffe:

Baustoff: Eiweiß ⟶ (Körperaufbau u. Ersatz verbrauchter Körpersubstanz)

Brennstoffe: Fett, Kh ⟶ (Energielieferung zur Erhaltung der Lebensvorgänge u. der Arbeitsleistung

Schutz- u. Reglerstoffe: ⟶ Vitamine, Mineralstoffe, Spurenelemente, Wasser

Energielieferanten sind also die in den Lebensmitteln enthaltenen Nährstoffe E i w e i ß , F e t t , K o h l e n h y d r a t e , und bei alkoholischen Getränken der A l k o h o l. Ihr mittlerer physiologischer und spezifischer Brennwert beträgt:

1 g Eiweiß	= ∼	4 kcal
1 g Fett	= ∼	9 kcal
1 g Kolenhydrat =	∼	4 kcal
1 g Alkohol	=	7 kcal

Der Kaloriengehalt eines Lebensmittels ergibt sich aus der Multiplikation der Gramm-Mengen des einzelnen Nährstoffs mit dem für ihn spezifischen Brennwert.

z. B. 100 ml Trinkmilch, fettarm enthalten:

3,4 g Eiweiß x ∼ 4 = 13,6 kcal
1,6 g Fett   x ∼ 9 = 14,4 kcal
4,7 g Kh   x ∼ 4 = 18,8 kcal

Summe = ∼ 47 kcal

---

erstellt von der Sektion für Ernährungsmedizin und Diätetik,
Universitätsklinik Freiburg

Ernährungsmedizinisches und diätetisches Arbeitsmaterial 2
zu Kap. IV.3.2.3.a_1

Diät 2

"Übungsfragen für Ernährungslehre"

Kreuzen Sie die richtige Aussage/richtigen Aussagen an, oder ergänzen Sie die Lücken:

1) **Zweck der Ernährung ist**

   Aufbau und Ersatz von Körpersubstanz und Wirkstoffen ☐
   den Verdauungsprozeß zu steigern ☐
   Beseitigung des Appetits ☐
   Erhaltung des Körpergewichtes ☐

2) Vollwertige Ernährung sollte hauptsächlich

   alle notwendigen Nährstoffe enthalten ☐
   gut schmecken ☐
   frei sein von giftigen Substanzen ☐
   wichtige Nährstoffe möglichst in großen Mengen enthalten ☐

3) **Diät ist**

   eine Kost, die besonders leicht verdaulich ist ☐
   eine Kost, die sich ausschließlich mit Produkten aus dem Reformhaus durchführen läßt ☐
   eine planvoll zusammengesetzte Kost, die bestimmte Wirkungen auf den menschlichen Organismus ausüben soll ☐
   eine Kost, die wenig Kochsalz und Gewürze enthält ☐

4) **Nährstoffe sind**

   dasselbe wie Nährmittel ☐
   Grundstoffe der Nahrung ☐
   entbehrliche Substanzen in der Nahrung ☐
   Füllstoffe, die der Sättigung dienen ☐

---

zusammengestellt durch: Sektion für Ernährungsmedizin und Diätetik, Universitätsklinik Freiburg, auf folgender Literaturbasis:
Deutsche Gesellschaft für Ernährung
"Ich nehme ab" (Ein Programm für Übergewichtige)
BACKES "Moderne Ernährung in Theorie und Praxis"

Diät 2

Fortsetzung: "Übungsfragen für Ernährungslehre"

5) **Nahrungsmittel sind**
    Träger der Nährstoffe ☐
    Würzmittel ☐
    ausschließlich Fleisch- und Fleischwaren ☐
    Stoffe, die den Garvorgang beschleunigen ☐

6) Energieliefernde Stoffe in der Nahrung sind:

    _____

    _____

    _____

7) Essentielle Nährstoffe sind
    lebensnotwendige Nährstoffe ☐
    Quellmittel ☐
    überflüssige Nährstoffe ☐
    ausschließlich tierischer Herkunft ☐

8) Zusammensetzung der Nahrung:
Ordnen Sie bitte die Begriffe ein!
    Ballaststoffe, Vitamine, Eiweiß, Genußstoffe, Fett, Geruchstoffe, Mineralstoffe, Spurenelemente, Farbstoffe, Kohlenhydrate, Wasser, Geschmackstoffe.

(mikro = kleine Menge, makro = große Menge)

```
                    NAHRUNG
            ┌──────────┴──────────┐
         Nährstoffe            Begleitstoffe
      ┌──────┴──────┐
Makronährstoffe  Mikronährstoffe
```

_____   _____   _____
_____   _____   _____
_____   _____   _____
_____   _____   _____

Diät 2

Fortsetzung: "Übungsfragen für Ernährungslehre"

9) Der Nährstoffbedarf ist abhängig von
   (hier sind mehrere richtige Antworten möglich)

   Lebensalter ☐
   Geschlecht ☐
   körperlicher Tätigkeit ☐
   geistiger Tätigkeit ☐
   schweren Knochen ☐

10) ∾ 9 kcal liefern

    1 g Alkohol (100 %) ☐
    1 g Eiweiß ☐
    1 g Fett ☐
    1 g Kohlenhydrat ☐

11) Berechnung des Normalgewichtes:

    ....

12) Für 15 Minuten Boden wischen (mit Schrubber) verbraucht man mindestens 60 kcal.
    Für 15 Minuten stehen und dabei zuschauen verbraucht man ∾15 kcal.
    ∾ 60 kcal sind enthalten in (mehrere richtige Antworten sind möglich)

    1/8 l Bier ☐
    400 g Apfel ☐
    2 Scheiben Knäckebrot ☐
    2 Stück Sahnekaramellen ☐
    '5 g Magerquark ☐

13) Welche Nahrungsmittel machen schlank

    Joghurt ☐
    Obst ☐
    Reis ☐
    Knäckebrot ☐
    Salat ☐
    keine ☐

Diät 3

Ernährungsmedizinisches und diätetisches Arbeitsmaterial 3
zu Kap. IV.3.2.3.a_2

Informationsblatt: "Der wichtigste Nährstoff Eiweiß oder Protein"

1. **Aufgaben:**
   Der Nährstoff Eiweiß dient in erster Linie als <u>Baustoff</u> (Aufbau und Erhaltung von Muskeln und Organen). Erst bei unzureichender Energieversorgung wird er als Brennstoff herangezogen.
   (1 g Eiweiß = 4 kcal)

2. **Zusammensetzung:**
   Eiweiß setzt sich aus verschiedenen Bausteinen, den <u>Aminosäuren</u> zusammen. Man unterscheidet zwischen <u>essentiellen</u> (= lebensnotwendigen) und <u>nicht essentiellen</u> Aminosäuren. Die essentiellen Aminosäuren kann der Organismus nicht selbst aufbauen, sie müssen mit der Nahrung zugeführt werden.

   Für die Ernährung ist Eiweiß umso wertvoller, je ähnlicher seine Zusammensetzung der des menschlichen Eiweißes ist.
   Je größer die Ähnlichkeit, desto höher ist die <u>biologische Wertigkeit</u>.

   Wegen der unterschiedlichen biologischen Wertigkeit von pflanzlichem und tierischem Eiweiß sollten etwa
   2/3 des Eiweißbedarfs mit tierischem Eiweiß
   1/3 des   "   mit pflanzlichem " gedeckt werden.

3. **Vorkommen:**

   <u>Tierische Eiweiß-Träger</u>
   Fleisch, Geflügel, Wild,
   Fisch, Wurstwaren,
   Milch u. Milchprodukte
   (Quark, Sauermilcherzeugnisse, Käse), Eier
   → <u>Vorsicht, Fettgehalt beachten!</u>

   <u>Pflanzliche Eiweiß-Träger</u>
   Kartoffeln, Brot, Nährmittel,
   (Mehl, Teigwaren, Reis, Grieß, Haferflocken, Graupen)
   Hülsenfrüchte, Sojabohnen, Nüsse
   in kleinen Mengen ist Eiweiß auch in Gemüse u. Obst enthalten

4. **Bedarf:**
   12 - 15 % des Energiebedarfs als Eiweiß oder Protein
   ∼ 1 g / kg Körpergewicht ⟶ bei Erwachsenen,
   Säuglinge, Kinder, Jugendliche und Schwangere haben einen höheren Eiweiß-Bedarf!

   <u>Achtung!</u>
   → bei Reduktionskost: je geringer die Kalorien-Zufuhr, desto höher sollte der Eiweiß-Anteil sein:
   600 kcal - 34 % Eiweiß = 50 g
   1000 kcal - 24 % Eiweiß = 60 g

---

erstellt von der Sektion für Ernährungsmedizin und Diätetik,
Universitätsklinik Freiburg

Diät 4

Ernährungsmedizinisches und diätetisches Arbeitsmaterial 4
zu Kap. IV.3.2.3.a$_2$

Arbeitsbogen zum Thema Eiweiß"

1) Berechnen Sie den Eiweiß-Bedarf für eine normalgewichtige 170 cm große weibliche Person!

2) Welche Eiweiß-Träger sind in Ihrer Reduktionskost regelmäßig enthalten?

3) Wieviel g Fisch, g Quark, ml Milch haben den gleichen Eiweißgehalt wie 100 g mageres Rindfleisch?

zusammengestellt von der Sektion für Ernährungsmedizin und Diätetik, Universitätsklinik Freiburg

Ernährungsmedizinisches und diätetisches Arbeitsmaterial 5 **Diät 5**
zu Kap. IV.3.2.3.a_2

Informationsblatt zum Thema "Fett in unserer Nahrung"

I. **Einteilung:**
Man unterscheidet zwischen tierischen und pflanzlichen
Fetten
a) in sichtbarer Form   Margarine, Butter, Schmalz,
                                  Speiseöl, Speisefett
b) in versteckter Form   in Fleisch und Fleischwaren,
                                  in Milch und Milchprodukten,
                                  Eiern, Fisch, Nüssen

II. **Zusammensetzung:**
Tierische und pflanzliche Fette haben den gleichen Energiegehalt. Unterschiede treten aber in ihrer chemischen Zusammensetzung auf. Fette bestehen immer aus 1 Baustein Glyzerin und 3 Bausteinen Fettsäuren.

Das Glyzerin ist Baustein aller
Nahrungsfette, aber Fettsäuren
gibt es in unterschiedlichen Bauarten. Man unterscheidet:
a) gesättigte Fettsäuren
b) einfach ungesättigte Fettsäuren
c) mehrfach ungesättigte Fettsäuren

GLYZERIN	FETTSÄURE
	FETTSÄURE
	FETTSÄURE

Diese 3 Fettsäuretypen sind sowohl in tierischen wie in pflanzlichen Fetten enthalten. Unterschiedlich ist jedoch das Mengenverhältnis. Tierische Fette enthalten vorwiegend gesättigte Fettsäuren. Die meisten pflanzlichen Fette dagegen haben einen relativ hohen Anteil an mehrfach ungesättigten Fettsäuren. Die wichtigste mehrfach ungesättigte Fettsäure ist die Linolsäure. Sie ist essentiell = lebensnotwendig.

III. **Aufgaben:**
Der Nährstoff Fett ist in erster Linie Energielieferant, (1 g Fett liefert 9 kcal/38 kJ). Über seine Funktion als Energielieferant hinaus dient Fett als Reservestoff, hat Stütz- und Polsterfunktion zu erfüllen und ist Träger lebensnotwendiger Wirkstoffe wie fettlösliche Vitamine und essentielle Fettsäuren.

---

erstellt von der Sektion Ernährungsmedizin und Diätetik,
Universitätsklinik Freiburg

Fortsetzung: Informationsblatt zum Thema "Fett in unserer Nahrung" **Diät 5**

IV. Fettbedarf

Wird meist maßlos überschätzt!
Nach Empfehlungen der DGE sollten 30 - 35 % der Gesamtkalorien als Fettkalorien zugeführt werden. Beispiel: Bei einem Kalorienbedarf von 2 000 kcal/Tag sind 700 kcal Fettkalorien. 700 : 9 =

78 g Gesamtfett/Tag

Dieses Gesamtfett unterteilt man in Kochfett, Streichfett und verstecktes Fett.
Durchschnittlicher Fettverzehr laut Ernährungsbericht 1976 der DGE

143 g Gesamtfett/Tag

Den richtigen Umgang mit Fett kann man lernen.
Wertvolle Helfer

die geeichte Personenwaage
die funktionierende Diätwaage
Grundkenntnisse über Nahrungsmittel
die Nährwert-Tabelle (nach wissenschaftlichen Grundlagen)
die geeigneten Küchengeräte
der vernünftige Speiseplan
der geplante Einkaufszettel
die Nährwertanalyse bei Fertigprodukten

Vorsicht, Fußangeln:

bei allen Lebensmitteln mit unklarer Zusammensetzung
bei allen Fertiggerichten
bei Süßwaren
bei Backwaren
bei allen Gerichten für die Gemeinschaftsverpflegung

NAHRUNGSCHOLESTERIN:

Cholesterin kommt ausschließlich in tierischen Nahrungsmitteln vor. Der Körper benötigt zwar Cholesterin für verschiedene physiologische Aufgaben, doch ist er in der Lage, die dafür notwendigen Menge selbst herzustellen. Er ist auf eine Zufuhr mit der Nahrung nicht angewiesen.
Wird zuviel Cholesterin mit der Nahrung aufgenommen, steigt der Cholesterinspiegel im Blut!

Diät 6

Ernährungsmedizinisches und diätetisches Arbeitsmaterial 6
zu Kap. IV. 3.2.3.a$_2$

Arbeitsbogen zum Thema "Einsparung von Fetten"

1. Wie kann man Streichfett sparen?

2. Wie kann man Kochfett sparen?
   a) bei Suppen und Saucen
   b) bei Fleischgerichten
   c) bei Gemüsegerichten
   d) bei Salatsaucen

3. Erarbeiten Sie Kalorien-sparende, bzw. Fett-sparende Austausch-vorschläge, verändern Sie den Speiseplan zu Ihrem Vorteil!

   - Linseneintopf mit
     geräucherter Bauernwurst

   - Paniertes Schweineschnitzel
     Kartoffelsalat
     Kopfsalat mit Sahnedressing

   - Fleischkäse mit Spiegelei
     Bratkartoffeln
     Krautsalat mit Speck

   - Frischer Stangenspargel
     Sauce Hollandaise
     Kratzete
     roher Schinken

   - Wurstsalat mit Mayonnaise

   - Vanilleeis mit Sahne und
     frischen Erdbeeren

---

zusammengestellt von der Sektion für Ernährungsmedizin und Diätetik,
Universitätsklinik Freiburg

Ernährungsmedizinisches und diätetisches Arbeitsmaterial 7 **Diät 7**
zu Kap. IV.3.2.3.a$_2$

| Informationsblatt zum Thema "Die geheimnisvollen Kohlenhydrate" |

I. Einteilung:

Kohlenhydrate sind einfache Zucker oder Verbindungen von einfachen Zuckern.
Sie werden grob in drei Gruppen unterteilt:

1. ☐   Ein-fach-zucker ⎫ = leicht lösliche
2. ☐─☐   Zwei-fach-zucker ⎭   Kohlenhydrate
3. ☐─☐─☐─☐─ ...   Viel-fach-zucker = langsam
                                                                                                                                                                                   aufspaltbare

II. Arten und Vorkommen
                                               Kohlenhydrate

1. Einfachzucker

    a) Traubenzucker ☐ → in Früchten und im Honig,
       (Glukose)   pur, als Handelsware

    b) Fruchtzucker ☐ → in Früchten und im Honig,
       (Fruktose)   als Zuckeraustauschstoff

2. Zweifachzucker

    a) Rohr- und Rübenzucker → in Früchten und im Saft vie-
       (Saccharose)   ler Pflanzen, in Zuckerrohr
       | Trauben- | Frucht- | und Zuckerrübe, als Haushalts-
       | zucker | zucker | zucker

    b) Malzzucker ─────────→ in keimender Gerste, in Bier
       (Maltose)
       | Trauben- | Trauben- |
       | zucker | zucker |

    c) Milchzucker ────────→ in Milch und Milchprodukten
       (Laktose)
       | Trauben- | Schleim- |
       | zucker | zucker |

3. Vielfachzucker

    ☐─☐─☐─☐─ ...

    a) Stärke ──────────→ in Getreidekörnern und daraus
                                   gewonnenen Produkten, in der
                                   Kartoffel

    b) Zellulose ────────→ Gerüstsubstanz der Pflanzen,
                                   in Gemüse, Obst und Vollkorn-
                                   produkten.

    Zellulose - ein Ballaststoff - ist zwar unverdaulich,
    sorgt aber für eine geregelte Verdauung und für ein
    länger anhaltendes Sättigungsgefühl.

---

zusammengestellt von der Sektion Ernährungsmedizin und Diätetik,
Universitätsklinik Freiburg

Diät 7

Fortsetzung: Informationsblatt zum Thema "Die geheimnisvollen Kohlenhydrate"

III. Aufgaben:
1. Energielieferant
   (1 g Kohlenhydrate = 4 kcal oder 17 kJ)
2. Vorratsstoff (Reservekohlenhydrat)
   Kleine Kohlenhydrat-Mengen können im Körper gespeichert und bei Bedarf rasch wieder in Energie umgewandelt werden.

IV. Bedarf:
Nach Empfehlungen der DGE sollten ungefähr die Hälfte der Gesamtkalorien als Kohlenhydrat-Kalorien zugeführt werden.
Beispiel: Bei einem Bedarf von 2000 kcal/Tag sind
1000 kcal Kohlenhydrat-Kalorien,
1000 : 4 = 250 g Kh/Tag

→ Achtung:
1. Die Gesamt-Kohlenhydrat-Menge ergibt sich aus den verschiedenen Zuckerarten
2. Übliche Nährwert-Tabellen geben keinen Hinweis auf die Zuckerarten
3. Kalorien-Reduzierung erreicht man nur durch Weglassen leicht löslicher Kohlenhydrate!

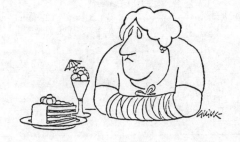

Diät 8

Ernährungsmedizinisches und diätetisches Arbeitsmaterial 8
zu Kap. IV.3.2.3.a_3

Informationspapier zum Thema "Flüssigkeitsbedarf und Wasserhaushalt"

Der menschliche Körper besteht zu 66 % aus Wasser.
Das Wasser erfüllt Aufgaben als Baustoff, Wärmeregulator
und nicht zu vergessen als Lösungs- und Transportmittel.
Der tägliche Bedarf an Flüssigkeit beträgt ca. 2 1/2 - 3 l.
Diese Menge wird über feste und flüssige Nahrung geliefert.
Bei "normaler Kost" (ca. 2000 kcal) werden schon ca. 1,5 l
Flüssigkeit durch z.B. Obst und Gemüse, Suppen, Fleisch
oder Milch aufgenommen. Der Rest soll reine Trinkflüssigkeit
sein.
Achten Sie während einer Reduktionskost besonders darauf,
daß dem Körper für den Transport aller Stoffe ausreichend
Wasser zugeführt wird. Sie müssen nun etwas mehr trinken,
denn die Gesamtmenge fester Nahrung (mit erheblichen Flüssigkeitsgehalt) haben sie verringert.
Trinken Sie täglich 1,5 l besser sogar noch bis zu 2 l pro Tag.
Mineralwasser, Kaffee und Tee sind empfehlenswert, weil sie
keine Energie enthalten.

ACHTUNG:

Limonaden, Cola, Fruchsäfte, Bier, Wein, Sekt,mit Zucker gesüßter Tee oder Kaffee und"Fertiggetränke" müssen wegen des
Kohlenhydratgehaltes genau berechnet werden.
Es sind listige Energieträger!

---

erstellt von: R. von der Wroge, Arbeitsgruppe "Interdisziplinäre
Therapie der Adipositas", Universitätskrankenhaus Hamburg-Eppendorf

Diät 9

Ernährungsmedizinisches und diätetisches Arbeitsmaterial 9
zu Kap. IV.3.2.3.b_1

Allgemeine Tips zur Zusammenstellung einer gemischten Reduktionskost

---

1. die Mahlzeiten in vernünftigen Abständen einnehmen, günstiger sind mehrere kleine Mahlzeiten pro Tag

2. auf eine ausreichende Eiweißzufuhr achten!
   die im Tageskostbeispiel unterstrichenen Lebensmittel nur gegen andere tierische Lebensmittel oder gegen Sojaprodukte austauschen

3. als Koch- und Streichfett gute Pflanzenfette verwenden! (enthalten einen hohen Anteil an lebensnotwendigen Fettsäuren)

4. als Zuckerersatz nur kalorienfreien Süßstoff verwenden! (Zucker macht Hunger)

5. ausreichend trinken, mindestens 1,5 - 2 Liter pro Tag! kalorienfreie Getränke sind: Tee (alle Sorten), Kaffee und Tafelwasser

6. die Zusammenstellung der Reduktionskost im voraus planen und entsprechende Lebensmittel einkaufen!

7. die Mahlzeitenfolge auf Ihrem Tageskostbeispiel ist austauschbar

zusammengefaßt von der Sektion für Ernährungsmedizin und Diätetik, Universitätsklinik Freiburg

Diät 10

Ernährungsmedizinisches und diätetisches Arbeitsmaterial 10
zu Kap. IV.3.2.3.b$_1$

"Tageskostbeispiel: Reduktionskost 1000 kcal/4200 kJ"

1. Frühstück:	50 g Vollkornbrot	120 kcal
	oder 3-4 Sch. Knäckebrot	
	oder 1 Brötchen	
	5 g Streichfett	35
	80 g Magerquark oder 1 Ei	60
	oder 30 g Käse 30% Fett i.Tr.	
2. Frühstück:	1 Stck. Obst (alle Sorten außer Bananen, Weintrauben, Trockenfrüchte und Nüsse)	75
Mittagessen:	**125 g mageres Fleisch**, Geflügel	200
	oder 150 g mageren Fisch	
	Sauce entfettet und ungebunden!	
	150 g Gemüse (keine Hülsenfrüchte)	50
	60 g Kartoffeln	50
	oder 50 g gegarten Reis oder Teigwaren	
	5 g Kochfett	35
	50 g grüner Salat	10
	3 g (1 TL) Oel	30
Vesper:	**150 g Joghurt 1,5% Fett**	75
Abendessen:	50 g Vollkornbrot	120
	oder 3-4 Sch. Knäckebrot	
	50 g magerer Belag (z.B. gekochter Schinken ohne Fettrand, kalter Braten, Corned beef, Geflügelwurst - Sorten bis 20% Fett; Käsesorten bis 30% Fett i.Tr.)	120
	100 g Gemüse, zubereitet als Frischkost	20
		1000 kcal

zusammengestellt von der Sektion Ernährungsmedizin und Diätetik,
Universitätsklinik Freiburg

Diät 11

Ernährungsmedizinisches und diätetisches Arbeitsmaterial 11
zu Kap. IV.3.2.3.b_1

Beispiele für Gemüse- und Salatgerichte

Gefüllte Kohlrabi:
150 g Kohlrabi (1 Stck)
50 g Champignons
1 Ei
20 g Scheiblettenkäse
   45% F.i.Tr.
Salz, Aromat, Pfeffer,
Estragon, Petersilie

208 kcal, 16,4 g Eiweiß

Kohlrabi ganz kochen, aushöhlen. Ei verquirlen, gehackte Champignons und Kohlrabifleisch, Gewürze und Kräuter vermengen und in den ausgehöhlten Kohlrabi füllen. Die Scheiblette darüber legen u. kurz im Ofen überbacken.

Blumenkohl-Tomaten-Auflauf:
100 g Blumenkohl
50 g Tomate in Scheiben
1 Ei
50 ml Fit-Milch
20 g Scheiblettenkäse
   45% F.i.Tr.
Salz, Aromat, Muskat,
Thymian, Estragon

220 kcal, 16,8 g Eiweiß

Den gegarten Blumenkohl und Tomate in eine Auflaufform schichten. Das Ei mit der Milch verquirlen, Gewürze und Kräuter dazugeben, über das Gemüse gießen, mit der Scheiblette belagen und kurz im Ofen überbacken.

Pell- oder Folienkartoffeln mit Quark-Dip:
150 g Kartoffeln
80 g Magerquark
50 g Joghurt 1,5% Fett
Salz, Pfeffer, Aromat,
fein geh. Zwiebeln,
Knoblauch, Schnittlauch

218 kcal, 15,8 g Eiweiß

Quark mit Joghurt und den Gewürzen und Kräutern verrühren.

Gem. Salat mit Roquefort-Dressing:
50 g Feldsalat
50 g Tomate
30 g fr. Champignons
oder 50 g Staudensellerie
150 g Joghurt 1,5% Fett
25 g Roquefort
Salz, Aromat, Süßstoff,
Senf, Zwiebel- u. Knoblauchgewürz, Kräuter

196 kcal, 12,9 g Eiweiß

Salat putzen, waschen, Tomaten und Champignons in Scheiben schneiden. Den zerdrückten Roquefort mit dem Joghurt und den Gewürzen und Kräutern verrühren und die Sauce erst kurz vor dem Anrichten über den vorbereiteten Salat gießen.

Gurkensalat mit Krabben:
200 g Salatgurke
60 g Krabben od. Krevetten
100 g Joghurt 1,5% Fett
1 TL Oel
10 g Sojasauce
20 g Eischeiben (Garnitur)
Salz, Zitronensaft,
Süßstoff, fr. Dill gehackt

197 kcal, 18,6 g Eiweiß

Die Gurke (Kerne entfernen) in Scheiben oder kleine Würfel schneiden, mit den aufgetauten Krabben und Zitronensaft mischen. Aus den übrigen Zutaten eine Sauce herstellen, abschmecken, kurz vor dem Anrichten über den vorbereiteten Salat gießen, mit 2-3 Eischeiben garnieren.

zusammengestellt von der Sektion für Ernährungsmedizin und Diätetik, Universitätsklinik Freiburg

Diät 12

Ernährungsmedizinisches und diätetisches Arbeitsmaterial 12
zu Kap. IV.3.2.3.b_2

100 kcal Zwischenmahlzeiten

1.	Kräuterkäse	- 100g körniger Frischkäse a) gehackte Kräuter,Selleriesalz b) Meerrettich,Salz,Pfeffer	110	kcal
2.	Moccacreme	- 150g Vollmilchjoghurt,Kaffeepulver,Süßstoff	105	kcal
3.a	Obstsalat	- 50g Apfel 50g Orange 8g Haselnüsse,Zitronensaft,Süßstoff	108	kcal
3.b	Obstsalat	- 50g Banane 80g Apfel 10g Orangenlikör(1 Eßl) Zitronensaft,Zimt	109	kcal
4.	Gurkenbrot	- 25g Vollkornbrot 5g Butter oder Margarine 60g frische Gurke Salz,Pfeffer	104	kcal
5.	Mandarinen o.Apfelquark	- 90g Magerquark 60g Mandarinen oder Apfel,Zitronensaft,Süßstoff	100	kcal
6.	Tomatensaft u. Brot	200g Tomatensaft oder Möhrensaft 10g Knäckebrot 5g Butter oder Margarine	116	kcal
7.	Mandarinen joghurt	- 150g Magerjoghurt 10g Orangenlikör(1 Eßl.) 60g Mandarinen ,evtl.Süßstoff	105	kcal
8.	Camembert brot	- 30g Camembert 30 % ,Paprika,Senf,Salz verquirlen 10g Knäckebrot 50g Radieschen	117	kcal
9.	Cornedbeef brot	- 10g Knäckebrot 30g Cornedbeef 5g Tomatenketchup Salatblatt	90	kcal

zusammengestellt von der Sektion für Ernährungsmedizin und
Diätetik, Universitätsklinik Freiburg

Diät 12

Fortsetzung 100 kcal Zwischenmahlzeiten

10. Griechischer Quark	−	50 g Gurke frisch 50 g Zwiebeln 100 g Joghurt mager 30 g Quark mager Salz, Pfeffer, Minze, Knoblauch	105 kcal
11. Brühe mit Eieinlage	−	250 g Brühe instant 30 g Ei als Einlauf	110 kcal
12. Zimtbuttermilch	−	250 g Buttermilch oder 150 g Kefir, Dickmilch Zimt, Zitronensaft	90 kcal
13. Käsebrot	−	10 g Knäckebrot 30 g Schmelzkäse 20 % 1 Tomate	105 kcal
14. Zwiebelsuppe Tomatensuppe	−	300 g Zwiebelsuppe aus der Tüte Tomatensuppe oder Gemüsesuppe	90 kcal

Diät 13

Ernährungsmedizinisches und diätetisches Arbeitsmaterial 13
zu Kap. IV.3.3.2.b_2

| Arbeitsbogen "Kalorienarme Süßspeisen" |

Welche Zutaten werden für Süßspeisen verwendet?

....
....
....
....

Finden Sie kalorienarme Austauschmöglichkeiten (Kalorienangaben erwünscht)

Sahne 30 % Fett
(100 ml Sahne 30 % F = 317 kcal)   ....

Zucker   ....
(100 g Zucker = 394 kcal)

Bindemittel   ....
(100 g Bindemittel ca. 370 kcal)

---

zusammengestellt von der Sektion Ernährungsmedizin und Diätetik
Universitätsklinik Freiburg

Diät 13

<u>Fortsetzung: Arbeitsbogen "Kalorienarme Süßspeisen"</u>

Versehen Sie die nachfolgenden Lebensmittel mit Zahlen
(1 = kalorienärmstes L., 3 = kalorienreichstes L. der Gruppe)

EIS	Milchspeiseeis Fruchteis ☐	Eiscreme ☐	Softeis ☐
DESSERT	Weinschaumcreme ☐	Götterspeise m. Soße ☐	Vanillepudding ☐
OBST	Erdbeere ☐	Banane ☐	Birne ☐
KUCHEN	Marmorkuchen (1 St.) ☐	Buttercreme (1 St.) ☐	Obstkuchen ☐
TORTENBÖDEN	Mürbteig ☐	Bisquitteig ☐	Rührteig ☐
GETRÄNKE	Mineralwasser ☐	Cola ☐	Traubensaft ☐
SÜSSE BROT-AUFSTRICHE	Honig ☐	Obstgelee m. Zucker ☐	Nußnougatcreme ☐
SÜSSWAREN	Weinbrandbohne ☐	Milchcaramelle ☐	Treets ☐
ZUM SÜSSEN	Traubenzucker ☐	Süßstoff ☐	Diabetikerzucker ☐

Ernährungsmedizinisches und diätetisches Arbeitsmaterial 14a **Diät 14 a**
zu Kap. IV.3.2.3.c.

Vorschlag für die Gestaltung eines Menüs im Rahmen des Kochabends

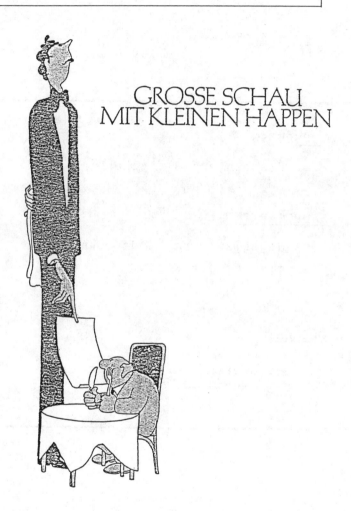

zusammengestellt durch: R. von der Wroge, Arbeitsgruppe "Interdisziplinäre Therapie der Adipositas", Universitätskrankenhaus Hamburg-Eppendorf

Diät 14 a

M E N U

VORSPEISE

   Krabben auf Blättchen

HAUPTGERICHT

   Jugoslawische Lendenschnitte
   mit Joghurt Kebab

DESSERT:

   Himbeeren mit Vanilleschaum

VORSPEISE

Diät 14 a

Krabben auf Blättchen

Zutaten: Rezept für 4 Personen
500 g Honigmelone = 1 kleine (500 g Melonenfleisch)
100 g Speisekrabben
----
 75 g saure Sahne, 10 %
 80 g Speisequark, 20 %
       evtl. etwas Wasser
       Salz
       Pfeffer
1/2 Bd. Dill, frisch / Rest davon zur Garnitur lassen
----
wenig grüner Salat

Zubereitung:
Das Melonenfleisch in dünne Blättchen schneiden. Den grünen
Salat putzen, waschen und in Blättchen zupfen. Die grünen
und gelben Blättchen werden phantasievoll auf flache Teller
gelegt un die Speisekrabben daraufgesetzt. Der kräftigt ab-
geschmeckte Dilldip ist die Würze. Servieren Sie diese
Vorspeise mit Dillgarnitur und Gabel und lassen sich überraschen.

Enthält pro Person:

8,0 g E / 3,3 g F / 6,3 g KH / 64 kcal / 379 kJ

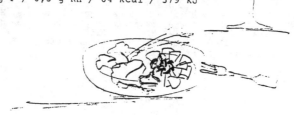

Diät 14 a

JUGOSLAWISCHE LENDENSCHNITTE
mit Joghurt Kebab

Rezept für 1 Person

Zutaten:
25 g Paprikaschote, rot und grün
25 g Zucchini
25 g Zwiebel
      Knoblauch
50 g Tomaten
      Salz, Pfeffer, Basilikum - frisch
----

1 Lendenschnitte a 70 g
   Zitrone, Pfeffer
----

15 g Schafskäse

Enthält pro Person:

15,6 g E / 10,3 g F / 9,6 g KH / 180 kcal / 747 kJ

Zubereitung:
Die Lendenschnitte wird kurz unter fließendem kalten Wasser gewaschen, abgetupft und auf einen Teller gelegt. Von beiden Seiten mit viel Zitronensaft beträufelt und Pfeffer bestreut bleibt sie zum Durchziehen liegen.
Die Paprikaschoten halbieren, entkernen, waschen und in feine Streifen schneiden. Zucchini waschen und in ca. 1/2 cm breite Scheiben schneiden. Die Zwiebeln sowie den Knoblauch feinhacken, die Tomaten nach dem Waschen vierteln (große achteln). Nun erhitzen Sie wenig Wasser in einer Pfanne oder einem Topf und "schmoren" bzw. dünsten das Gemüse darin 10 - 15 Min., bis es halb gar ist. Das Gemüse soll trocken, nicht wässrig sein!
Nun füllen Sie 2/3 der Gemüsemischung in eine flache feuerfeste Form, legen die Lendenschnitte darauf und verteilen das restliche Gemüse über das Fleisch. Als obere Schicht bröseln Sie den Schafskäse über das Gericht, er gibt eine besondere herzhafte Note. Mit Deckel schieben Sie die Form in den vorgeheizten Ofen und garen das Gericht auf mittlerer Schiene ca. 40 Min. bei 225°.
10 Min. vor Ende der Garzeit den Deckel abnehmen, damit sich oben eine leichte Bräunung entwickeln kann.

Diät 14 a

Zum Hauptgericht

JOGHURT KEBAB

Rezept für 1 Person

12,5 g   Quark, mager
25   g   Joghurt, mager
12,5 g   Gurke
         Pfeffer, Salz, Knoblauch, Dill

Zubereitung:

Quark und Joghurt verquirlen. Die Salzgurke schälen und grob raspeln, mit Salz bestreuen und 10 Min. ziehen lassen, dann unter die Quark-Joghurt-Creme rühren und mit Pfeffer, Knoblauch und Dill abschmecken.

Enthält pro Person:

3,0 g E / 0,1 g F / 1,8 g KH / 20 kcal / 87 kJ

DESSERT: Diät 14 a

Himbeeren in Vanilleschaum

Rezept für 1 Person

75 g   Himbeeren frische o. tiefgekühlt
65 g   Magermilch
5 g   Puddingpulver o. Speisestärke
       Süßstoff flüssig, Vanillestange
1/4   Eiweiß, geschlagen

Zubereitung:

Die Himbeeren (auftauen lassen) und in Gläser verteilen.
In einem Topf etwas Wasser (2 mm hoch) aufkochen lassen,
damit die Magermilch nicht anbrennt. Die Milch zugießen.
Auch aufkochen. Puddingpulver oder Speisestärke mit einem
Schuß kalten Wasser verquirlen. In die kochende Milch rühren.
Aufkochen lassen, mit Süßstoff den steifen Einschnee unter-
heben. Den Vanilleschaum über die Himbeeren in Gläser füllen,
evtl. mit 1 Himbeere verzieren.

Enthält pro Person:

2,8 g E / 1,2 g F / 13,3 g KH / 80 kcal / 340 kJ

Werte entnommen aus:
1.) Lebensmittel-Tabellen für Nährwertberechnung
    Walter Souci/Hans Bosch
2.) Prof.Dr.med. H.-D. Cremer
    Die große Nährwerttabelle

Diät 14 b

Ernährungsmedizinisches und diätetisches Arbeitsmaterial 14b
zu Kap. IV.3.2.3.c

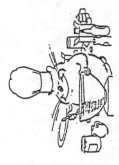

K O C H A B E N D

Menue: Gratinierter Fenchel

•

Chop Suey mit Patna-Reis
Salatteller

•

Joghurtköpfli mit Himbeeren

zusammengestellt von : G. Metz, Sektion für Ernährungsmedizin und Diätetik,
Universitätsklinik Freiburg

Diät 14 b

Gratinierter Fenchel   (1 Portion)

100 g Fenchelknolle	geputzt, gewaschen und zerteilt in wenig
Wasser	mit
Salz, Zitronensaft,	
evtl. etwas Streuwürze	garen, abgetropft auskühlen lassen.
Alufolie	in passende Vierecke schneiden, formen,
20 g Tomate	in Scheiben mit dem Fenchel einfüllen.
10 g gek. Schinken	ohne Fettrand mit
10 g Emmentaler, 45% F.i.Tr.	fein gerieben, mischen und auf dem Fenchel verteilen.

Im heißen Backofen überbacken bis der Käse schmilzt.
Sofort in der Folie servieren.

Garnitur: gehackte Petersilie

Nährwert: ∼ 8 g Eiweiß
∼ 5 g Fett
∼ 11 g Kohlenhydrate
∼ 117 kcal/491 kJ

Diät 14 b

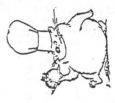

Chop Suey   (1 Portion)

125 g Kalbsschnitzel	in Streifen schneiden
3 g Oel oder 5 g Margarine	
1/4 Zehe Knoblauch	
30 g Zwiebeln	
30 g Sellerie	in feine Streifen, bzw. Scheiben schneiden
60 g Paprikaschote rot u. grün	
50 g Champignons, frisch	
30 g Sojabohnensprossen, Dose	
1 EL Sojasauce etwas Sambal goreng, weißer Pfeffer, Salz, Streuwürze	Alle Zutaten in Oel anbraten, würzen, evtl. mit etwas Wasser aufgießen, ca. 20 Min. garen, nachschmecken.
1/4 Bd. Petersilie	Mitgehackter Petersilie bestreuen
15 g Reis	garen und dazu reichen.

Nährwert: ∼ 31 g Eiweiß
           ∼ 6 g Fett
           ∼ 25 g Kohlenhydrate
           ∼ 291 kcal/1222 kJ

Diät 14 b

Salatteller	(1 Portion)	
Feldsalat:	30 g Feldsalat	putzen, waschen, mit einer Marinade aus
	3 g (1 TL) Oel	
	Essig, Knoblauch, Zwiebeln, Pfeffer, Salz, Streuwürze, Senf, etwas Wasser	mischen und auf einem Teller anrichten.
Chicoréesalat:	50 g Chicoreé	halbieren, den Keil entfernen, in Streifen schneiden und waschen.
	20 g Orangenfilet	
	25 g Joghurt 1,5% Fett	daruntergeben, mit einer Marinade aus
	Zitronensaft, Süßstoff	mischen und anrichten.

Nährwert: ∼ 3 g Eiweiß
∼ 4 g Fett
∼ 6 g Kohlenhydrate
∼ 69 kcal/290 kJ

Diät 14 b

Joghurtköpfli mit Himbeeren   (1 Portion)

1 Bl. Gelatine, weiß
20 ml Milch 1,5% Fett
75 g Joghurt 1,5% Fett
     Zitronenschale
     Vanilleschote
     und Süßstoff

50 g Himbeeren
     (oder anderes Obst)

in kaltem Wasser einweichen, abtropfenlassen und mit erwärmen, bis sie sich auflöst. Dann langsam unter rühren, mit

abschmecken, in eine kleine kalt ausgespülte Tasse füllen, kalt stellen. Nachdem die Masse fest geworden ist auf einen Glasteller stürzen und mit garnieren.

Nährwert: ∼ 6 g Eiweiß
∼ 2 g Fett
∼ 9 g Kohlenhydrate
∼75 kcal/315 kJ

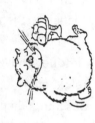

Menue-Nährwert gesamt: ∼ 48 g Eiweiß
∼ 17 g Fett
∼ 51 g Kohlenhydrate
= ∼ 552 kcal/2318 kJ

Ernährungsmedizinisches und diätetisches Arbeitsmaterial 15 zu Kapitel IV.3.2.5

Energieverbrauch bei Hausarbeit und Sport

Hausarbeit

Kochen im Sitzen	50 Kcal/Std.
Kochen im Stehen	100 Kcal/Std.
Rühren	140 Kcal/Std.
Kartoffelschälen	170 Kcal/Std.
Teigkneten	140 Kcal/Std.
Geschirrspülen	160 Kcal/Std.
einfaches Aufräumen	110 Kcal/Std.
Staubsaugen	190 Kcal/Std.
Staubwischen	190 Kcal/Std.
Fensterputzen	200 Kcal/Std.
Bettenmachen	250 Kcal/Std.
Schuheputzen	130 Kcal/Std.
Wäsche waschen (Kleinwäsche im Waschbecken)	110 Kcal/Std.
Wäsche aufhängen	300 Kcal/Std.
Bügeln	160 Kcal/Std.
Nähen und Flicken	60 Kcal/Std.
Handarbeiten (Häkeln, Stricken)	60-80 Kcal/Std.

Spiel und Sport

Gehen	3 km/Std.	175 Kcal
Laufen	9 km/Std.	665 Kcal

Radfahren	9 km/Std.	250 Kcal
Gymnastik	leicht	210 Kcal
Schwimmen	20 m/Min.	310 Kcal
Tischtennis		315 Kcal
Tennis		330 Kcal
Tanzen	Foxtrott	310 Kcal

Die Berechnung bezieht sich auf den Energieumsatz bei einer **einstündigen** Ausübung der genannten Sportart durch einen Erwachsenen von etwa 70 kg Körpergewicht (abgerundete Werte).

Entnommen aus:

„Mazola-Ernährungsforschung" Schlanker werden — schlank bleiben. Maizena GmbH, 1978.